U0377471

2020年
浙江省国民体质监测报告

REPORT ON NATIONAL PHYSICAL FITNESS SURVEILLANCE
OF ZHEJIANG PROVINCE (2020)

（下册）

浙江省体育局◎编

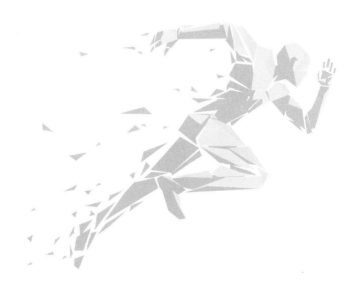

人民邮电出版社
北　京

目 录

CONTENTS

2020年绍兴市国民体质监测报告 **323**

2020年金华市国民体质监测报告 **348**

2020年杭州市国民体质监测报告

一、前言

为了解杭州市国民体质现状和变化规律，长期动态地观察杭州市国民体质健康状况，推动全民健身活动的开展，从而促进杭州经济建设和社会发展，按照《浙江省体育局关于开展浙江省第五次国民体质监测的通知》的要求，杭州市体育局于2020年开展了第五次国民体质监测工作。

二、监测对象与方法

调查对象为3~79岁的健康国民（7~19岁在校学生除外），采取分层随机整群抽样的原则，共监测有效样本4009人，其中幼儿（3~6岁）830人，成年人（20~59岁）2391人，老年人（60~79岁）788人（表1~表3）。使用SPSS25.0对数据进行统计分析。

表1　幼儿各组别人数统计表　　　　　　　　　　　　　　　单位：人

年龄组（岁）	男			女		
	合计	乡村	城镇	合计	乡村	城镇
3	101	48	53	103	53	50
4	109	55	54	100	45	55
5	105	55	50	109	55	54
6	103	55	48	100	47	53
合计	418	213	205	412	200	212

表2　成年人各组别人数统计表　　　　　　　　　　　　　　单位：人

年龄组（岁）	男				女			
	合计	农民	城镇体力	城镇非体力	合计	农民	城镇体力	城镇非体力
20~24	149	49	50	50	144	47	52	45
25~29	148	49	53	46	145	47	51	47
30~34	148	50	50	48	155	51	49	55
35~39	146	50	50	46	158	55	48	55
40~44	146	50	49	47	151	52	50	49
45~49	147	51	49	47	154	55	53	46
50~54	144	50	49	45	156	53	52	51
55~59	144	45	50	49	156	53	48	55
合计	1172	394	400	378	1219	413	403	403

表3　老年人各组别人数统计表　　　　　　　　　　　　　　单位：人

年龄组（岁）	男			女		
	合计	乡村	城镇	合计	乡村	城镇
60~64	95	49	46	103	50	53
65~69	101	50	51	104	49	55
70~74	96	48	48	102	47	55
75~79	92	48	44	95	48	47
合计	384	195	189	404	194	210

三、体质监测结果概述

（一）幼儿（3~6岁）

1.身体形态

（1）身高与坐高指数

男女幼儿身高平均数分别为111.7厘米、110.6厘米，随年龄增长而增大。变化范围，男幼儿为102.7~119.0厘米，女幼儿为101.4~118.6厘米。男幼儿各年龄组身高平均数均大于同龄女幼儿。除3岁和4岁组男幼儿外，男幼儿身高平均数表现为城镇大于乡村。除3岁和4岁组女幼儿外，女幼儿组身高平均数表现为乡村小于城镇（表4）。

表4　杭州市幼儿身高平均数　　　　　　　　　　　　　单位：厘米

年龄组（岁）	男			女		
	合计	乡村	城镇	合计	乡村	城镇
3	102.7	103.1	102.4	101.4	101.4	101.4
4	108.7	109.4	107.9	107.6	108.0	107.3
5	116.4	116.3	116.5	114.7	114.6	114.7
6	119.0	117.8	120.5	118.6	116.5	120.4
合计	111.7	111.9	111.5	110.6	110.1	111.1

男女幼儿坐高指数［坐高（厘米）/身高（厘米）×100］平均数分别为56.3、56.5，随年龄增长而减小。变化范围，男幼儿55.7~57.3，女幼儿55.8~57.3。除6岁组男幼儿外，男幼儿坐高指数平均数均表现为城镇大于乡村。除3岁和5岁组女幼儿外，女幼儿坐高指数平均数表现为乡村大于城镇（表5）。

表5　杭州市幼儿坐高指数平均数

年龄组（岁）	男			女		
	合计	乡村	城镇	合计	乡村	城镇
3	57.3	56.8	57.8	57.3	57.0	57.6
4	56.4	56.3	56.5	56.7	56.9	56.5
5	55.9	55.8	56.1	56.1	56.0	56.2
6	55.7	55.9	55.5	55.8	56.1	55.5
合计	56.3	56.2	56.5	56.5	56.5	56.4

（2）体重与BMI

男女幼儿体重平均数分别为20.2千克、19.2千克，随年龄增长而增大。变化范围，男幼儿为17.3~22.7千克，女幼儿为16.2~22.0千克。男幼儿各年龄组体重平均数均大于同龄女幼儿。除6岁组男幼儿外，男幼儿体重平均数均表现为乡村大于城镇。除4岁组女幼儿外，女幼儿体重平均数表现为城镇大于等于乡村（表6）。

表6　杭州市幼儿体重平均数　　　　　　　　　　　　　单位：千克

年龄组（岁）	男			女		
	合计	乡村	城镇	合计	乡村	城镇
3	17.3	17.3	17.2	16.2	16.2	16.2
4	18.8	19.0	18.7	18.0	18.2	17.9
5	22.1	22.2	22.1	20.5	20.3	20.6
6	22.7	22.5	22.8	22.0	21.4	22.7
合计	20.2	20.4	20.1	19.2	19.0	19.4

男女幼儿BMI［体重（千克）/身高^2（米^2）］平均数分别为16.1千克/米^2、15.6千克/米^2。变化范围，男幼儿为15.9~16.3千克/米^2，女幼儿为15.5~15.7千克/米^2。男幼儿各年龄组BMI平均数均大于同龄女幼儿。除3岁和4岁组男幼儿外，男幼儿BMI平均数均表现为乡村大于城镇。除5岁组女幼儿外，女幼儿BMI平均数均表现为乡村大于等于城镇（表7）。

表7　杭州市幼儿BMI平均数　　　　　　　　　　　　单位：千克/米^2

年龄组（岁）	男			女		
	合计	乡村	城镇	合计	乡村	城镇
3	16.3	16.3	16.4	15.7	15.7	15.7

年龄组（岁）	男			女		
	合计	乡村	城镇	合计	乡村	城镇
4	15.9	15.9	16.0	15.5	15.6	15.5
5	16.3	16.4	16.2	15.5	15.5	15.6
6	15.9	16.2	15.6	15.6	15.7	15.6
合计	16.1	16.2	16.1	15.6	15.6	15.6

（3）胸围与胸围指数

男女幼儿胸围平均数分别为58.1厘米、56.6厘米，3~5岁幼儿胸围平均数随年龄增长而增大。变化范围，男幼儿为55.9~59.9厘米，女幼儿为54.2~58.2厘米。男幼儿各年龄组胸围平均数均大于同龄女幼儿。除3岁和5岁组男幼儿外，男幼儿胸围平均数均表现为城镇小于乡村；女幼儿胸围平均数均表现为城镇大于乡村（表8）。

表8　杭州市幼儿胸围平均数　　　　　　　　　　单位：厘米

年龄组（岁）	男			女		
	合计	乡村	城镇	合计	乡村	城镇
3	55.9	55.7	56.1	54.2	53.9	54.5
4	57.0	57.2	56.8	56.0	55.9	56.0
5	59.9	59.6	60.3	58.2	57.8	58.7
6	59.6	59.9	59.3	58.0	56.8	59.1
合计	58.1	58.2	58.1	56.6	56.1	57.1

男女幼儿胸围指数［胸围（厘米）/身高（厘米）×100］平均数分别为52.1、51.3，随年龄增长而减小。变化范围，男幼儿为50.1~54.5，女幼儿为49.0~53.5。男幼儿各年龄组胸围指数平均数均大于同龄女幼儿。除6岁组男幼儿外，男幼儿胸围指数平均数均表现为城镇大于乡村；女幼儿胸围指数平均数均表现为城镇大于乡村（表9）。

表9　杭州市幼儿胸围指数平均数

年龄组（岁）	男			女		
	合计	乡村	城镇	合计	乡村	城镇
3	54.5	54.0	54.9	53.5	53.2	53.8
4	52.5	52.3	52.7	52.1	51.8	52.3
5	51.5	51.3	51.7	50.9	50.5	51.2
6	50.1	50.9	49.3	49.0	48.8	49.1
合计	52.1	52.1	52.2	51.3	51.1	51.6

（4）体脂率

男女幼儿体脂率平均数分别为20.1%、23.0%，男幼儿体脂率平均数随年龄增长呈波动变化，女幼儿体脂率平均数总体来看随年龄增长而减小。变化范围，男幼儿为18.7%~21.2%，女幼儿为21.8%~24.1%。男幼儿各年龄组体脂率平均数均小于同龄女幼儿。男幼儿体脂率平均数均表现为城镇小于等于乡村；除4岁组女幼儿外，女幼儿体脂率平均数均表现为城镇大于乡村（表10）。

表10　杭州市幼儿体脂率平均数　　　　　　　　　　单位：%

年龄组（岁）	男			女		
	合计	乡村	城镇	合计	乡村	城镇
3	21.0	21.0	20.9	24.1	24.1	24.2
4	19.7	19.7	19.7	23.1	23.2	23.0
5	21.2	21.2	21.1	23.1	22.9	23.2
6	18.7	18.8	18.6	21.8	21.0	22.5
合计	20.1	20.2	20.1	23.0	22.8	23.2

2. 身体机能

男女幼儿安静心率平均数分别为98.9次/分、99.6次/分。变化范围，男幼儿为96.2~101.5次/分，女幼儿为96.5~102.1次/分。除5岁组幼儿外，男幼儿各年龄组安静心率平均数均低于同龄女幼儿。除4岁组男幼儿外，男幼儿各年龄组安静心率平均数均表现为城镇大于乡村。除5岁组女幼儿外，女幼儿各年龄组安静心率平均数均表现为乡村大于等于城镇（表11）。

表11　杭州市幼儿安静心率平均数　　　　　　　　　　　　　　　　单位：次/分

年龄组（岁）	男			女		
	合计	乡村	城镇	合计	乡村	城镇
3	101.5	100.6	102.3	102.1	102.6	101.5
4	98.3	99.8	96.7	100.2	101.5	99.2
5	99.7	96.3	103.5	96.5	94.5	98.6
6	96.2	95.5	97.0	100.0	100.0	100.0
合计	98.9	98.0	99.9	99.6	99.5	99.8

3. 身体素质

（1）速度、灵敏素质

15米绕障碍跑和双脚连续跳反映幼儿速度和灵敏素质。

男女幼儿15米绕障碍跑平均数分别为7.6秒、7.9秒，双脚连续跳的平均数均为6.6秒。变化范围，15米绕障碍跑男幼儿为6.8~8.9秒，女幼儿为7.0~9.2秒；双脚连续跳男幼儿为5.0~9.6秒，女幼儿为5.1~9.8秒。各年龄组15米绕障碍跑和双脚连续跳平均数均随年龄增长而减小，表明幼儿的速度和灵敏素质随年龄增长而提高。除4岁组幼儿外，男幼儿各年龄组15米绕障碍跑和双脚连续跳平均数小于同龄女幼儿。除6岁组男幼儿及3岁组女幼儿外，幼儿15米绕障碍跑平均数均表现为城镇大于等于乡村；除4岁组幼儿外，幼儿双脚连续跳平均数均表现为城镇大于等于乡村（表12、表13）。

表12　杭州市幼儿15米绕障碍跑平均数　　　　　　　　　　　　　　　单位：秒

年龄组（岁）	男			女		
	合计	乡村	城镇	合计	乡村	城镇
3	8.9	8.7	9.0	9.2	9.3	9.1
4	7.8	7.7	7.9	7.9	7.8	8.0
5	7.0	7.0	7.0	7.4	7.1	7.6
6	6.8	6.9	6.7	7.0	7.0	7.0
合计	7.6	7.5	7.7	7.9	7.8	7.9

表13　杭州市幼儿双脚连续跳平均数　　　　　　　　　　　　　　　　单位：秒

年龄组（岁）	男			女		
	合计	乡村	城镇	合计	乡村	城镇
3	9.6	9.4	9.7	9.8	9.1	10.6
4	6.8	6.9	6.7	6.3	6.5	6.2
5	5.1	5.0	5.1	5.2	5.2	5.2
6	5.0	5.0	5.1	5.1	5.0	5.2
合计	6.6	6.5	6.7	6.6	6.5	6.8

（2）力量素质

握力和立定跳远反映幼儿的力量素质。

男女幼儿握力平均数分别为5.6千克、4.7千克，立定跳远平均数分别为89.5厘米、86.6厘米。变化范围，握力男幼儿为3.8~7.1千克，女幼儿为3.5~6.4千克；立定跳远男幼儿为65.0~105.9厘米，女幼儿为65.0~100.1厘米。各年龄组握力和立定跳远平均数均随年龄增长而增大，表明幼儿力量素质随年龄增长而提高。无论是握力还是立定跳远项目，男幼儿各年龄组指标平均数均大于等于同龄女幼儿。除6岁组幼儿外，幼儿握力平均数均表现为城镇小于乡村。除3岁和4岁组男幼儿外，男幼儿立定跳远平均数均表现为城镇大于乡村；除3岁组和4岁组女幼儿外，女幼儿立定跳远平均数均表现为城镇大于乡村（表14、表15）。

表14　杭州市幼儿握力平均数　　　　　　　　　　　　　　　　单位：千克

年龄组（岁）	男			女		
	合计	乡村	城镇	合计	乡村	城镇
3	3.8	4.1	3.5	3.5	3.9	3.0
4	5.0	5.3	4.8	4.2	4.5	4.0
5	6.2	6.5	5.9	4.9	5.0	4.8
6	7.1	6.6	7.7	6.4	5.7	7.1
合计	5.6	5.7	5.4	4.7	4.8	4.7

表15　杭州市幼儿立定跳远平均数　　　　　　　　　　　　　　单位：厘米

年龄组（岁）	男			女		
	合计	乡村	城镇	合计	乡村	城镇
3	65.0	65.1	64.9	65.0	69.0	60.6
4	86.2	87.9	84.4	85.2	87.0	83.7
5	99.7	97.1	102.6	95.5	92.6	98.4
6	105.9	100.5	112.0	100.1	97.5	102.4
合计	89.5	88.6	90.4	86.6	86.3	86.9

（3）柔韧素质

坐位体前屈反映幼儿的柔韧素质。

男女幼儿坐位体前屈平均数分别为8.9厘米、12.6厘米。变化范围，男幼儿为7.6~10.4厘米，呈随年龄增大而下降的趋势；女幼儿为11.7~13.4厘米，呈随年龄增大而增加的趋势。女幼儿各年龄组坐位体前屈平均数均大于同龄男幼儿。除4岁组男幼儿以及3岁和4岁组女幼儿外，幼儿坐位体前屈平均数均表现为城镇大于乡村（表16）。

表16　杭州市幼儿坐位体前屈平均数　　　　　　　　　　　　　单位：厘米

年龄组（岁）	男			女		
	合计	乡村	城镇	合计	乡村	城镇
3	10.4	9.9	10.8	11.7	12.2	11.3
4	9.3	9.6	8.9	12.5	13.4	11.7
5	8.2	7.0	9.7	12.7	12.1	13.3
6	7.6	5.5	9.9	13.4	11.6	14.9
合计	8.9	7.9	9.8	12.6	12.3	12.8

（4）平衡能力

走平衡木反映幼儿的平衡能力。

男女幼儿走平衡木平均数分别为7.2秒、7.3秒，随年龄增长呈减小趋势，表明平衡能力随年龄增长而提高。变化范围，男幼儿为6.1~8.8秒，女幼儿为6.2~8.9秒。除6岁组男幼儿、4岁组女幼儿和5岁组女幼儿外，幼儿走平衡木平均数均表现为城镇大于等于乡村（表17）。

表17 杭州市幼儿走平衡木平均数　　　　　　　　　　单位：秒

年龄组（岁）	男			女		
	合计	乡村	城镇	合计	乡村	城镇
3	8.8	8.6	9.1	8.9	8.3	9.6
4	7.4	7.4	7.5	7.3	7.4	7.1
5	6.4	6.4	6.4	6.8	7.2	6.3
6	6.1	6.3	5.8	6.2	5.9	6.4
合计	7.2	7.1	7.2	7.3	7.3	7.3

（二）成年人（20~59岁）

1.身体形态

（1）身高

男女成年人身高平均数分别为171.2厘米、159.3厘米。总体来看，男女成年人身高平均数随年龄增加而减小。变化范围，男性为167.8~174.3厘米，女性为157.4~161.8厘米。男性各年龄组身高平均数均大于同龄女性。除20~24岁、40~44岁、45~49岁年龄组外，男性身高平均数均为城镇体力劳动者最大；除20~24岁、40~44岁、45~49岁年龄组，女性身高平均数均为农民最小（表18）。

表18 杭州市成年人身高平均数　　　　　　　　　　单位：厘米

年龄组（岁）	男				女			
	合计	农民	城镇体力	城镇非体力	合计	农民	城镇体力	城镇非体力
20~24	174.3	173.1	174.2	175.5	161.8	161.7	160.9	163.0
25~29	173.8	173.6	174.1	173.6	160.7	159.4	162.3	160.4
30~34	173.0	171.7	173.7	173.7	160.0	159.3	160.1	160.4
35~39	171.2	170.5	171.5	171.4	159.6	159.4	160.0	159.5
40~44	170.2	169.4	169.0	172.3	158.6	158.9	158.1	158.8
45~49	170.6	171.0	170.8	170.0	158.6	158.9	158.9	158.0
50~54	168.5	168.0	169.7	167.7	157.4	156.4	158.7	157.0
55~59	167.8	166.8	168.5	168.1	158.1	157.4	158.0	158.8
合计	171.2	170.6	171.5	171.6	159.3	158.9	159.6	159.4

（2）体重与BMI

男女成年人体重平均数分别为73.1千克、57.7千克，随年龄增长呈波动变化。男性各年龄组体重平均数变化范围为70.3~76.4千克，在25~29岁年龄组达到最大值，为76.4千克；50~54岁城镇非体力劳动者最小，为68.8千克。女性各年龄组体重平均数变化范围为55.6~59.3千克，在50~54岁年龄组达到最大值，为59.3千克；20~24岁城镇非体力劳动者的体重平均数最小，为55.1千克。男性各年龄组体重平均数均大于同龄女性（表19）。

表19 杭州市成年人体重平均数　　　　　　　　　　单位：千克

年龄组（岁）	男				女			
	合计	农民	城镇体力	城镇非体力	合计	农民	城镇体力	城镇非体力
20~24	73.1	72.2	72.0	74.9	55.6	56.6	55.3	55.1
25~29	76.4	76.6	76.7	75.9	57.4	55.6	57.7	59.0
30~34	73.9	72.8	72.6	76.4	57.0	57.3	57.5	56.4
35~39	72.8	72.0	74.1	72.4	56.6	54.6	57.7	57.6
40~44	73.1	75.3	71.1	72.9	57.6	57.8	56.9	58.0
45~49	74.3	73.6	73.7	75.6	59.2	59.3	57.8	60.6
50~54	70.5	69.9	72.7	68.8	59.3	58.5	60.0	59.5
55~59	70.3	70.6	71.5	68.9	58.7	59.4	57.2	59.2
合计	73.1	72.9	73.1	73.2	57.7	57.4	57.5	58.2

男女成年人BMI［体重（千克）/身高²（米²）］平均数分别为24.9千克/米²、22.7千克/米²，随年龄增长呈波动变化。男性变化范围为24.0~25.5千克/米²，女性变化范围为21.3~24.0千克/米²；男性各年龄组BMI平均数大于女性。男性BMI平均数表现为40~44岁年龄组农民最大，20~24岁年龄组城镇体力劳动者最小；女性BMI平均数表现为45~49岁年龄组城镇非体力劳动者最大，20~24岁年龄组城镇非体力劳动者最小（表20）。

表20　杭州市成年人BMI平均数　　　　　　　　　　　　　　　　单位：千克/米²

年龄组（岁）	男				女			
	合计	农民	城镇体力	城镇非体力	合计	农民	城镇体力	城镇非体力
20~24	24.0	24.1	23.7	24.2	21.3	21.7	21.3	20.7
25~29	25.3	25.4	25.3	25.2	22.2	21.9	21.9	22.9
30~34	24.7	24.7	24.1	25.3	22.3	22.6	22.4	21.9
35~39	24.9	24.8	25.1	24.6	22.2	21.5	22.5	22.7
40~44	25.2	26.2	24.9	24.5	22.9	22.9	22.7	23.0
45~49	25.5	25.2	25.2	26.0	23.5	23.5	22.9	24.3
50~54	24.8	24.7	25.2	24.5	24.0	23.9	23.8	24.2
55~59	24.9	25.3	25.2	24.3	23.5	23.9	22.9	23.5
合计	24.9	25.0	24.8	24.8	22.7	22.8	22.6	22.9

（3）腰围

男女成年人腰围平均数分别为88.8厘米、77.4厘米，男性成年人腰围平均数随年龄增长呈波动变化，女性腰围平均数总体来看随年龄增大而增大。男性变化范围为84.1~91.4厘米，在45~49岁年龄组达到最大值；女性变化范围为73.2~81.6厘米，在50~54岁和55~59岁达到最大值。男性各年龄组腰围平均数均大于同龄女性。除30~34岁、45~49岁、50~54岁、55~59岁年龄组，男性腰围平均数表现为农民最大（表21）。

表21　杭州市成年人腰围平均数　　　　　　　　　　　　　　　　单位：厘米

年龄组（岁）	男				女			
	合计	农民	城镇体力	城镇非体力	合计	农民	城镇体力	城镇非体力
20~24	84.1	84.9	83.2	84.2	73.2	74.9	73.8	70.8
25~29	87.8	89.7	87.0	86.5	74.2	72.3	73.9	76.4
30~34	87.7	87.6	86.5	89.1	75.5	75.1	76.7	74.6
35~39	88.4	89.0	89.0	87.0	75.5	74.2	76.8	75.5
40~44	89.9	91.6	88.2	89.7	77.4	78.4	77.3	76.6
45~49	91.4	91.8	90.4	92.1	79.9	80.2	78.7	81.0
50~54	89.9	89.4	90.9	89.3	81.6	80.2	82.7	81.7
55~59	91.3	90.4	92.4	91.2	81.6	82.5	81.6	80.6
合计	88.8	89.3	88.4	88.6	77.4	77.3	77.7	77.2

（4）臀围

男女成年人臀围平均数分别为97.6厘米、93.5厘米，随年龄增长呈波动变化。变化范围，男性为96.4~99.5厘米，女性为92.6~94.3厘米。男性各年龄组臀围平均数均大于同龄女性。男性臀围平均数表现为25~29岁城镇体力和非体力劳动者最大，为99.6厘米，50~54岁农民和城镇非体力劳动者最小，为95.9厘米；女性臀围平均数表现为45~49岁城镇非体力劳动者最大，为96.2厘米，35~39岁农民最小，为91.2厘米（表22）。

表22　杭州市成年人臀围平均数　　　　　　　　　　　　　　　　单位：厘米

年龄组（岁）	男				女			
	合计	农民	城镇体力	城镇非体力	合计	农民	城镇体力	城镇非体力
20~24	97.8	97.6	97.1	98.8	92.6	92.5	92.3	93.2
25~29	99.5	99.4	99.6	99.6	93.9	92.6	93.8	95.4

年龄组（岁）	男				女			
	合计	农民	城镇体力	城镇非体力	合计	农民	城镇体力	城镇非体力
30~34	98.2	97.3	98.1	99.3	93.7	93.5	93.8	93.9
35~39	97.5	96.4	98.7	97.3	92.8	91.2	93.6	93.6
40~44	97.3	98.0	96.1	97.8	93.0	92.9	92.7	93.4
45~49	97.5	96.9	96.9	98.7	94.3	93.9	93.0	96.2
50~54	96.4	95.9	97.3	95.9	94.3	93.7	94.5	94.7
55~59	96.5	96.4	96.3	96.7	93.2	94.0	92.5	93.0
合计	97.6	97.2	97.5	98.0	93.5	93.0	93.3	94.1

（5）腰臀比

男女成年人腰臀比平均数分别为0.91、0.83，总体来看，随年龄增长而增大。变化范围，男性为0.86~0.95，女性为0.79~0.87。男性各年龄组腰臀比平均数均大于同龄女性（表23）。

表23 杭州市成年人腰臀比平均数

年龄组（岁）	男				女			
	合计	农民	城镇体力	城镇非体力	合计	农民	城镇体力	城镇非体力
20~24	0.86	0.87	0.86	0.85	0.79	0.81	0.80	0.76
25~29	0.88	0.90	0.87	0.87	0.79	0.78	0.79	0.80
30~34	0.89	0.90	0.88	0.90	0.80	0.80	0.82	0.79
35~39	0.91	0.92	0.90	0.89	0.81	0.81	0.82	0.81
40~44	0.92	0.93	0.92	0.92	0.83	0.84	0.83	0.82
45~49	0.94	0.95	0.93	0.93	0.85	0.85	0.85	0.84
50~54	0.93	0.93	0.93	0.93	0.86	0.86	0.87	0.86
55~59	0.95	0.94	0.96	0.94	0.87	0.88	0.88	0.87
合计	0.91	0.92	0.91	0.90	0.83	0.83	0.83	0.82

（6）体脂率

男女成年人体脂率平均数分别为23.4%、28.4%。男性各年龄组体脂率平均数随年龄增长呈波动变化，变化范围为21.4%~24.3%；除55~59岁年龄组，女性体脂率平均数总体来看随年龄增加而增大，变化范围为25.1%~30.7%。女性各年龄组体脂率平均数均大于同龄男性。男性体脂率平均数表现为40~44岁农民最大，为25.2%，20~24岁城镇体力劳动者最小，为20.9%；女性体脂率平均数表现为45~49岁城镇非体力劳动者和55~59岁农民最大，为31.1%，20~24岁城镇非体力劳动者最小，为24.1%（表24）。

表24 杭州市成年人体脂率平均数　　　　　　　　　　　　　单位：%

年龄组（岁）	男				女			
	合计	农民	城镇体力	城镇非体力	合计	农民	城镇体力	城镇非体力
20~24	21.4	21.9	20.9	21.3	25.1	26.1	25.1	24.1
25~29	23.8	24.0	24.1	23.1	26.5	25.9	26.2	27.3
30~34	23.5	23.6	22.7	24.1	27.4	28.3	27.1	26.9
35~39	23.8	23.7	24.8	22.8	27.4	26.4	27.5	28.3
40~44	23.8	25.2	23.5	22.6	28.9	29.2	28.9	28.6
45~49	24.3	23.9	24.7	24.4	30.2	30.3	29.2	31.1
50~54	23.2	22.8	24.7	22.1	30.7	30.7	30.9	30.4
55~59	23.5	24.0	24.0	22.5	30.4	31.1	29.8	30.3
合计	23.4	23.7	23.7	22.9	28.4	28.6	28.1	28.4

2. 身体机能

（1）安静脉搏

男女成年人安静脉搏的平均数分别为82.3次/分、80.6次/分，随年龄增长而呈波动变化。变化范围，男性为80.1~84.1次/分，女性为77.5~84.4次/分。除30~34岁、45~49岁、55~59岁年龄组外，男性安静脉搏平均数表现为农民最大；除30~34岁、35~39岁、55~59岁年龄组外，女性安静脉搏平均数表现为农民最大（表25）。

表25 杭州市成年人安静脉搏平均数　　　　　　　　　　　　　　　　单位：次/分

年龄组（岁）	男				女			
	合计	农民	城镇体力	城镇非体力	合计	农民	城镇体力	城镇非体力
20~24	82.8	85.8	82.1	80.5	84.4	87.3	84.5	81.2
25~29	84.1	86.0	83.2	83.1	83.0	84.7	81.3	83.2
30~34	82.6	84.2	78.9	84.8	82.5	82.3	83.8	81.7
35~39	83.4	86.8	81.7	81.7	80.5	79.5	81.8	80.4
40~44	82.4	83.7	80.5	83.0	80.7	83.6	79.9	78.5
45~49	81.0	81.0	80.4	81.7	79.3	80.2	79.5	78.0
50~54	82.1	83.6	80.4	82.2	77.6	79.9	76.3	76.6
55~59	80.1	80.8	76.9	82.7	77.5	78.3	78.8	75.7
合计	82.3	84.0	80.5	82.4	80.6	81.8	80.7	79.4

（2）血压

男女成年人收缩压平均数分别为129.9毫米汞柱、120.5毫米汞柱，舒张压平均数分别为80.2毫米汞柱、72.9毫米汞柱。各年龄组收缩压和舒张压平均数随年龄增长呈波动变化，男性收缩压变化范围为125.7~135.6毫米汞柱，女性收缩压变化范围为114.2~128.8毫米汞柱；男性舒张压变化范围为75.4~84.8毫米汞柱，女性舒张压变化范围为69.8~76.9毫米汞柱。男性各年龄组收缩压和舒张压平均数均大于同龄女性。除少数年龄组外，男性成年人收缩压平均数表现为城镇体力劳动者最高，舒张压平均数表现为农民最高；女性成年人收缩压平均数多数年龄组城镇体力劳动者更高，舒张压平均数三类人群较为接近（表26、表27）。

表26 杭州市成年人收缩压平均数　　　　　　　　　　　　　　　　单位：毫米汞柱

年龄组（岁）	男				女			
	合计	农民	城镇体力	城镇非体力	合计	农民	城镇体力	城镇非体力
20~24	127.7	127.7	130.3	125.1	114.2	115.3	115.3	111.7
25~29	126.4	127.2	128.3	123.2	115.2	114.7	115.6	115.2
30~34	127.8	128.3	129.0	126.0	115.6	116.6	117.8	112.7
35~39	125.7	124.8	127.4	124.9	115.6	114.9	118.2	114.0
40~44	130.4	134.5	128.7	127.7	119.8	119.1	121.0	119.2
45~49	131.3	130.5	131.4	132.0	127.5	127.4	128.6	126.4
50~54	134.2	135.5	133.8	133.2	126.9	128.6	125.8	126.3
55~59	135.6	137.6	137.9	131.5	128.8	132.5	127.0	126.8
合计	129.9	130.7	130.8	127.9	120.5	121.3	121.2	119.1

表27 杭州市成年人舒张压平均数　　　　　　　　　　　　　　　　单位：毫米汞柱

年龄组（岁）	男				女			
	合计	农民	城镇体力	城镇非体力	合计	农民	城镇体力	城镇非体力
20~24	75.5	77.0	75.5	74.1	70.7	70.6	71.9	69.3
25~29	75.4	76.7	75.4	73.9	69.8	69.7	69.5	70.4
30~34	79.0	79.7	78.2	79.0	70.0	70.1	71.8	68.3
35~39	78.5	80.3	77.3	77.9	70.1	69.2	70.1	70.9

续表

年龄组 （岁）	男				女			
	合计	农民	城镇体力	城镇非体力	合计	农民	城镇体力	城镇非体力
40~44	82.0	86.5	78.7	80.5	73.4	73.2	72.9	74.2
45~49	83.9	84.0	83.2	84.5	76.0	76.3	75.2	76.7
50~54	84.8	84.3	85.1	84.8	76.9	78.9	74.9	76.8
55~59	83.3	85.8	83.5	80.8	75.8	77.6	73.4	76.2
合计	80.2	81.8	79.6	79.4	72.9	73.3	72.5	72.8

（3）肺活量

男女成年人肺活量的平均数分别为3576.1毫升、2437.3毫升。变化范围，男性为2907.7~4182.6毫升，女性为2038.7~2739.5毫升。男性各年龄组肺活量平均数均大于同龄女性。除50~54岁年龄组外，男性肺活量平均数表现为城镇非体力劳动者最大；女性肺活量平均数表现为城镇非体力劳动者最大（表28）。

表28 杭州市成年人肺活量平均数　　　　　　　　单位：毫升

年龄组 （岁）	男				女			
	合计	农民	城镇体力	城镇非体力	合计	农民	城镇体力	城镇非体力
20~24	4182.6	3963.1	4171.2	4409.2	2689.6	2706.9	2598.0	2777.5
25~29	4042.9	3945.0	4072.6	4113.2	2739.5	2684.8	2738.6	2795.3
30~34	3830.1	3552.1	3942.9	4002.2	2683.1	2569.4	2635.3	2831.2
35~39	3665.7	3652.9	3541.4	3814.6	2615.9	2496.6	2655.9	2700.2
40~44	3416.0	3354.0	3154.9	3754.2	2395.6	2314.1	2423.0	2454.1
45~49	3349.6	3227.9	3287.2	3546.8	2205.2	2150.1	2180.9	2299.1
50~54	3178.6	3077.9	3328.1	3127.5	2166.4	2083.0	2153.6	2266.1
55~59	2907.7	2807.4	2882.8	3025.1	2038.7	1978.3	2045.1	2091.3
合计	3576.1	3452.5	3553.8	3728.5	2437.3	2362.2	2427.5	2524.1

3. 身体素质

（1）力量素质

握力主要反映受试者前臂及手部肌肉的最大力量，从一个侧面反映受试者的最大肌力。

男女成年人握力平均数分别为42.9千克、25.6千克，随年龄增长而呈波动变化。变化范围，男性为41.1~44.1千克，女性为24.4~26.6千克。男性各年龄组握力平均数明显大于同龄女性。除20~24岁、25~29岁、40~44岁年龄组外，男性握力平均数表现为城镇体力劳动者最大；除20~24岁、40~44岁、55~59岁年龄组外，女性握力平均数表现为城镇体力劳动者最大（表29）。

表29 杭州市成年人握力平均数　　　　　　　　单位：千克

年龄组 （岁）	男				女			
	合计	农民	城镇体力	城镇非体力	合计	农民	城镇体力	城镇非体力
20~24	42.6	41.0	42.7	44.0	24.4	23.6	24.1	25.4
25~29	43.8	43.7	43.1	44.7	24.9	23.7	25.5	25.4
30~34	43.0	41.6	44.3	43.2	25.0	24.2	25.7	25.1
35~39	43.1	41.5	44.2	43.5	26.3	25.7	27.4	26.0
40~44	44.1	44.9	42.9	44.5	26.0	26.8	25.9	25.2
45~49	44.0	43.7	44.6	43.7	26.6	26.5	26.8	26.4
50~54	41.8	40.6	43.0	41.8	25.8	25.5	26.9	25.0
55~59	41.1	40.8	43.1	39.2	25.4	26.3	24.9	25.1
合计	42.9	42.2	43.5	43.1	25.6	25.3	25.9	25.5

背力反映的是受试者腰背部伸展动作的最大肌力，从一个侧面反映受试者的最大肌力。

男女成年人背力平均数分别为112.7千克、62.4千克。男女性背力平均数随着年龄增长而波动变化。变化范围，男性为109.5~116.4千克，女性为56.5~65.4千克。男性各年龄组背力平均数均大于同龄女性。除20~24岁、25~29岁、40~44岁年龄组，男性背力平均数表现为城镇体力劳动者最大；除40~44岁、50~54岁年龄组，女性背力平均数表现为城镇非体力劳动者最大（表30）。

表30　杭州市成年人背力平均数　　　　　　　　　　　　　　　　　单位：千克

年龄组（岁）	男				女			
	合计	农民	城镇体力	城镇非体力	合计	农民	城镇体力	城镇非体力
20~24	111.9	104.0	111.7	119.9	56.5	55.7	50.4	64.5
25~29	116.4	117.3	116.2	115.5	59.8	58.8	59.9	60.8
30~34	112.1	109.7	116.9	109.6	61.3	57.8	62.7	63.3
35~39	113.0	110.1	117.4	111.5	63.4	63.5	62.0	64.5
40~44	113.3	120.0	108.5	111.3	64.4	64.6	65.0	63.5
45~49	114.9	112.4	116.8	115.6	65.4	63.3	65.5	67.9
50~54	109.5	103.4	117.0	107.8	65.1	66.3	65.5	63.3
55~59	110.2	105.0	118.4	106.5	62.6	61.3	61.6	64.8
合计	112.7	110.3	115.4	112.3	62.4	61.6	61.6	64.1

纵跳主要反映受试者的下肢爆发力和全身协调用力的能力，从一个侧面反映受试者力量素质。

男女成年人纵跳平均数分别为34.5厘米、23.1厘米，总体来看，随着年龄的增长而减小。变化范围，男性为26.3~40.3厘米，女性为19.2~26.6厘米。男性各年龄组纵跳平均数均大于同龄女性。（表31）。

表31　杭州市成年人纵跳平均数　　　　　　　　　　　　　　　　　单位：厘米

年龄组（岁）	男				女			
	合计	农民	城镇体力	城镇非体力	合计	农民	城镇体力	城镇非体力
20~24	40.1	38.8	39.2	42.5	26.6	25.3	26.2	28.2
25~29	40.3	38.9	39.9	42.3	25.5	25.8	25.9	24.7
30~34	38.2	37.7	39.4	37.6	25.1	24.6	26.1	24.6
35~39	36.2	35.8	36.4	36.5	25.3	26.3	25.3	24.3
40~44	33.7	33.1	34.3	33.9	22.9	22.9	22.9	22.9
45~49	31.7	29.7	33.3	32.1	20.9	20.9	20.9	20.7
50~54	28.8	25.7	32.0	28.7	20.1	19.7	20.9	19.8
55~59	26.3	24.2	27.2	27.4	19.2	18.4	20.2	19.0
合计	34.5	33.1	35.3	35.2	23.1	22.9	23.6	23.0

1分钟仰卧起坐和俯卧撑（男）/跪卧撑（女）反映的是受试者的肌肉耐力，从一个侧面反映人体的力量素质。

男女成年人1分钟仰卧起坐平均数分别为25.4次、20.7次，总体来看，随年龄增加而减少。变化范围，男性为17.5~30.3次，女性为11.9~26.0次。男性各年龄组1分钟仰卧起坐平均数均大于同龄女性。男性成年人1分钟仰卧起坐平均数表现为城镇体力劳动者最大；除25~29岁、30~34岁、35~39岁、50~54岁年龄组，女性成年人1分钟仰卧起坐平均数表现为城镇非体力劳动者最大（表32）。

表32　杭州市成年人1分钟仰卧起坐平均数　　　　　　　　　　　　单位：次

年龄组（岁）	男				女			
	合计	农民	城镇体力	城镇非体力	合计	农民	城镇体力	城镇非体力
20~24	29.7	30.2	30.2	28.8	26.0	25.3	25.8	26.7
25~29	30.3	27.4	33.2	29.9	24.4	23.3	26.0	23.8
30~34	29.1	28.6	31.2	27.3	24.5	20.3	27.8	25.3

年龄组	男				女			
（岁）	合计	农民	城镇体力	城镇非体力	合计	农民	城镇体力	城镇非体力
35~39	28.2	25.2	30.2	29.3	23.3	24.1	24.0	21.9
40~44	24.7	24.3	26.2	23.5	20.1	19.0	20.3	21.1
45~49	22.7	20.8	24.7	22.7	17.1	15.5	17.6	18.7
50~54	19.6	17.1	24.6	16.9	15.1	15.3	16.3	12.9
55~59	17.5	15.5	20.1	16.3	11.9	10.5	12.3	12.8
合计	25.4	23.9	27.6	24.5	20.7	19.4	21.5	21.2

男女成年人俯卧撑（男）/跪卧撑（女）平均数分别为18.6次、16.0次。男性俯卧撑平均数随年龄增加呈波动下降趋势；女性跪卧撑平均数随年龄增长呈先增大后下降趋势，在35~39岁年龄组达到最大。变化范围，男性为14.0~21.3次，女性为14.3~18.2次。除55~59岁年龄组，男性其他年龄组俯卧撑平均数大于女性跪卧撑平均数。除20~24岁、25~29岁和45~49岁年龄组，男性俯卧撑平均数表现为城镇体力劳动者最大；除30~34岁、50~54岁年龄组，女性跪卧撑平均数表现为城镇非体力劳动者最大（表33）。

表33 杭州市成年人俯卧撑（男）/跪卧撑（女）平均数 单位：次

年龄组	男				女			
（岁）	合计	农民	城镇体力	城镇非体力	合计	农民	城镇体力	城镇非体力
20~24	21.3	21.5	19.9	22.4	14.6	12.4	12.6	19.0
25~29	21.3	18.4	22.1	23.6	15.0	15.2	14.3	15.5
30~34	18.4	18.3	20.9	15.9	17.0	14.0	19.7	17.5
35~39	19.9	19.4	20.6	19.6	18.2	16.9	18.1	19.6
40~44	20.6	19.0	21.5	21.3	17.1	15.4	16.8	19.1
45~49	17.0	13.9	18.0	19.2	16.1	14.8	16.4	17.5
50~54	16.4	13.8	18.7	16.8	15.1	13.8	18.1	13.3
55~59	14.0	11.2	16.9	13.8	14.3	12.0	15.2	15.7
合计	18.6	17.0	19.9	19.0	16.0	14.4	16.4	17.2

（2）柔韧素质

坐位体前屈反映的是受试者的柔韧素质。

男女成年人坐位体前屈平均数分别为2.2厘米、8.7厘米，随年龄增长呈波动变化。变化范围，男性为1.4~3.3厘米，女性为6.9~9.7厘米。女性各年龄组坐位体前屈平均数大于同龄男性。各年龄组，男女成年人坐位体前屈表现为波动变化（表34）。

表34 杭州市成年人坐位体前屈平均数 单位：厘米

年龄组	男				女			
（岁）	合计	农民	城镇体力	城镇非体力	合计	农民	城镇体力	城镇非体力
20~24	3.0	0.7	3.8	4.5	9.7	8.6	9.6	10.9
25~29	1.7	0.5	2.0	2.6	9.7	10.4	9.9	8.8
30~34	1.4	0.8	3.2	0.2	8.1	7.7	9.0	7.7
35~39	1.4	1.9	1.9	0.3	9.5	10.7	10.2	7.7
40~44	3.3	4.2	3.2	2.5	6.9	7.3	6.0	7.4
45~49	1.9	0.3	2.1	3.4	7.1	8.5	7.2	5.4
50~54	2.6	1.2	4.6	2.0	9.3	10.2	9.0	8.7
55~59	2.4	2.2	5.4	−0.5	9.7	9.4	10.3	9.4
合计	2.2	1.5	3.2	1.9	8.7	9.1	8.9	8.2

（3）平衡能力

闭眼单脚站立反映的是受试者的平衡能力。

男女成年人闭眼单脚站立平均数分别为25.2秒、31.6秒，基本随年龄增长而减少。变化范围，男性为15.1～35.6秒，女性为16.3～40.3秒。女性成年人各年龄组闭眼单脚站立平均数均大于同龄男性。除40～44岁、50～54岁、55～59岁年龄组，男性成年人闭眼单脚站立平均数表现为城镇非体力劳动者最大；除25～29岁、50～54年龄组，女性成年人闭眼单脚站立平均数表现为城镇非体力劳动者最大（表35）。

表35　杭州市成年人闭眼单脚站立平均数　　　　　　　　　　　　　　　　单位：秒

年龄组（岁）	男				女			
	合计	农民	城镇体力	城镇非体力	合计	农民	城镇体力	城镇非体力
20～24	35.6	37.5	31.8	37.7	39.4	39.6	38.3	40.5
25～29	28.4	31.8	21.4	32.8	37.8	42.6	32.4	39.1
30～34	28.9	32.8	19.6	34.6	39.9	38.9	36.1	44.2
35～39	27.5	26.2	25.9	30.8	40.3	39.4	38.8	42.6
40～44	23.2	24.0	22.7	22.8	33.7	32.8	32.5	35.9
45～49	24.2	21.8	24.0	26.9	25.9	24.9	26.0	27.0
50～54	18.0	15.6	22.7	15.8	20.2	21.8	20.1	18.8
55～59	15.1	18.0	16.5	11.0	16.3	14.8	15.9	18.1
合计	25.2	26.0	23.1	26.6	31.6	31.5	30.0	33.2

（4）反应能力

选择反应时反映的是受试者的反应能力。

男女成年人选择反应时平均数分别为0.55秒、0.58秒。变化范围，男性为0.51～0.61秒，女性为0.55～0.62秒。男性成年人各年龄组反应能力均好于同龄女性。男性中城镇非体力劳动者的反应能力最好；除30～34岁、35～39岁年龄组，女性中城镇非体力劳动者的反应能力最好（表36）。

表36　杭州市成年人选择反应时平均数　　　　　　　　　　　　　　　　单位：秒

年龄组（岁）	男				女			
	合计	农民	城镇体力	城镇非体力	合计	农民	城镇体力	城镇非体力
20～24	0.52	0.52	0.54	0.50	0.56	0.57	0.57	0.55
25～29	0.51	0.51	0.52	0.51	0.55	0.56	0.54	0.54
30～34	0.52	0.53	0.54	0.51	0.55	0.55	0.55	0.56
35～39	0.53	0.54	0.54	0.52	0.55	0.55	0.55	0.56
40～44	0.55	0.56	0.55	0.55	0.58	0.57	0.59	0.57
45～49	0.56	0.57	0.56	0.55	0.59	0.59	0.59	0.58
50～54	0.58	0.60	0.58	0.57	0.60	0.60	0.61	0.59
55～59	0.61	0.63	0.60	0.59	0.62	0.64	0.62	0.59
合计	0.55	0.56	0.55	0.54	0.58	0.58	0.58	0.57

（三）老年人（60～79岁）

1. 身体形态

（1）身高

男女老年人身高平均数分别为167.0厘米、155.4厘米，随年龄增长而减小。变化范围，男性为165.4～167.8厘米，女性为153.8～156.9厘米。男性各年龄组身高平均数均大于同龄女性。男女性身高平均数表现为城镇大于乡村（表37）。

表37　杭州市老年人身高平均数　　　　　　　　　　单位：厘米

年龄组（岁）	男			女		
	合计	乡村	城镇	合计	乡村	城镇
60~64	167.8	167.0	168.7	156.9	156.1	157.8
65~69	167.5	166.2	168.8	156.2	154.6	157.6
70~74	167.1	166.3	167.9	154.7	153.5	155.7
75~79	165.4	163.7	167.1	153.8	152.8	154.9
合计	167.0	165.8	168.2	155.4	154.3	156.5

（2）体重与BMI

男女老年人体重平均数分别为67.3千克、56.8千克，随年龄增长而减小。变化范围，男性为65.5~69.9千克，女性为55.0~58.1千克。男性各年龄组体重平均数均大于同龄女性。男性体重平均数表现为城镇大于乡村；除65~69岁、75~79岁年龄组，女性体重平均数表现为乡村大于城镇（表38）。

表38　杭州市老年人体重平均数　　　　　　　　　　单位：千克

年龄组（岁）	男			女		
	合计	乡村	城镇	合计	乡村	城镇
60~64	69.9	69.4	70.5	58.1	58.3	57.8
65~69	66.8	66.0	67.5	57.7	56.4	58.8
70~74	67.0	65.6	68.5	56.3	57.1	55.7
75~79	65.5	63.0	68.2	55.0	54.3	55.6
合计	67.3	66.0	68.6	56.8	56.5	57.0

男女老年人BMI［体重（千克）/身高^2（米^2）］平均数分别为24.1千克/米^2、23.5千克/米^2。变化范围，男性为23.7~24.8千克/米^2，女性为23.2~23.6千克/米^2。男性BMI平均数随年龄增长而波动；女性BMI平均数基本随年龄增长而减小。男性老年人BMI平均数均大于同龄组女性老年人。除70~74岁、75~79岁年龄组，男性老年人BMI平均数表现为城镇小于乡村；除65~69岁年龄组，女性老年人BMI平均数表现为城镇小于乡村（表39）。

表39　杭州市老年人BMI平均数　　　　　　　　　　单位：千克/米^2

年龄组（岁）	男			女		
	合计	乡村	城镇	合计	乡村	城镇
60~64	24.8	24.9	24.7	23.6	23.9	23.3
65~69	23.7	23.8	23.7	23.6	23.6	23.7
70~74	24.0	23.7	24.3	23.5	24.2	22.9
75~79	23.9	23.5	24.3	23.2	23.3	23.2
合计	24.1	24.0	24.2	23.5	23.8	23.3

（3）腰围

男女老年人腰围平均数分别为89.5厘米、84.6厘米。男性腰围平均数随年龄增长而波动减少，女性腰围平均数随年龄增长而增大。变化范围，男性为88.2~91.1厘米，女性为83.6~85.6厘米。男性各年龄组腰围平均数均大于同龄女性。除70~74岁、75~79岁年龄组外，男性腰围平均数表现为乡村大于城镇；除60~64岁、65~69岁年龄组外，女性腰围平均数表现为乡村大于城镇（表40）。

表40　杭州市老年人腰围平均数　　　　　　　　　　单位：厘米

年龄组（岁）	男			女		
	合计	乡村	城镇	合计	乡村	城镇
60~64	91.1	91.7	90.4	83.6	83.4	83.9

续表

年龄组（岁）	男			女		
	合计	乡村	城镇	合计	乡村	城镇
65~69	88.2	88.6	87.8	83.9	83.1	84.7
70~74	89.1	88.7	89.6	85.5	86.3	84.8
75~79	89.6	88.3	91.1	85.6	85.7	85.4
合计	89.5	89.3	89.7	84.6	84.6	84.7

（4）臀围

男女老年人臀围平均数分别为95.6厘米、93.7厘米。男性臀围平均数随年龄增长波动减小，除75~79岁年龄组，女性臀围平均数随年龄增长而增大。变化范围，男性为94.9~96.4厘米，女性为93.3~94.1厘米。男性各年龄组臀围平均数均大于同龄女性。男性臀围平均数均表现为城镇大于乡村。除70~74岁年龄组外，女性老年人臀围平均数均表现为城镇大于乡村（表41）。

表41 杭州市老年人臀围平均数 单位：厘米

年龄组（岁）	男			女		
	合计	乡村	城镇	合计	乡村	城镇
60~64	96.4	95.4	97.5	93.7	93.3	94.0
65~69	94.9	94.2	95.5	93.8	92.9	94.7
70~74	95.5	94.0	97.0	94.1	94.9	93.4
75~79	95.8	93.8	98.1	93.3	93.0	93.7
合计	95.6	94.4	97.0	93.7	93.5	93.9

（5）腰臀比

男女老年人腰臀比平均数分别为0.94、0.90。整体变化范围不大，男性为0.93~0.94，女性为0.89~0.92。男性各年龄组腰臀比平均数均大于同龄女性。男性腰臀比平均数表现为乡村大于城镇，女性老年人腰臀比平均数表现为乡村大于等于城镇（表42）。

表42 杭州市老年人腰臀比平均数

年龄组（岁）	男			女		
	合计	乡村	城镇	合计	乡村	城镇
60~64	0.94	0.96	0.93	0.89	0.89	0.89
65~69	0.93	0.94	0.92	0.89	0.89	0.89
70~74	0.93	0.94	0.92	0.91	0.91	0.91
75~79	0.93	0.94	0.93	0.92	0.92	0.91
合计	0.94	0.95	0.92	0.90	0.90	0.90

（6）体脂率

男女老年人体脂率平均数分别为22.5%、31.2%。男性体脂率平均数随年龄增长波动变化，女性体脂率平均数总体来看随年龄增长而增大。变化范围，男性为22.0%~23.1%，女性为30.8%~31.4%。女性各年龄组体脂率平均数均大于同龄男性。女性体脂率平均数表现为乡村大于城镇（表43）。

表43 杭州市老年人体脂率平均数 单位：%

年龄组（岁）	男			女		
	合计	乡村	城镇	合计	乡村	城镇
60~64	23.1	23.2	23.0	30.8	31.3	30.3
65~69	22.0	22.0	22.0	31.3	31.4	31.3
70~74	22.3	23.0	21.7	31.4	32.5	30.4

年龄组（岁）	男			女		
	合计	乡村	城镇	合计	乡村	城镇
75~79	22.5	22.4	22.7	31.4	31.8	31.1
合计	22.5	22.7	22.3	31.2	31.7	30.8

2. 身体机能

（1）安静脉搏

男女老年人安静脉搏平均数分别为78.3次/分、79.5次/分，随年龄增长呈波动变化。变化范围，男性为77.2~79.0次/分，女性为78.1~80.6次/分。除75~79岁年龄组，男性各年龄组安静脉搏平均数小于同龄女性。除70~74岁年龄组外，女性安静脉搏平均数均表现为乡村大于城镇（表44）。

表44　杭州市老年人安静脉搏平均数　　　　　　　　　　　　　　　　单位：次/分

年龄组（岁）	男			女		
	合计	乡村	城镇	合计	乡村	城镇
60~64	78.7	78.1	79.3	80.6	80.6	80.5
65~69	77.2	79.0	75.5	78.1	79.2	77.1
70~74	78.5	76.9	80.1	80.4	79.3	81.3
75~79	79.0	79.7	78.3	78.9	81.5	76.3
合计	78.3	78.4	78.3	79.5	80.2	78.9

（2）血压

男女老年人收缩压平均数分别为138.8毫米汞柱、136.6毫米汞柱。除75~79岁年龄组女性，男女性老年人收缩压平均数随年龄增长而增大。变化范围，男性为135.0~141.9毫米汞柱，女性为131.1~139.7毫米汞柱。除70~74岁年龄组，男性各年龄组收缩压平均数均高于同龄女性。

男女老年人舒张压平均数分别为81.6毫米汞柱、77.1毫米汞柱。除65~69岁年龄组女性，男女老年人舒张压平均数随年龄增长而减小。变化范围，男性为81.0~82.3毫米汞柱，女性为75.1~78.0毫米汞柱。男性各年龄组舒张压平均数均高于同龄女性。男性舒张压平均数表现为乡村大于等于城镇；除70~74岁、75~79岁年龄组，女性舒张压平均数表现为乡村大于城镇（表45、表46）。

表45　杭州市老年人收缩压平均数　　　　　　　　　　　　　　　　单位：毫米汞柱

年龄组（岁）	男			女		
	合计	乡村	城镇	合计	乡村	城镇
60~64	135.0	137.6	132.3	131.1	133.3	128.9
65~69	138.8	140.8	136.7	136.9	137.5	136.4
70~74	139.6	140.9	138.3	139.7	140.5	139.0
75~79	141.9	143.8	139.7	139.0	138.4	139.7
合计	138.8	140.8	136.7	136.6	137.4	135.9

表46　杭州市老年人舒张压平均数　　　　　　　　　　　　　　　　单位：毫米汞柱

年龄组（岁）	男			女		
	合计	乡村	城镇	合计	乡村	城镇
60~64	82.3	84.1	80.4	77.6	77.9	77.2
65~69	81.6	82.9	80.2	78.0	78.2	77.9
70~74	81.5	81.5	81.5	77.3	76.0	78.5
75~79	81.0	81.5	80.4	75.1	75.0	75.3
合计	81.6	82.5	80.6	77.1	76.8	77.3

（3）肺活量

男女老年人肺活量平均数分别为2612.8毫升、1707.0毫升，随年龄增长而减小。变化范围，男性为2353.7~2896.5毫升，女性为1431.5~1973.8毫升。男性各年龄组肺活量平均数均大于同龄女性。除75~79岁年龄组男性，男女性肺活量平均数表现为城镇大于乡村（表47）。

表47　杭州市老年人肺活量平均数　　　　　　　　　　　　单位：毫升

年龄组（岁）	男			女		
	合计	乡村	城镇	合计	乡村	城镇
60~64	2896.5	2834.6	2962.4	1973.8	1897.5	2047.1
65~69	2721.1	2539.0	2899.7	1765.4	1673.2	1847.6
70~74	2463.7	2354.7	2572.8	1637.1	1536.6	1722.9
75~79	2353.7	2367.0	2339.4	1431.5	1339.0	1526.0
合计	2612.8	2526.4	2701.5	1707.0	1615.2	1792.1

（4）2分钟原地高抬腿

2分钟原地高抬腿反映老年人的心肺耐力。

男女老年人2分钟原地高抬腿平均数分别为107.2次、125.5次，女性随年龄增长而减少。变化范围，男性为100.3~113.5次，女性为105.7~142.1次。女性各年龄组2分钟原地高抬腿平均数均大于同龄男性。男性2分钟原地高抬腿平均数均表现为乡村明显大于城镇（表48）。

表48　杭州市老年人2分钟原地高抬腿平均数　　　　　　　单位：次

年龄组（岁）	男			女		
	合计	乡村	城镇	合计	乡村	城镇
60~64	106.8	113.5	99.7	142.1	139.5	144.6
65~69	113.5	116.3	110.5	134.6	137.3	132.4
70~74	107.7	115.5	99.9	117.7	114.2	120.5
75~79	100.3	105.4	94.9	105.7	110.7	100.4
合计	107.2	112.7	101.5	125.5	125.6	125.4

3. 身体素质

（1）力量素质

握力主要反映受试者前臂及手部肌肉的最大力量，从一个侧面反映受试者的最大肌力。

男女老年人握力平均数分别为35.7千克、22.8千克，随年龄增长而减小。变化范围，男性为32.1~39.3千克，女性为21.2~24.4千克。男性各年龄组握力平均数均高于同龄女性。除60~64岁年龄组的男性，男性握力平均数表现为城镇大于乡村（表49）。

表49　杭州市老年人握力平均数　　　　　　　　　　　　单位：千克

年龄组（岁）	男			女		
	合计	乡村	城镇	合计	乡村	城镇
60~64	39.3	39.5	39.0	24.4	24.7	24.2
65~69	36.6	36.4	36.7	23.5	23.5	23.4
70~74	34.8	33.9	35.6	22.1	21.2	22.8
75~79	32.1	30.3	34.1	21.2	20.7	21.8
合计	35.7	35.1	36.4	22.8	22.6	23.1

30秒坐站主要反映受试者的下肢力量，从一个侧面反映受试者力量素质。

男女老年人30秒坐站平均数分别为11.7次、11.9次，除65~69岁年龄组男性，男女老年人30秒坐站平均数随年龄增加而减少。变化范围，男性为10.6~12.4次，女性为10.1~13.3次。除75~79岁年龄组外，女性各年龄组30秒坐站平均数均大于同龄男性。除75~79岁年龄组外，男性30秒坐站平均数均表现为城镇大于乡村；除65~69岁年龄组外，女性30秒坐站平均数表现为城镇大于乡村（表50）。

表50　杭州市老年人30秒坐站平均数　　　　　　　　　单位：次

年龄组（岁）	男			女		
	合计	乡村	城镇	合计	乡村	城镇
60~64	12.3	11.8	12.7	13.3	12.9	13.7
65~69	12.4	12.2	12.5	12.6	12.8	12.4
70~74	11.4	11.0	11.9	11.6	10.4	12.5
75~79	10.6	10.9	10.4	10.1	9.7	10.6
合计	11.7	11.5	11.9	11.9	11.5	12.4

（2）柔韧素质

坐位体前屈反映的是受试者的柔韧素质。

男女老年人坐位体前屈平均数分别为-1.4厘米、8.0厘米，随年龄增长呈波动减小。变化范围，男性为-2.4~-0.1厘米，女性为3.8~10.0厘米。女性各年龄组坐位体前屈平均数大于同龄男性。除65~69岁年龄组外，男女性坐位体前屈平均数均表现为城镇大于乡村（表51）。

表51　杭州市老年人坐位体前屈平均数　　　　　　　　单位：厘米

年龄组（岁）	男			女		
	合计	乡村	城镇	合计	乡村	城镇
60~64	-0.8	-1.2	-0.3	9.1	9.1	9.2
65~69	-0.1	1.6	-1.8	10.0	10.6	9.5
70~74	-2.4	-4.7	-0.1	8.8	6.4	10.9
75~79	-2.2	-4	-0.2	3.8	3.5	4.0
合计	-1.4	-2.1	-0.6	8.0	7.4	8.5

（3）平衡能力

闭眼单脚站立反映的是受试者的平衡能力。

男女老年人闭眼单脚站立平均数分别为9.6秒、9.4秒，除75~79岁年龄组女性，随年龄增长而减小。变化范围，男性为8.3~11.1秒，女性为7.5~11.7秒。除60~64岁、70~74岁年龄组外，男性各年龄组闭眼单脚站立平均数大于同龄女性。男性闭眼单脚站立平均数均表现为乡村大于城镇；除65~69岁年龄组外，女性闭眼单脚站立平均数表现为乡村大于城镇（表52）。

表52　杭州市老年人闭眼单脚站立平均数　　　　　　　单位：秒

年龄组（岁）	男			女		
	合计	乡村	城镇	合计	乡村	城镇
60~64	11.1	11.7	10.4	11.7	13.6	9.8
65~69	10.5	11.2	9.8	10.0	9.4	10.5
70~74	8.6	8.8	8.4	7.5	7.6	7.5
75~79	8.3	9.4	7.1	8.2	8.5	7.8
合计	9.6	10.3	9.0	9.4	9.8	8.9

（4）反应能力

选择反应时反映的是受试者的反应能力。

男女老年人选择反应时平均数分别为0.68秒、0.70秒，随年龄增长而增大。变化范围，男性为0.64~0.73秒，女性为0.65~0.73秒。男性各年龄组选择反应时平均数均小于等于同龄女性。男女性选择反应时平均数表现为城镇好于乡村（表53）。

表53 杭州市老年人选择反应时平均数 单位：秒

年龄组（岁）	男			女		
	合计	乡村	城镇	合计	乡村	城镇
60~64	0.64	0.65	0.64	0.65	0.66	0.64
65~69	0.66	0.68	0.65	0.69	0.70	0.68
70~74	0.69	0.71	0.67	0.72	0.77	0.68
75~79	0.73	0.76	0.69	0.73	0.76	0.70
合计	0.68	0.70	0.66	0.70	0.72	0.67

四、2020年与2014年监测结果比较

（一）幼儿（3~6岁）

从身体形态指标来看，与2014年相比，2020年男幼儿身高、坐高和体重平均数无明显差异，表明6年来男幼儿生长发育速度基本不变。2020年乡村男幼儿和城镇男幼儿胸围平均数均大于2014年，且存在显著性差异（$p<0.01$），表明6年内男幼儿胸围明显增加。

身体机能指标中，与2014年相比，2020年男幼儿安静心率平均数均增加，且存在显著性差异（$p<0.01$）。

身体素质指标中，与2014年相比，2020年城镇男幼儿双脚连续跳平均数有所下降，且存在显著性差异（$p<0.01$）；乡村男幼儿立定跳远（$p<0.05$）和坐位体前屈（$p<0.01$）平均数明显下降，同时城镇男幼儿坐位体前屈平均数明显上升（$p<0.05$）。2020年男幼儿走平衡木完成时间明显缩短，且存在显著性差异（$p<0.01$）。这说明6年时间里，乡村男幼儿的平衡能力有所提高，但力量素质、柔韧素质有所下降；而城镇男幼儿的灵敏素质、柔韧素质和平衡能力有所提升（表54）。

表54 2020年、2014年杭州市男性幼儿体质指标比较

指标	2020年		2014年	
	乡村	城镇	乡村	城镇
身高（厘米）	111.9	111.5	111.7	111.7
坐高（厘米）	62.8	62.9	62.8	62.5
体重（千克）	20.4	20.1	19.8	19.8
胸围（厘米）	58.2**	58.1**	56.8	56.1
安静心率（次/分）	98.0**	99.9**	91.3	85.6
双脚连续跳（秒）	6.5	6.7**	6.9	8.1
立定跳远（厘米）	88.6*	90.4	94.5	91.7
坐位体前屈（厘米）	7.9**	9.8*	10.0	8.8
走平衡木（秒）	7.1**	7.2**	9.6	12.4

注：*代表$p<0.05$，**代表$p<0.01$，下同。

从身体形态指标来看，与2014年相比，2020年女幼儿身高和体重平均数无明显差异，城镇女幼儿坐高平均数明显增高（$p<0.05$）。2020年乡村女幼儿和城镇女幼儿胸围平均数均大于2014年，且存在显著性差异（$p<0.01$），表明6年内女幼儿胸围明显增加。

身体机能指标中，与2014年相比，2020年女幼儿安静心率平均数均增加，且存在显著性差异（$p<0.01$）。

身体素质指标中，与2014年相比，2020年乡村女幼儿（$p<0.05$）、城镇女幼儿（$p<0.01$）双脚连续跳平均数明显下降，且呈显著性差异，表明6年内女幼儿的灵敏素质呈上升趋势；同时2020年城镇女幼儿坐位体前屈平均数明显增加，且呈显著性差异（$p<0.01$），表明城镇女幼儿柔韧素质明显提升；2020年女幼儿走平衡木平均数均明显下降，且呈显著性差异（$p<0.01$），表明6年内女幼儿平衡能力明显提高（表55）。

表55　2020年、2014年杭州市女性幼儿体质指标比较

指标	2020年		2014年	
	乡村	城镇	乡村	城镇
身高（厘米）	110.1	111.1	110.2	110.1
坐高（厘米）	62.2	62.6*	61.8	61.6
体重（千克）	19.0	19.4	18.8	18.7
胸围（厘米）	56.1*	57.1**	55.1	54.8
安静心率（次/分）	99.5**	99.8**	93.2	84.3
双脚连续跳（秒）	6.5*	6.8**	7.1	8.2
立定跳远（厘米）	86.3	86.9	88.1	82.7
坐位体前屈（厘米）	12.3	12.8**	11.8	10.5
走平衡木（秒）	7.3**	7.3**	9.4	12.6

（二）成年人（20~59岁）

身体形态指标方面，与2014年相比，2020年成年男性不同工作种类人群的身高平均数有所上升，且存在显著性差异（农民、城镇非体力劳动者$p<0.05$；城镇体力劳动者$p<0.01$）。2020年成年男性不同工作种类人群的体重平均数均明显增加，且存在显著性差异（$p<0.01$）。同时，2020年成年男性不同工作种类人群的腰围和臀围平均数呈上升趋势，均存在显著性差异（$p<0.01$）。这说明6年时间里，男性成年人的高度围度和重量均有所增加。

身体机能指标方面，与2014年相比，2020年成年男性农民安静脉搏平均数有所上升，且存在显著性差异（$p<0.01$）。2020年城镇体力劳动者收缩压平均数明显上升，且存在显著性差异（$p<0.01$）。同时，2020年成年男性不同工作种类人群的舒张压平均数呈上升趋势，此外，2020年城镇非体力劳动者的肺活量平均数与2014年相比有所上升，且存在显著性差异（$p<0.01$）。这说明6年时间里成年男性的身体机能有明显变化。

身体素质指标方面，与2014年相比，2020年农民和城镇体力劳动者握力平均数和背力平均数均有所下降，且存在显著性差异（握力，$p<0.01$；背力，$p<0.01$和$p<0.05$）。俯卧撑平均数虽然与2014年相比有所下降，但不存在统计学意义（$p>0.05$）。2020年成年男性不同工作种类人群的纵跳平均数明显增加（$p<0.01$），农民坐位体前屈平均数明显下降（$p<0.01$），城镇非体力劳动者闭眼单脚站立平均数明显增加（$p<0.05$）。与2014年相比，2020年成年男性不同工作种类人群选择反应时平均数显著下降（$p<0.01$）。这表明6年时间里男性成年人的力量素质明显下降，但平衡能力和反应能力有所提升（表56）。

表56　2020年、2014年杭州市成年男性体质指标比较

指标	2020年			2014年		
	农民	城镇体力	城镇非体力	农民	城镇体力	城镇非体力
身高（厘米）	170.6*	171.5**	171.6*	169.4	169.9	170.5
体重（千克）	72.9**	73.1**	73.2**	68.2	69.8	69.4
腰围（厘米）	89.3**	88.4**	88.6**	84.8	84.9	85.0
臀围（厘米）	97.2**	97.5**	98.0**	93.3	95.0	94.5
安静脉搏（次/分）	84.0**	80.5	82.4	81.3	80.2	82.7
收缩压（毫米汞柱）	130.7	130.8**	127.9	129.0	127.5	126.0
舒张压（毫米汞柱）	81.8**	79.6**	79.4**	77.3	75.2	76.8
肺活量（毫升）	3452.5	3553.8	3728.5**	3408.1	3455.7	3500.7
握力（千克）	42.2**	43.5**	43.1	43.9	45.0	43.9
背力（千克）	110.3**	115.6*	114.2	123.8	121.6	116.4
纵跳（厘米）	37.8**	38.7**	39.7**	35.6	36.3	36.4
俯卧撑（个）	19.4	20.9	20.3	24.3	26.8	26.1
坐位体前屈（厘米）	1.5**	3.2	1.9	4.3	3.4	2.6

指标	2020年			2014年		
	农民	城镇体力	城镇非体力	农民	城镇体力	城镇非体力
闭眼单脚站立（秒）	26.0	23.1	26.6*	23.6	23.5	22.3
选择反应时（秒）	0.56**	0.55**	0.54**	0.58	0.58	0.57

注：*代表$p<0.05$，**代表$p<0.01$；背力、纵跳、俯卧撑三项指标只包括20~39岁成年人的。

身体形态指标方面，与2014年相比，2020年成年女性不同工作种类人群的身高、体重平均数有所上升，其中农民的身高和体重平均数存在显著性差异（$p<0.05$），城镇体力劳动者身高以及城镇非体力劳动者体重平均数存在显著性差异（$p<0.01$）。同时，2020年三种工作种类人群的臀围平均数显著增加（$p<0.01$），农民的腰围平均数明显下降（$p<0.05$）。这表明6年来成年女性身体形态有明显变化。

身体机能指标方面，与2014年相比，2020年成年女性农民的安静脉搏平均数呈增加趋势，存在显著性差异（$p<0.05$）。2020年成年女性农民的收缩压和舒张压平均数呈明显上升趋势，且存在显著性差异（$p<0.05$）。2020年城镇体力劳动者和城镇非体力劳动者的收缩压和舒张压平均数均显著上升（$p<0.01$）。与2014年相比，2020年城镇非体力劳动者肺活量平均数呈增加趋势，存在显著性差异（$p<0.01$）。这说明6年时间里成年女性的身体机能有明显变化。

身体素质方面，与2014年相比，2020年三种工作种类人群的纵跳平均数显著上升（$p<0.01$），2020年农民背力平均数明显下降，且存在显著性差异（$p<0.01$）。农民（$p<0.05$）和城镇体力劳动者（$p<0.01$）的坐位体前屈平均数显著上升。同时，与2014年相比，2020年三种工作种类人群的闭眼单脚站立平均数显著上升（$p<0.01$），选择反应时平均数显著下降（$p<0.01$）。这说明6年时间里城镇体力劳动者和农民的柔韧素质提升，农民身体力量下降，成年女性的平衡能力和反应能力明显提升（表57）。与2014年相比，2020年成年女性握力和1分钟仰卧起坐平均数均没有显著性差异（$p>0.05$）。

表57　2020年、2014年杭州市成年女性体质指标比较

指标	2020年			2014年		
	农民	城镇体力	城镇非体力	农民	城镇体力	城镇非体力
身高（厘米）	158.9*	159.6**	159.4	157.9	158.6	159.3
体重（千克）	57.4*	57.5	58.2**	56	56.4	55.9
腰围（厘米）	77.3*	77.7	77.2	78.6	78.7	78
臀围（厘米）	93.0**	93.3**	94.1**	91.8	92.0	92.7
安静脉搏（次/分）	81.8*	80.7	79.4	81.0	81.5	80.6
收缩压（毫米汞柱）	121.3*	121.2**	119.1**	119.6	116.9	116.1
舒张压（毫米汞柱）	73.3*	72.5**	72.8**	72.3	70.4	70.7
肺活量（毫升）	2362.2	2427.5	2524.1**	2359.1	2427.5	2380.4
握力（千克）	25.3	25.9	25.5	25.1	26.0	25.0
背力（千克）	59.1**	58.6	63.3	63.8	61.0	60.8
纵跳（厘米）	25.5**	25.9**	25.4**	23.6	24.2	23.5
1分钟仰卧起坐（个）	23.3	25.9	24.4	22.1	20.5	28.8
坐位体前屈（厘米）	9.1*	8.9**	8.2	7.8	7.2	8.5
闭眼单脚站立（秒）	31.5**	30.0**	33.2**	26.2	22.3	22.4
选择反应时（秒）	0.58**	0.58**	0.57**	0.61	0.60	0.59

注：*代表$p<0.05$，**代表$p<0.01$；背力、纵跳、1分钟仰卧起坐三项指标只包括20~39岁成年人的。

（三）老年人（60~69岁）

身体形态指标方面，与2014年相比，2020年男性老年人身高和体重平均数有所上升，其中城镇男性老年人的身高存在显著性差异（$p<0.01$）。2020年乡村男性老年人的腰围平均数有所上升，且存在显著性差异（$p<0.01$）。2020年男性老年人臀围平均数显著增加（$p<0.01$）。

　　身体机能指标方面，与2014年相比，2020年男性老年人的舒张压平均数有所上升，且存在显著性差异（$p<0.01$）。2020年男性老年人肺活量平均数呈明显增加趋势（$p<0.05$）。

　　身体素质指标方面，与2014年相比，2020年城镇男性老年人坐位体前屈平均数有所上升，且存在显著性差异（$p<0.05$）。而2020年乡村男性老年人的闭眼单脚站立平均数有所上升，且存在显著性差异（$p<0.01$）。2020年乡村男性老年人选择反应时平均数下降，且存在显著性差异（$p<0.01$）。这说明6年时间里城镇男性老年人的柔韧素质有所上升，乡村男性老年人的平衡能力和反应能力明显增强（表58）。

表58　2020年、2014年杭州市老年男性体质指标比较

指标	2020年		2014年	
	乡村	城镇	乡村	城镇
身高（厘米）	166.6	168.7**	165.3	166.5
体重（千克）	67.7	68.9	65.5	66.8
腰围（厘米）	90.1**	89	86.5	86.8
臀围（厘米）	94.8**	96.4**	92.4	93.9
安静脉搏（次/分）	78.6	77.3	77.3	78.7
收缩压（毫米汞柱）	139.2	134.6	135.6	130.7
舒张压（毫米汞柱）	83.5**	80.3**	77.5	75.6
肺活量（毫升）	2685.3*	2929.4**	2477.8	2606.5
握力（千克）	38.0	37.8	37.0	39.3
坐位体前屈（厘米）	0.2	−1.1*	1.9	−1.6
闭眼单脚站立（秒）	11.5**	10.1	7.8	9.4
选择反应时（秒）	0.58**	0.56	0.69	0.56

注：*代表$p<0.05$，**代表$p<0.01$。

　　身体形态指标方面，与2014年相比，2020年女性老年人身高和体重平均数有所上升，其中乡村女性老年人身高平均数显著性上升（$p<0.05$）。同时2020年女性老年人的腰围平均数有所下降，臀围平均数有所上升，但均不存在显著性差异（$p>0.05$）。

　　身体机能指标方面，与2014年相比，2020年乡村女性老年人的安静脉搏平均数有所上升，且存在显著性差异（$p<0.01$）。2020年城镇女性老年人的收缩压和舒张压平均数均有所上升，且均存在显著性差异（$p<0.01$）。同时，2020年城镇女性老年人的肺活量平均数显著增加（$p<0.05$）。这说明6年时间里女性老年人的身体机能有明显变化。

　　身体素质指标方面，与2014年相比，2020年乡村女性老年人握力平均数有所上升，且存在显著性差异（$p<0.01$）。2020年女性老年人的坐位体前屈平均数呈明显增加趋势，且存在显著性差异（$p<0.05$）。2020年女性老年人闭眼单脚站立平均数增加，存在显著性差异（$p<0.01$）。与2014年相比，2020年乡村女性老年人的选择反应时平均数显著下降（$p<0.01$）。这说明6年来女性老年人的力量素质、柔韧素质和平衡能力均有所提升，乡村女性老年人反应能力提升明显（表59）。

表59　2020年、2014年杭州市老年女性体质指标比较

指标	2020年		2014年	
	乡村	城镇	乡村	城镇
身高（厘米）	155.3*	157.7	153.8	156.8
体重（千克）	57.4	58.3	57.1	57.4
腰围（厘米）	83.2	84.3	83.9	85.2
臀围（厘米）	93.1	94.3	91.5	93.6
安静脉搏（次/分）	79.9**	78.8	76.0	76.5
收缩压（毫米汞柱）	135.4	132.7**	135.0	123.9
舒张压（毫米汞柱）	78.1*	77.6**	74.4	71.1
肺活量（毫升）	1786.5	1944.5*	1804.2	1764.3

续表

指标	2020年		2014年	
	乡村	城镇	乡村	城镇
握力（千克）	24.1**	23.8	22.2	23.6
坐位体前屈（厘米）	9.8**	9.3*	3.9	6.3
闭眼单脚站立（秒）	11.5**	10.2**	6.7	6.0
选择反应时（秒）	0.60**	0.58	0.73	0.58

五、小结

2020年，杭州市国民体质监测4009人，整体达到合格及以上的比例（合格率）为94.0%，比2014年上升2.4个百分点，高于全省平均比例0.2个百分点。

男女幼儿身高、体重平均数随年龄增长而增大，3~5岁幼儿胸围平均数随年龄增大而增大；胸围指数平均数随年龄增长而减小，表明围度增长速度小于身高增长速度；坐高指数平均数随年龄增长而减小，表明躯干增长速度小于下肢增长速度。男女幼儿身体形态存在性别和城乡差异，男幼儿的长度、围度和重量指标平均数均大于女幼儿，体脂率小于女幼儿。大部分形态指标均表现为城镇幼儿好于乡村幼儿。男幼儿的安静心率平均数要低于女幼儿。男女幼儿速度、灵敏、力量素质和平衡能力随年龄增长而提高；男幼儿速度、灵敏、力量素质和平衡能力好于女幼儿，女幼儿柔韧素质好于男幼儿；城镇幼儿下肢力量素质和柔韧素质好于乡村幼儿，乡村幼儿平衡能力好于城镇幼儿。

成年人身高平均数随年龄增长而减小，BMI、腰围、体重和臀围平均数随年龄增长而波动变化，腰臀比平均数随年龄增长而增大，除体脂率外的各项形态指标平均数，男性均大于同龄女性。男性体脂率平均数随年龄增长呈波动变化，除55~59岁年龄组，女性体脂率平均数随年龄增长而增大，且女性体脂率平均数明显大于男性。成年人的身体机能随年龄增长呈下降趋势，主要表现在收缩压和舒张压平均数呈波动变化，肺活量平均数下降。身体机能有明显的性别差异，男性收缩压、舒张压和肺活量平均数大于同龄女性，男女间收缩压、肺活量平均数差值随年龄增长有减小趋势。除少数年龄组外，男性成年人收缩压平均数表现为城镇体力劳动者最高，舒张压平均数表现为农民最高；女性成年人收缩压平均数多数年龄组城镇体力劳动者更高，舒张压平均数三种类型人群较为接近。男性城镇非体力劳动者肺活量平均数最大，女性城镇非体力劳动者肺活量平均数最大。成年人的身体素质基本趋势为随年龄增长而下降，各项指标因年龄、性别、工作种类表现出不同的变化特征。成年人下肢力量、肌肉耐力、平衡能力和反应能力随年龄增长而下降；上肢力量、腰背力量和柔韧素质随年龄增长呈波动变化。身体素质有明显的性别差异，男性力量素质和反应能力好于女性，女性柔韧素质和平衡能力好于男性。不同工作种类人群的身体素质表现不同，男性成年人上肢力量、腰背力量、柔韧素质表现为城镇体力劳动者最好，女性成年人平衡能力和反应能力表现为城镇非体力劳动者最好。

老年人身高、体重平均数随年龄增长而减小；男性老年人的腰围、臀围平均数随年龄增长而波动减小，男性老年人体脂率随年龄增长波动变化，而女性老年人腰围、臀围、体脂率平均数则表现为随年龄增长而增大。身高、体重、腰围、臀围和腰臀比平均数均表现为男性老年人大于女性老年人，体脂率平均数表现为女性老年人大于男性老年人。城乡比较，女性老年人体重、腰围平均数均表现为城镇大于乡村，女性老年人BMI、体脂率平均数均表现为乡村大于城镇。身体机能指标，男女性老年人的收缩压平均数随年龄增长而增加，而舒张压、肺活量和心肺耐力平均数随年龄增长而减小。收缩压、舒张压和肺活量平均数表现为男性老年人均大于女性老年人，安静脉搏和心肺耐力平均数表现为女性老年人大于男性老年人。乡村老年人的安静脉搏、舒张压和心肺耐力平均数大于城镇老年人，而肺活量平均数小于城镇老年人。老年人身体素质随年龄增加而下降。男性老年人力量素质、平衡能力、反应能力好于女性老年人，女性老年人柔韧素质好于男性老年人。城镇老年人力量素质、柔韧素质和反应能力好于乡村老年人，乡村老年人平衡能力好于城镇老年人。

六、建议

（1）建立和完善科学健身指导服务体系。在现有的国民体质监测工作网络的基础上，探索体质测定与运动健身指导站、社区医院等社会资源相结合的运行模式，探索"互联网＋健康"的有效实现形式，建立居民个人健康档案。同时，进一步完善国民体质测试常态化机制，倡导居民定期体质测试，并依托体质测试数据库，研究不同体育锻炼方式对各年龄组各类别人群身体形态、机能的影响，建立智能运动处方系统，为每个参与体质测试的居民提供个性化健身方案。

（2）政府部门要以创建现代化体育强省为目标，突出"以人民为中心"的发展理念，以杭州亚运会举办为契机发挥主导作用，提高赛后体育场馆的体育管理水平，总体规划赛后场馆利用方式，奠定全民健身活动的基础；加强社会组织和社会体育指导员的建设；推动群众体育和竞技体育的全面发展，完善全民健身体系。提升体育文化的感召力、影响力、凝聚力，使得人民群众从体育中获得更多的获得感、幸福感。

（3）为了不断提高农村居民的身体素质，加快社会主义新农村建设步伐和推进城乡一体化，要加大农村体育工作的投入，提高农村居民对体质与健康的认知程度，引导农村居民积极参加多样性的体育锻炼，从而提高农村居民身体素质和促进身体机能的全面发展。

（执笔人：王新雨）

2020年宁波市国民体质监测报告

一、前言

为了解宁波市国民体质现状和变化规律，长期动态地观察宁波市国民体质健康状况，推动全民健身活动的开展，从而促进宁波经济建设和社会发展，宁波市按照《浙江省体育局关于开展浙江省第五次国民体质监测的通知》的要求，在全市范围内开展了第五次国民体质监测工作。

二、监测对象与方法

调查对象为3~79岁的健康国民（7~19岁在校学生除外），采取分层随机整群抽样的原则，共监测有效样本4112人，其中幼儿（3~6岁）798人，成年人（20~59岁）2477人，老年人（60~79岁）837人（表1~表3）。使用SPSS25.0对数据进行统计分析。

表1　幼儿各组别人数统计表　　　　　　　　　　　　　　　　　　　单位：人

年龄组（岁）	男			女		
	合计	乡村	城镇	合计	乡村	城镇
3	92	37	55	98	45	53
4	96	46	50	102	49	53
5	102	51	51	105	50	55
6	103	54	49	100	49	51
合计	393	188	205	405	193	212

表2　成年人各组别人数统计表　　　　　　　　　　　　　　　　　　单位：人

年龄组（岁）	男				女			
	合计	农民	城镇体力	城镇非体力	合计	农民	城镇体力	城镇非体力
20~24	156	50	51	55	157	50	52	55
25~29	155	50	50	55	160	50	55	55
30~34	149	48	48	53	154	50	50	54
35~39	151	50	50	51	152	50	52	50
40~44	150	50	49	51	154	51	53	50
45~49	151	50	50	51	154	51	53	50
50~54	156	51	54	51	163	54	54	55
55~59	155	50	52	53	160	55	55	50
合计	1223	399	404	420	1254	411	424	419

表3　老年人各组别人数统计表　　　　　　　　　　　　　　　　　　单位：人

年龄组（岁）	男			女		
	合计	乡村	城镇	合计	乡村	城镇
60~64	100	50	50	106	51	55
65~69	105	53	52	110	55	55
70~74	102	50	52	110	55	55
75~79	103	54	49	101	50	51
合计	410	207	203	427	211	216

三、体质监测结果概述

（一）幼儿（3~6岁）

1.身体形态

（1）身高与坐高指数

男女幼儿身高平均数分别为111.6厘米、110.2厘米，随年龄增长而增大。变化范围，男幼儿为103.3~118.1

厘米，女幼儿为102.2~116.3厘米。男幼儿各年龄组身高平均数均大于同龄女幼儿。除3岁组和4岁组女幼儿外，幼儿身高平均数均表现为城镇大于乡村（表4）。

表4　宁波市幼儿身高平均数　　　　　　　　　　　单位：厘米

年龄组（岁）	男			女		
	合计	乡村	城镇	合计	乡村	城镇
3	103.3	103.2	103.4	102.2	103.5	101.2
4	108.1	106.9	109.3	107.7	107.8	107.5
5	115.7	114.9	116.6	114.2	113.1	115.1
6	118.1	117.6	118.7	116.3	115.4	117.2
合计	111.6	111.4	111.8	110.2	110.1	110.2

男女幼儿坐高指数〔坐高（厘米）/身高（厘米）×100〕较为接近，平均数分别为57.1、57.2，均随年龄增长而减小。变化范围，男幼儿为56.6~58.1，女幼儿56.5~58.3。除6岁组男幼儿外，幼儿坐高指数平均数均表现为城镇小于乡村（表5）。

表5　宁波市幼儿坐高指数平均数

年龄组（岁）	男			女		
	合计	乡村	城镇	合计	乡村	城镇
3	58.1	58.2	58.0	58.3	59.0	57.7
4	57.3	57.5	57.0	57.6	57.8	57.5
5	56.8	57.1	56.5	56.6	56.8	56.4
6	56.6	56.4	56.8	56.5	56.8	56.1
合计	57.1	57.2	57.1	57.2	57.6	56.9

（2）体重与BMI

男女幼儿体重平均数分别为20.1千克、18.9千克，随年龄增长而增大。变化范围，男幼儿为17.0~22.8千克，女幼儿为16.3~21.2千克。男幼儿各年龄组体重平均数均大于同龄女幼儿。5岁前，城镇男幼儿体重平均数均大于乡村男幼儿，5岁及5岁后乡村男幼儿体重平均数大于等于城镇男幼儿。除3岁组和5岁组，女幼儿体重平均数均表现为城镇小于乡村（表6）。

表6　宁波市幼儿体重平均数　　　　　　　　　　　单位：千克

年龄组（岁）	男			女		
	合计	乡村	城镇	合计	乡村	城镇
3	17.0	16.5	17.3	16.3	16.1	16.5
4	18.3	18.2	18.4	17.7	18.0	17.5
5	21.9	21.9	21.9	20.2	19.9	20.4
6	22.8	22.9	22.7	21.2	21.7	20.8
合计	20.1	20.2	20.0	18.9	19.0	18.8

男女幼儿BMI〔体重（千克）/身高^2（米^2）〕平均数分别为16.0千克/米^2、15.5千克/米^2。变化范围，男幼儿为15.6~16.3千克/米^2，女幼儿为15.3~15.6千克/米^2。男幼儿各年龄组BMI平均数均大于同龄女幼儿。除3岁组，男女幼儿BMI平均数均表现为城镇小于乡村（表7）。

表7　宁波市幼儿BMI平均数　　　　　　　　　　单位：千克/米^2

年龄组（岁）	男			女		
	合计	乡村	城镇	合计	乡村	城镇
3	15.9	15.6	16.1	15.6	15.1	16.0

续表

年龄组（岁）	男			女		
	合计	乡村	城镇	合计	乡村	城镇
4	15.6	15.9	15.4	15.3	15.4	15.1
5	16.3	16.6	16.1	15.4	15.5	15.3
6	16.3	16.5	16.1	15.6	16.2	15.1
合计	16.0	16.2	15.9	15.5	15.6	15.4

（3）胸围与胸围指数

男女幼儿胸围平均数分别为54.7厘米、52.8厘米，男幼儿胸围平均数随年龄增长而增大。变化范围，男幼儿为53.4~56.2厘米，女幼儿为52.1~53.9厘米。男幼儿各年龄组胸围平均数均大于同龄女幼儿。除4岁组和6岁组男幼儿外，男幼儿胸围平均数均表现为城镇小于乡村；除3岁组女幼儿外，女幼儿胸围平均数均表现为城镇大于乡村（表8）。

表8　宁波市幼儿胸围平均数　　　　　　　　　　　单位：厘米

年龄组（岁）	男			女		
	合计	乡村	城镇	合计	乡村	城镇
3	53.4	54.3	52.8	52.6	52.9	52.3
4	54.1	53.6	54.6	52.1	51.3	52.8
5	54.9	55.1	54.7	52.6	51.5	53.6
6	56.2	55.4	57.0	53.9	52.9	54.7
合计	54.7	54.7	54.7	52.8	52.2	53.4

男女幼儿胸围指数［胸围（厘米）/身高（厘米）×100］平均数分别为49.1、48.1，基本随年龄增长而减小，6岁组略有增加。变化范围，男幼儿为47.5~51.8，女幼儿为46.1~51.5。男幼儿各年龄组胸围指数平均数均大于同龄女幼儿。除6岁组男幼儿外，男幼儿胸围指数平均数均表现为城镇小于乡村；而女幼儿胸围指数平均数均表现为城镇大于乡村（表9）。

表9　宁波市幼儿胸围指数平均数

年龄组（岁）	男			女		
	合计	乡村	城镇	合计	乡村	城镇
3	51.8	52.8	51.1	51.5	51.3	51.7
4	50.0	50.1	50.0	48.5	47.7	49.2
5	47.5	48.0	46.9	46.1	45.5	46.6
6	47.6	47.1	48.1	46.3	45.9	46.8
合计	49.1	49.2	49.1	48.1	47.5	48.6

（4）体脂率

男女幼儿体脂率平均数分别为19.4%、22.1%，随年龄增长呈现波动变化趋势。变化范围，男幼儿为18.4%~20.6%，女幼儿为20.7%~23.7%。男幼儿各年龄组体脂率平均数均小于同龄女幼儿。除3岁组外，幼儿体脂率平均数均表现为城镇小于乡村（表10）。

表10　宁波市幼儿体脂率平均数　　　　　　　　　　单位：%

年龄组（岁）	男			女		
	合计	乡村	城镇	合计	乡村	城镇
3	19.8	18.8	20.5	23.7	23.0	24.2
4	18.4	18.5	18.2	21.7	22.2	21.2
5	20.6	21.3	19.9	22.1	22.3	22.0
6	18.9	19.3	18.2	20.7	21.7	19.4
合计	19.4	19.6	19.3	22.1	22.3	21.9

2. 身体机能

男女幼儿安静心率平均数分别为95.9次/分、97.4次/分。变化范围，男幼儿为93.9~97.9次/分，女幼儿为96.0~98.9次/分。除5岁组男女幼儿安静心率平均数相等外，其余各年龄组安静心率平均数均为男幼儿低于同龄女幼儿。除4岁组男幼儿，男幼儿安静心率平均数均表现为城镇小于乡村；除3岁组女幼儿，女幼儿安静心率平均数均表现为城镇小于乡村（表11）。

表11 宁波市幼儿安静心率平均数　　　　　　　　　　　　　　　　单位：次/分

年龄组（岁）	男			女		
	合计	乡村	城镇	合计	乡村	城镇
3	97.9	99.5	96.7	98.9	97.5	100.1
4	96.1	95.1	96.9	98.8	99.5	98.2
5	96.0	97.4	94.6	96.0	96.4	95.6
6	93.9	94.5	93.3	96.0	96.6	95.4
合计	95.9	96.4	95.4	97.4	97.5	97.3

3. 身体素质

（1）速度、灵敏素质

15米绕障碍跑和双脚连续跳反映幼儿速度和灵敏素质。

男女幼儿15米绕障碍跑平均数分别为8.1秒、8.4秒，双脚连续跳的平均数均为6.2秒。变化范围，15米绕障碍跑男幼儿为7.0~10.0秒，女幼儿为7.4~10.3秒；双脚连续跳男幼儿为5.0~8.7秒，女幼儿为5.1~8.6秒。各年龄组15米绕障碍跑和双脚连续跳平均数（除6岁组外）均随年龄增长而减小，表明幼儿的速度和灵敏素质随年龄增长而提高。男幼儿各年龄组15米绕障碍跑平均数小于同龄女幼儿。除6岁组男幼儿外，男幼儿15米绕障碍跑平均数均表现为城镇大于乡村；女幼儿15米绕障碍跑平均数均表现为城镇大于乡村；各年龄组幼儿双脚连续跳平均数均表现为城镇大于乡村（表12、表13）。

表12 宁波市幼儿15米绕障碍跑平均数　　　　　　　　　　　　　　　单位：秒

年龄组（岁）	男			女		
	合计	乡村	城镇	合计	乡村	城镇
3	10.0	9.3	10.5	10.3	9.5	11.0
4	8.1	7.8	8.3	8.4	8.2	8.6
5	7.3	7.2	7.4	7.7	7.4	8.0
6	7.0	7.1	6.9	7.4	7.2	7.5
合计	8.1	7.7	8.3	8.4	8.0	8.8

表13 宁波市幼儿双脚连续跳平均数　　　　　　　　　　　　　　　　单位：秒

年龄组（岁）	男			女		
	合计	乡村	城镇	合计	乡村	城镇
3	8.7	7.8	9.2	8.6	8.0	9.0
4	6.2	5.4	6.8	6.2	5.8	6.5
5	5.0	4.9	5.2	5.1	4.9	5.3
6	5.1	4.9	5.3	5.1	5.0	5.2
合计	6.2	5.6	6.7	6.2	5.9	6.5

（2）力量素质

握力和立定跳远反映幼儿的力量素质。

男女幼儿握力平均数分别为6.4千克、5.3千克，立定跳远平均数分别为88.0厘米、83.4厘米。变化范围，握力男幼儿为4.5~8.2千克，女幼儿为4.1~6.2千克；立定跳远男幼儿为67.2~98.7厘米，女幼儿为64.0~95.9厘米。各年龄组立定跳远平均数随年龄增长而增大，除6岁组女幼儿外，握力平均数随年龄增长而增大，表明幼儿力量素质随年龄增长而提高。无论是握力还是立定跳远项目，男幼儿各年龄组指标平均数均大于同龄女幼儿。除4岁组幼儿外，幼儿握力平均数均表现为城镇大于乡村；除6岁组女幼儿外，幼儿立定跳远平均数均表现为城镇小于乡村（表14、表15）。

表14　宁波市幼儿握力平均数　　　　　　　　　　　单位：千克

年龄组（岁）	男			女		
	合计	乡村	城镇	合计	乡村	城镇
3	4.5	4.4	4.6	4.1	3.9	4.2
4	5.7	5.7	5.7	4.9	5.0	4.8
5	7.1	6.5	7.8	6.2	5.7	6.7
6	8.2	7.8	8.6	6.0	5.7	6.3
合计	6.4	6.3	6.6	5.3	5.1	5.5

表15　宁波市幼儿立定跳远平均数　　　　　　　　　单位：厘米

年龄组（岁）	男			女		
	合计	乡村	城镇	合计	乡村	城镇
3	67.2	70.3	64.9	64.0	66.0	62.1
4	84.5	86.9	82.3	80.3	87.6	73.5
5	98.3	100.5	96.1	91.8	94.0	89.8
6	98.7	100.1	97.3	95.9	93.7	98.0
合计	88.0	91.1	85.1	83.4	85.8	81.2

（3）柔韧素质

坐位体前屈反映幼儿的柔韧素质。

男女幼儿坐位体前屈平均数分别为9.2厘米、11.6厘米。变化范围，男幼儿为8.3~10.9厘米，呈随年龄增大而下降的趋势；女幼儿为10.7~12.4厘米，随年龄增大呈先上升后下降的趋势。除3岁组，女幼儿各年龄组坐位体前屈平均数均大于同龄男幼儿。各年龄组幼儿坐位体前屈平均数均表现为城镇小于乡村（表16）。

表16　宁波市幼儿坐位体前屈平均数　　　　　　　　单位：厘米

年龄组（岁）	男			女		
	合计	乡村	城镇	合计	乡村	城镇
3	10.9	13.5	9.2	10.7	13.8	8.1
4	9.2	11.6	7.0	11.9	13.9	10.1
5	8.5	11.4	5.6	12.4	13.9	11.0
6	8.3	11.0	5.3	11.5	13.2	9.8
合计	9.2	11.8	6.8	11.6	13.7	9.8

（4）平衡能力

走平衡木反映幼儿的平衡能力。

男女幼儿走平衡木平均数分别为6.9秒、6.7秒，随年龄增长呈减小趋势，表明平衡能力随年龄增长而提高。变化范围，男幼儿为5.7~9.3秒，女幼儿为5.9~8.6秒。除4岁组女幼儿外，幼儿走平衡木平均数均表现为城镇小于乡村（表17）。

表17　宁波市幼儿走平衡木平均数　　　　　　　　　单位：秒

年龄组（岁）	男			女		
	合计	乡村	城镇	合计	乡村	城镇
3	9.3	11.2	7.9	8.6	10.3	7.1

年龄组（岁）	男			女		
	合计	乡村	城镇	合计	乡村	城镇
4	7.0	7.3	6.7	6.5	6.3	6.6
5	5.9	6.1	5.7	5.9	6.3	5.7
6	5.7	6.0	5.3	5.9	6.4	5.5
合计	6.9	7.4	6.4	6.7	7.3	6.2

（二）成年人（20~59岁）

1. 身体形态

（1）身高

男女成年人身高平均数分别为169.1厘米、158.1厘米。男女成年人身高平均数呈现随年龄增长波动减小的趋势。变化范围，男性为167.4~171.1厘米，女性为157.2~159.5厘米。男性各年龄组身高平均数均大于同龄女性。男性身高平均数均为城镇非体力劳动者最大；女性三种类型人群的身高平均数较为接近（表18）。

表18　宁波市成年人身高平均数　　　　　　　　　　　　　　　单位：厘米

年龄组（岁）	男				女			
	合计	农民	城镇体力	城镇非体力	合计	农民	城镇体力	城镇非体力
20~24	171.1	170.0	171.0	172.2	159.5	160.9	158.9	158.8
25~29	170.3	169.3	170.0	171.4	158.9	158.5	159.2	158.8
30~34	170.6	170.0	169.8	171.9	158.6	158.9	157.7	159.1
35~39	169.8	170.4	168.0	170.9	157.6	157.3	157.6	158.1
40~44	167.6	164.3	167.6	170.8	157.2	158.0	155.3	158.2
45~49	168.3	166.7	167.4	170.7	157.7	158.1	157.2	157.8
50~54	167.4	165.4	167.6	169.3	157.8	157.6	157.7	158.2
55~59	167.4	166.2	167.9	168.1	157.3	157.3	157.0	157.6
合计	169.1	167.8	168.7	170.7	158.1	158.3	157.6	158.3

（2）体重与BMI

男女成年人体重平均数分别为69.5千克、57.6千克，随年龄增长呈波动变化。男性各年龄组体重平均数变化范围为66.5~70.6千克，在50~54岁年龄组达到最大值；女性各年龄组体重平均数变化范围为54.9~59.6千克，在45~49岁年龄组达到最大值。男性各年龄组体重平均数均大于同龄女性。男性体重平均数表现为城镇体力劳动者最大的组别占多数，女性体重平均数表现为20~24岁组、25~29岁组、35~39岁组、40~44岁组农民最大（表19）。

表19　宁波市成年人体重平均数　　　　　　　　　　　　　　　单位：千克

年龄组（岁）	男				女			
	合计	农民	城镇体力	城镇非体力	合计	农民	城镇体力	城镇非体力
20~24	66.5	64.1	68.0	67.2	55.6	58.6	55.3	53.2
25~29	69.4	67.0	71.8	69.5	54.9	57.2	55.3	52.5
30~34	70.4	72.0	69.6	69.6	56.3	56.2	56.1	56.5
35~39	70.2	68.6	70.4	71.5	56.9	59.2	56.5	55.1
40~44	70.0	67.1	71.6	71.2	59.0	60.6	60.1	56.1
45~49	69.9	68.1	70.5	71.0	59.6	60.1	60.6	58.0
50~54	70.6	67.8	70.5	73.6	59.5	59.0	59.9	59.7
55~59	69.2	67.2	70.8	69.5	58.8	58.4	58.3	59.9
合计	69.5	67.7	70.4	70.3	57.6	58.7	57.8	56.3

男女成年人BMI［体重（千克）/身高²（米²）］平均数分别为24.3千克/米²、23.0千克/米²。除45~49岁、55~59岁年龄组，男性各年龄组BMI平均数随年龄增长而增大，变化范围为22.7~25.2千克/米²，在50~54岁年龄组达到最大值；除55~59岁年龄组，女性各年龄组BMI平均数基本随年龄增长而增大，变化范围为21.8~23.9千克/米²，在40~44岁年龄组达到最大值。男性各年龄组BMI平均数均高于同龄女性。除30~34岁组和50~54岁组外，男性BMI平均数均为城镇体力劳动者最大。除55~59岁组，女性BMI平均数农民和城镇体力劳动者普遍较高（表20）。

表20　宁波市成年人BMI平均数　　　　　　　　　　　　　　　　单位：千克/米²

年龄组（岁）	男				女			
	合计	农民	城镇体力	城镇非体力	合计	农民	城镇体力	城镇非体力
20~24	22.7	22.2	23.3	22.6	21.8	22.7	21.9	21.1
25~29	23.9	23.4	24.8	23.6	21.8	22.7	21.8	20.8
30~34	24.2	24.9	24.1	23.5	22.4	22.2	22.5	22.4
35~39	24.3	23.5	24.9	24.5	22.9	23.9	22.8	22.0
40~44	24.8	24.8	25.4	24.3	23.9	24.3	24.9	22.4
45~49	24.6	24.5	25.1	24.3	23.9	24.0	24.5	23.3
50~54	25.2	24.8	25.0	25.7	23.9	23.8	24.1	23.8
55~59	24.6	24.2	25.1	24.6	23.8	23.6	23.7	24.0
合计	24.3	24.0	24.7	24.1	23.0	23.4	23.3	22.4

（3）腰围

男女成年人腰围平均数分别为86.2厘米、78.3厘米。男性各年龄组腰围平均数随年龄增长而增大，变化范围为81.2~89.3厘米，在55~59岁年龄组达到最大值；除25~29岁年龄组和50~54岁年龄组，女性各年龄组腰围平均数基本随年龄增长而增大，变化范围为73.9~82.6厘米，在55~59岁达到最大值。男性各年龄组腰围平均数均大于同龄女性。小于35岁的男性腰围平均数农民和城镇体力劳动者均大于城镇非体力劳动者，此后为城镇劳动者更大，除50~54岁，均为城镇体力劳动者的腰围平均数最大；女性腰围平均数表现为农民和城镇体力劳动者较大（表21）。

表21　宁波市成年人腰围平均数　　　　　　　　　　　　　　　　　单位：厘米

年龄组（岁）	男				女			
	合计	农民	城镇体力	城镇非体力	合计	农民	城镇体力	城镇非体力
20~24	81.2	82.7	82.2	78.9	75.6	77.7	77.0	72.4
25~29	83.5	82.7	85.8	81.9	73.9	76.4	74.7	70.7
30~34	85.5	87.2	85.7	83.6	75.6	75.7	76.8	74.3
35~39	86.4	86.4	87.3	85.6	76.9	80.8	76.7	72.8
40~44	86.9	85.3	88.2	87.2	79.9	82.7	80.8	76.1
45~49	88.2	88.0	89.3	87.4	81.0	81.8	81.6	79.6
50~54	89.0	87.5	89.1	90.4	80.8	79.3	82.3	80.8
55~59	89.3	87.8	90.6	89.4	82.6	80.4	84.1	83.4
合计	86.2	86.0	87.3	85.4	78.3	79.4	79.3	76.2

（4）臀围

男女成年人臀围平均数分别为95.8厘米、92.9厘米，随年龄增长呈波动变化。变化范围，男性为95.3~96.2厘米，女性为91.7~93.9厘米。男性各年龄组臀围平均数均大于同龄女性。除30~34岁年龄组，男性臀围平均数均为城镇体力劳动者最大；除30~34岁组、50~54岁组和55~59岁组，女性臀围平均数表现为城镇非体力劳动者最小（表22）。

表22 宁波市成年人臀围平均数 单位：厘米

年龄组（岁）	男				女			
	合计	农民	城镇体力	城镇非体力	合计	农民	城镇体力	城镇非体力
20~24	95.3	94.3	97.3	94.5	92.1	94.1	92.6	89.7
25~29	95.7	95.0	98.3	93.9	91.7	92.7	93.5	88.8
30~34	96.1	97.4	97.1	94.0	92.2	91.1	93.7	91.8
35~39	96.2	96.2	96.4	96.0	92.8	94.7	92.4	91.2
40~44	95.7	95.4	96.0	95.8	93.5	94.4	94.3	91.6
45~49	95.9	95.4	96.4	95.9	93.9	93.6	95.1	93.0
50~54	95.9	95.0	96.9	95.7	93.7	92.4	94.9	93.7
55~59	95.8	94.3	97.2	95.8	93.6	92.6	94.4	93.8
合计	95.8	95.4	97.0	95.2	92.9	93.2	93.9	91.6

（5）腰臀比

男女成年人腰臀比平均数分别为0.90、0.84，除25~29岁组女性外，各年龄组腰臀比基本随年龄增长而增大。变化范围，男性为0.85~0.93，女性为0.81~0.88。男性各年龄组腰臀比平均数均大于同龄女性。男性各年龄组三类人群的腰臀比平均数差别较小，女性腰臀比平均数表现为农民和城镇体力劳动者普遍较大。（表23）。

表23 宁波市成年人腰臀比平均数

年龄组（岁）	男				女			
	合计	农民	城镇体力	城镇非体力	合计	农民	城镇体力	城镇非体力
20~24	0.85	0.88	0.84	0.83	0.82	0.83	0.83	0.81
25~29	0.87	0.87	0.87	0.87	0.81	0.82	0.80	0.80
30~34	0.89	0.89	0.88	0.89	0.82	0.83	0.82	0.81
35~39	0.90	0.90	0.90	0.89	0.83	0.85	0.83	0.80
40~44	0.91	0.89	0.92	0.91	0.86	0.88	0.86	0.84
45~49	0.92	0.92	0.93	0.91	0.86	0.87	0.86	0.86
50~54	0.93	0.92	0.92	0.94	0.86	0.86	0.87	0.86
55~59	0.93	0.93	0.93	0.93	0.88	0.87	0.89	0.89
合计	0.90	0.90	0.90	0.90	0.84	0.85	0.84	0.83

（6）体脂率

男女成年人体脂率平均数分别为22.2%、28.8%。男性各年龄组体脂率平均数整体随年龄增长呈波动变化，变化范围为19.0%~23.6%；除25~29岁，女性各年龄组体脂率平均数整体随年龄增加而增大，变化范围为25.5%~31.5%。女性各年龄组体脂率平均数均大于同龄男性。男性体脂率平均数表现为50~54岁城镇非体力劳动者最大，为24.1%，20~24岁农民最小，为17.6%；女性体脂率平均数表现为城镇非体力劳动者最小（表24）。

表24 宁波市成年人体脂率平均数 单位：%

年龄组（岁）	男				女			
	合计	农民	城镇体力	城镇非体力	合计	农民	城镇体力	城镇非体力
20~24	19.0	17.6	20.9	18.5	25.6	27.6	25.8	23.7
25~29	21.3	20.7	22.5	20.8	25.5	27.4	25.7	23.7
30~34	22.3	23.4	22.3	21.4	27.5	27.5	27.7	27.4
35~39	22.1	21.0	22.2	23.2	28.2	29.7	27.8	27.2
40~44	23.2	23.3	23.6	22.8	30.0	31.2	30.9	28.0
45~49	23.0	23.3	23.4	22.4	31.1	31.1	32.0	30.1
50~54	23.6	23.6	23.0	24.1	31.1	30.9	31.6	30.8

续表

年龄组 （岁）	男				女			
	合计	农民	城镇体力	城镇非体力	合计	农民	城镇体力	城镇非体力
55~59	23.0	22.3	23.8	22.9	31.5	31.5	31.6	31.3
合计	22.2	21.9	22.7	22.0	28.8	29.7	29.1	27.7

2. 身体机能

（1）安静脉搏

男女成年人安静脉搏的平均数均为83.3次/分，随年龄增长而呈波动减小趋势。变化范围，男性为80.4~88.1次/分，女性为80.0~88.7次/分。男性安静脉搏平均数表现为20~24岁组农民最大，为89.6次/分；55~59岁农民最小，为77.4次/分；除45~49岁、50~54岁、55~59岁年龄组外，女性安静脉搏平均数表现为城镇非体力劳动者最大（表25）。

表25　宁波市成年人安静脉搏平均数　　　　　　　　　　　单位：次/分

年龄组 （岁）	男				女			
	合计	农民	城镇体力	城镇非体力	合计	农民	城镇体力	城镇非体力
20~24	88.1	89.6	88.2	86.8	88.7	84.9	88.9	92.1
25~29	85.0	83.3	86.6	85.0	85.9	82.1	86.3	89.1
30~34	84.3	82.9	84.4	85.6	84.2	81.5	85.2	85.8
35~39	82.4	80.8	85.5	81.0	82.8	81.4	83.4	83.6
40~44	82.6	83.0	81.0	83.7	83.5	83.6	81.5	85.4
45~49	82.8	81.3	81.6	85.4	80.0	83.0	78.0	78.9
50~54	80.4	79.1	80.7	81.5	80.1	80.4	81.4	78.7
55~59	80.5	77.4	81.1	82.7	80.9	79.4	83.1	80.1
合计	83.3	82.2	83.6	84.0	83.3	82.0	83.5	84.3

（2）血压

男女成年人收缩压平均数分别为133.1毫米汞柱、127.5毫米汞柱，舒张压平均数分别为81.5毫米汞柱、77.3毫米汞柱。除30~34岁年龄组外，男性各年龄组收缩压平均数随年龄增长而增大，变化范围为129.6~138.0毫米汞柱；除20~24岁年龄组外，女性各年龄组收缩压平均数随年龄增长而增大，变化范围为122.1~135.5毫米汞柱。除50~54岁、55~59岁年龄组外，男性各年龄组舒张压平均数随年龄增加而增大，变化范围为74.9~85.5毫米汞柱；除20~24岁、45~49岁年龄组外，女性各年龄组舒张压平均数随年龄增加而增大，变化范围为73.9~80.9毫米汞柱。除20~24岁年龄组，男性各年龄组收缩压和舒张压平均数均大于同龄女性。除少数年龄组，男性成年人的收缩压和舒张压平均数表现为城镇体力劳动者最大，女性成年人则表现为农民最大（表26、表27）。

表26　宁波市成年人收缩压平均数　　　　　　　　　　单位：毫米汞柱

年龄组 （岁）	男				女			
	合计	农民	城镇体力	城镇非体力	合计	农民	城镇体力	城镇非体力
20~24	129.6	130.0	131.3	127.6	123.6	126.4	127.5	117.5
25~29	130.6	132.0	130.6	129.4	122.1	127.1	120.7	118.9
30~34	130.4	133.5	130.9	127.1	122.4	124.6	120.6	121.8
35~39	131.7	132.9	133.6	128.8	123.7	127.1	125.4	118.6
40~44	133.2	133.3	134.2	132.3	130.3	137.3	126.8	126.9
45~49	134.3	137.1	133.8	131.9	130.6	133.5	130.6	127.8
50~54	136.6	135.9	137.3	136.5	131.0	136.3	132.2	124.7
55~59	138.0	138.4	140.7	135.0	135.5	136.0	138.6	131.6
合计	133.1	134.1	134.1	131.0	127.5	131.2	127.9	123.4

表27 宁波市成年人舒张压平均数　　　　　　　　　单位：毫米汞柱

年龄组（岁）	男				女			
	合计	农民	城镇体力	城镇非体力	合计	农民	城镇体力	城镇非体力
20～24	74.9	75.5	79.1	70.3	75.4	76.0	78.4	72.1
25～29	77.5	78.1	80.0	74.6	73.9	77.2	72.6	72.1
30～34	79.9	81.1	81.9	77.0	74.0	75.4	75.2	71.4
35～39	81.9	82.7	83.5	79.4	75.7	77.5	76.5	73.1
40～44	82.7	82.9	84.7	80.4	79.4	82.8	78.6	76.7
45～49	85.5	86.9	85.6	84.1	79.0	80.3	77.2	79.6
50～54	84.6	84.3	83.9	85.5	79.8	83.7	80.3	75.3
55～59	85.2	85.0	86.1	84.5	80.9	80.5	84.0	77.8
合计	81.5	82.1	83.1	79.4	77.3	79.2	77.9	74.7

（3）肺活量

男女成年人肺活量的平均数分别为3307.7毫升、2279.9毫升，随年龄增长先升高后下降。变化范围，男性为2835.3～3579.0毫升，女性为1891.4～2512.8毫升。男性各年龄组肺活量平均数均大于同龄女性。除45～49岁、50～54岁年龄组外，男性肺活量平均数表现为城镇劳动者更高，尤其是城镇非体力劳动者；除50～54岁年龄组外，女性肺活量平均数表现为城镇非体力劳动者最大（表28）。

表28 宁波市成年人肺活量平均数　　　　　　　　　单位：毫升

年龄组（岁）	男				女			
	合计	农民	城镇体力	城镇非体力	合计	农民	城镇体力	城镇非体力
20～24	3560.5	3342.1	3435.7	3872.6	2506.1	2516.9	2235.5	2747.2
25～29	3568.8	3512.2	3640.5	3554.9	2512.8	2492.6	2503.2	2540.7
30～34	3579.0	3544.9	3481.3	3698.3	2426.9	2385.9	2366.8	2520.5
35～39	3326.8	3100.1	3397.9	3479.3	2313.0	2275.1	2166.7	2502.3
40～44	3304.0	3141.4	3269.9	3496.3	2205.7	2155.5	2170.7	2292.3
45～49	3285.3	3368.9	3261.7	3229.7	2255.8	2159.4	2293.9	2311.7
50～54	3010.1	3142.1	2971.8	2919.5	2133.0	2125.5	2150.7	2123.4
55～59	2835.3	2761.3	2850.2	2890.4	1891.4	1857.4	1869.0	1954.2
合计	3307.7	3236.9	3282.4	3398.9	2279.9	2240.0	2219.2	2379.9

3. 身体素质

（1）力量素质

握力主要反映受试者前臂及手部肌肉的最大力量，从一个侧面反映受试者的最大肌力。

男女成年人握力平均数分别为42.9千克、25.7千克，随年龄增长而呈波动变化。变化范围，男性为41.0～44.2千克，女性为24.1～26.3千克。男性各年龄组握力平均数明显大于同龄女性。男性握力平均数表现为城镇体力劳动者最大；除50岁以上组别，女性握力平均数为农民更大（表29）。

表29 宁波市成年人握力平均数　　　　　　　　　单位：千克

年龄组（岁）	男				女			
	合计	农民	城镇体力	城镇非体力	合计	农民	城镇体力	城镇非体力
20～24	41.4	42.6	43.0	38.8	26.2	27.5	25.5	25.8
25～29	43.9	44.7	46.0	41.2	26.1	27.3	26.2	24.9
30～34	44.2	45.7	46.8	40.5	25.2	25.4	25.1	25.0
35～39	43.6	42.6	45.5	42.6	26.2	27.2	25.3	26.0
40～44	42.4	40.1	44.3	42.9	26.3	27.8	26.5	24.7

续表

年龄组（岁）	男				女			
	合计	农民	城镇体力	城镇非体力	合计	农民	城镇体力	城镇非体力
45~49	43.7	42.3	44.9	44.0	26.3	27.5	26.5	24.8
50~54	42.9	42.7	44.2	41.9	25.1	25.2	25.5	24.8
55~59	41.0	40.4	41.9	40.8	24.1	22.4	24.8	25.0
合计	42.9	42.6	44.5	41.6	25.7	26.3	25.7	25.1

背力反映的是受试者腰背部伸展动作的最大肌力，从一个侧面反映受试者的最大肌力。

男女成年人背力平均数分别为110.4千克、63.3千克。男性背力平均数随着年龄增长波动变化，女性背力平均数随年龄增长先波动上升后又出现下降趋势。变化范围，男性为104.7~113.8千克，女性为61.2~65.1千克。男性各年龄组背力平均数均大于同龄女性。除20~24岁、45~49岁、55~59岁年龄组，男性背力平均数表现为城镇体力劳动者最大；除40~44岁、45~49岁年龄组，女性背力平均数为农民或城镇非体力劳动者最大（表30）。

表30　宁波市成年人背力平均数　　　　　　　　　　　　　　单位：千克

年龄组（岁）	男				女			
	合计	农民	城镇体力	城镇非体力	合计	农民	城镇体力	城镇非体力
20~24	104.7	105.7	101.8	106.5	62.7	65.3	63.0	60.2
25~29	109.1	106.1	112.8	108.4	63.3	64.8	62.9	62.4
30~34	113.8	112.2	116.4	112.9	62.0	60.7	62.2	62.8
35~39	110.8	101.3	117.5	114.0	63.6	61.3	64.5	64.9
40~44	112.2	102.5	120.7	113.2	64.8	64.2	67.1	63.0
45~49	112.4	104.5	113.9	118.6	65.1	65.4	66.4	63.5
50~54	112.4	108.1	118.1	110.5	64.0	63.1	64.3	64.6
55~59	107.5	109.8	108.8	104.2	61.2	61.6	60.6	61.3
合计	110.4	106.3	113.7	111.0	63.3	63.3	63.9	62.8

纵跳主要反映受试者的下肢爆发力和全身协调用力的能力，从一个侧面反映受试者力量素质。

男女成年人纵跳平均数分别为30.2厘米、20.6厘米，除35~39岁年龄组女性，随着年龄的增长而减小。变化范围，男性为23.3~35.3厘米，女性为16.2~23.8厘米。男性各年龄组纵跳平均数均大于同龄女性。男性纵跳平均数均为城镇非体力劳动者最大；除45~49岁年龄组，女性纵跳平均数表现为城镇非体力劳动者最大（表31）。

表31　宁波市成年人纵跳平均数　　　　　　　　　　　　　　单位：厘米

年龄组（岁）	男				女			
	合计	农民	城镇体力	城镇非体力	合计	农民	城镇体力	城镇非体力
20~24	35.3	32.2	34.2	39.2	23.8	21.6	23.3	26.3
25~29	34.6	33.2	34.7	35.6	23.4	21.6	22.8	25.7
30~34	34.1	32.0	35.0	35.3	22.4	21.0	22.8	23.3
35~39	33.3	32.2	32.8	34.7	23.0	22.4	22.4	24.0
40~44	28.7	24.6	29.2	32.3	20.0	18.3	20.0	21.5
45~49	27.4	25.5	25.6	30.9	18.7	18.5	18.8	18.7
50~54	24.7	22.2	24.9	27.1	17.4	17.2	16.9	18.2
55~59	23.3	23.2	23.1	23.7	16.2	15.3	15.7	17.9
合计	30.2	28.1	29.8	32.4	20.6	19.4	20.3	22.0

1分钟仰卧起坐和俯卧撑（男）/跪卧撑（女）反映的是受试者的肌肉耐力，从一个侧面反映人体的力量素质。

　　男女成年人1分钟仰卧起坐平均数分别为22.6次、18.5次，除25~29岁男性和35~39岁女性，随年龄增加而减少。变化范围，男性为16.0~27.0次，女性为12.8~23.9次。男性各年龄组1分钟仰卧起坐平均数均大于同龄女性。除少数年龄组外，男女成年人1分钟仰卧起坐平均数表现为城镇非体力劳动者最大（表32）。

表32　宁波市成年人1分钟仰卧起坐平均数　　　　　　　　　　　　　　　　单位：次

年龄组	男				女			
（岁）	合计	农民	城镇体力	城镇非体力	合计	农民	城镇体力	城镇非体力
20~24	26.7	23.7	24.4	31.5	23.9	22.0	21.7	27.7
25~29	27.0	25.1	25.8	29.8	21.9	21.4	20.5	23.7
30~34	26.6	25.9	25.7	28.1	20.2	21.0	20.4	19.3
35~39	24.6	23.6	25.2	25.1	20.3	18.5	19.2	23.3
40~44	22.0	19.3	21.5	25.0	18.0	17.8	16.6	19.6
45~49	21.0	19.5	19.7	23.6	16.3	15.6	16.4	17.0
50~54	17.1	16.0	18.2	16.9	14.3	13.9	14.0	15.0
55~59	16.0	16.6	16.4	15.2	12.8	12.7	12.3	13.4
合计	22.6	21.2	22.0	24.5	18.5	17.8	17.6	20.0

　　男女成年人俯卧撑（男）/跪卧撑（女）平均数分别为19.5次、18.4次，随年龄增加波动式减少。变化范围，男性为14.2~22.9次，女性为16.1~20.1次。除45~49岁、50~54岁和55~59岁组，男性各年龄组俯卧撑平均数大于女性跪卧撑平均数。除25~29岁、40~44岁、55~59岁年龄组，男性俯卧撑平均数表现为城镇体力劳动者最大；除30~34岁年龄组，女性跪卧撑平均数均表现为城镇非体力劳动者最大（表33）。

表33　宁波市成年人俯卧撑（男）/跪卧撑（女）平均数　　　　　　　　　　单位：次

年龄组	男				女			
（岁）	合计	农民	城镇体力	城镇非体力	合计	农民	城镇体力	城镇非体力
20~24	22.7	22.4	23.1	22.7	20.1	19.3	17.3	23.4
25~29	22.9	23.2	22.8	22.8	19.3	16.6	20.4	20.7
30~34	21.4	20.2	22.2	21.8	19.3	16.4	21.8	19.8
35~39	22.0	19.7	24.5	21.8	20.0	15.8	18.7	25.3
40~44	19.6	19.8	18.4	20.5	17.8	14.0	16.4	23.2
45~49	17.3	16.2	17.8	17.7	18.1	14.2	18.6	21.8
50~54	15.3	15.3	16.2	14.3	16.8	15.1	17.4	18.1
55~59	14.2	14.5	14.0	14.2	16.1	14.6	15.3	18.6
合计	19.5	18.9	19.9	19.6	18.4	15.7	18.2	21.4

（2）柔韧素质

坐位体前屈反映的是受试者的柔韧素质。

　　男女成年人坐位体前屈平均数分别为5.7厘米、8.8厘米，随年龄增加波动式减小。变化范围，男性为4.1~7.0厘米，女性为7.5~10.3厘米。女性各年龄组坐位体前屈平均数大于同龄男性。除20~24岁、35~39岁、55~59岁年龄组外，男性成年人坐位体前屈平均数表现为农民最大；除25~29岁、50~54岁、55~59岁年龄组外，女性成年人坐位体前屈平均数表现为城镇非体力劳动者最大（表34）。

表34　宁波市成年人坐位体前屈平均数　　　　　　　　　　　　　　　　　单位：厘米

年龄组	男				女			
（岁）	合计	农民	城镇体力	城镇非体力	合计	农民	城镇体力	城镇非体力
20~24	7.0	7.0	7.4	6.7	10.3	8.3	10.2	12.1
25~29	5.5	7.5	5.7	3.5	9.9	11.6	9.0	9.3

续表

年龄组	男				女			
（岁）	合计	农民	城镇体力	城镇非体力	合计	农民	城镇体力	城镇非体力
30~34	5.1	6.6	4.2	4.5	8.1	8.2	7.3	8.8
35~39	7.0	7.8	8.3	5.0	8.6	9.3	6.4	10.1
40~44	6.3	7.2	5.1	6.5	8.8	9.1	8.0	9.4
45~49	6.6	8.3	4.6	6.8	8.7	7.2	8.3	10.6
50~54	4.2	5.1	4.5	3.1	8.6	7.9	9.8	8.3
55~59	4.1	4.4	3.4	4.5	7.5	6.7	8.5	7.4
合计	5.7	6.7	5.4	5.1	8.8	8.5	8.4	9.5

（3）平衡能力

闭眼单脚站立反映的是受试者的平衡能力。

男女成年人闭眼单脚站立平均数分别为22.3秒、25.6秒。除35~39岁年龄组，男性随年龄增加而减少；女性随年龄增加波动式减少。变化范围，男性为15.6~29.4秒，女性为16.6~32.5秒。女性成年人各年龄组闭眼单脚站立平均数均大于同龄男性。除50~54岁年龄组，男性成年人闭眼单脚站立平均数表现为城镇非体力劳动者最大；除25~29岁、30~34年龄组，女性成年人闭眼单脚站立平均数表现为城镇非体力劳动者最大（表35）。

表35　宁波市成年人闭眼单脚站立平均数　　　　　　　　　　　　　　　单位：秒

年龄组	男				女			
（岁）	合计	农民	城镇体力	城镇非体力	合计	农民	城镇体力	城镇非体力
20~24	29.4	25.7	30.6	31.6	32.5	28.3	31.1	37.6
25~29	25.4	23.7	22.6	29.3	29.4	25.1	33.4	29.4
30~34	24.0	22.0	22.9	26.8	30.6	29.1	32.8	29.9
35~39	24.5	23.9	21.2	28.2	31.4	27.3	26.8	40.1
40~44	21.6	20.3	19.6	24.9	25.3	18.4	25.0	32.6
45~49	19.6	20.3	16.1	22.5	21.4	18.0	19.6	26.7
50~54	18.3	19.5	16.4	19.0	18.7	19.8	16.1	20.2
55~59	15.6	13.2	12.4	21.1	16.6	17.0	14.7	18.3
合计	22.3	21.1	20.2	25.5	25.6	22.7	24.8	29.4

（4）反应能力

选择反应时反映的是受试者的反应能力。

男女成年人选择反应时平均数分别为0.61秒、0.67秒。变化范围，男性为0.56~0.68秒，女性为0.60~0.79秒。男性成年人各年龄组反应能力均好于同龄女性。除20~24岁年龄组，男性选择反应时平均数表现为城镇非体力劳动者最好；女性选择反应时平均数普遍表现为城镇优于乡村（表36）。

表36　宁波市成年人选择反应时平均数　　　　　　　　　　　　　　　　单位：秒

年龄组	男				女			
（岁）	合计	农民	城镇体力	城镇非体力	合计	农民	城镇体力	城镇非体力
20~24	0.56	0.58	0.55	0.57	0.61	0.63	0.62	0.58
25~29	0.56	0.57	0.56	0.54	0.62	0.63	0.61	0.62
30~34	0.58	0.60	0.58	0.55	0.60	0.59	0.59	0.60
35~39	0.57	0.61	0.58	0.54	0.61	0.64	0.61	0.58
40~44	0.61	0.65	0.63	0.56	0.69	0.74	0.69	0.63
45~49	0.62	0.62	0.67	0.59	0.69	0.74	0.70	0.64
50~54	0.67	0.67	0.68	0.65	0.71	0.71	0.78	0.66

年龄组（岁）	男				女			
	合计	农民	城镇体力	城镇非体力	合计	农民	城镇体力	城镇非体力
55~59	0.68	0.70	0.68	0.67	0.79	0.84	0.83	0.71
合计	0.61	0.63	0.61	0.58	0.67	0.70	0.68	0.63

（三）老年人（60~79岁）

1.身体形态

（1）身高

男女老年人身高平均数分别为164.1厘米、154.4厘米，除65~69岁女性年龄组，随年龄增长而减小。变化范围，男性为161.9~166.0厘米，女性为153.4~155.4厘米。男性各年龄组身高平均数均大于同龄女性。男性身高平均数均表现为城镇大于乡村；除75~79岁年龄组的女性，其余组别女性身高平均数均为城镇小于乡村（表37）。

表37 宁波市老年人身高平均数　　　　　　　　　　单位：厘米

年龄组（岁）	男			女		
	合计	乡村	城镇	合计	乡村	城镇
60~64	166.0	165.1	166.9	155.3	155.9	154.8
65~69	164.5	162.4	166.5	155.4	155.4	155.3
70~74	164.2	162.8	165.5	153.6	154.2	152.9
75~79	161.9	158.6	165.6	153.4	153.0	153.8
合计	164.1	162.1	166.1	154.4	154.7	154.2

（2）体重与BMI

男女老年人体重平均数分别为65.9千克、59.0千克，随年龄增长而波动变化。变化范围，男性为64.4~66.8千克，女性为58.8~59.2千克。男性各年龄组体重平均数均大于同龄女性。除60~64岁年龄组，男性体重平均数均表现为城镇大于乡村；女性体重平均数表现为乡村大于城镇（表38）。

表38 宁波市老年人体重平均数　　　　　　　　　　单位：千克

年龄组（岁）	男			女		
	合计	乡村	城镇	合计	乡村	城镇
60~64	66.6	67.6	65.6	59.2	59.5	58.9
65~69	65.9	65.8	66.0	58.8	60.1	57.6
70~74	66.8	65.9	67.6	59.0	59.5	58.5
75~79	64.4	60.7	68.5	58.9	59.0	58.8
合计	65.9	64.9	66.9	59.0	59.5	58.4

男女老年人BMI［体重（千克）/身高^2（米^2）］平均数分别为24.4千克/米^2、24.7千克/米^2。男性BMI平均数先随年龄增长而增大，在75~79岁减小，女性BMI平均数随年龄增长先减小后增大。变化范围，男性为24.2~24.8千克/米^2，女性为24.3~25.0千克/米^2。除75~79岁年龄组，男性BMI平均数表现为城镇小于乡村；除60~64岁年龄组，女性BMI平均数表现为乡村大于等于城镇（表39）。

表39 宁波市老年人BMI平均数　　　　　　　　　　单位：千克/米^2

年龄组（岁）	男			女		
	合计	乡村	城镇	合计	乡村	城镇
60~64	24.2	24.8	23.6	24.6	24.5	24.6
65~69	24.3	24.9	23.8	24.3	24.9	23.8
70~74	24.8	24.8	24.7	25.0	25.0	25.0

续表

年龄组（岁）	男			女		
	合计	乡村	城镇	合计	乡村	城镇
75~79	24.5	24.1	24.9	25.0	25.2	24.9
合计	24.4	24.6	24.3	24.7	24.9	24.6

（3）腰围

男女老年人腰围平均数分别为89.8厘米、87.6厘米，除60~64岁组男性，男女性腰围平均数随年龄增长而增长。变化范围，男性为88.6~91.3厘米，女性为85.8~89.5厘米。男性各年龄组腰围平均数均大于同龄女性。除70~74岁、75~79岁年龄组，男性腰围平均数表现为城镇小于乡村；除60~64岁年龄组，女性腰围平均数表现为乡村大于城镇（表40）。

表40　宁波市老年人腰围平均数　　　　　　　　　　　　　单位：厘米

年龄组（岁）	男			女		
	合计	乡村	城镇	合计	乡村	城镇
60~64	89.4	90.0	88.5	85.8	85.5	86.3
65~69	88.6	89.4	87.3	86.5	88.2	84.5
70~74	90.1	89.5	90.8	88.7	90.7	86.1
75~79	91.3	90.6	92.3	89.5	89.6	89.3
合计	89.8	89.9	89.8	87.6	88.5	86.4

（4）臀围

男女老年人臀围平均数分别为96.0厘米、95.1厘米。男性臀围平均数随年龄增长波动变化；女性臀围平均数随年龄增长先减小后增大。变化范围，男性为95.2~96.6厘米，女性为94.5~96.2厘米。除75~79岁年龄组，男性其他年龄组臀围平均数均大于同龄女性。70岁以下男性臀围平均数表现为乡村大于城镇，70岁以上城镇男性臀围平均数更大；60~64岁组和75~79岁组城镇女性臀围平均数更大（表41）。

表41　宁波市老年人臀围平均数　　　　　　　　　　　　　单位：厘米

年龄组（岁）	男			女		
	合计	乡村	城镇	合计	乡村	城镇
60~64	96.6	97.2	95.7	94.9	94.1	95.8
65~69	95.2	95.6	94.5	94.5	95.5	93.4
70~74	96.6	96.4	96.8	94.9	96.1	93.4
75~79	95.8	95.0	97.1	96.2	96.0	96.6
合计	96.0	96.0	96.0	95.1	95.4	94.7

（5）腰臀比

男女老年人腰臀比平均数分别为0.94、0.92。整体变化范围不大，男性为0.93~0.95，女性为0.90~0.93。男性各年龄组腰臀比平均数均大于等于同龄女性。城镇和乡村各年龄组男性腰臀比平均数差距不大或相等，女性腰臀比平均数表现为乡村大于等于城镇（表42）。

表42　宁波市老年人腰臀比平均数

年龄组（岁）	男			女		
	合计	乡村	城镇	合计	乡村	城镇
60~64	0.93	0.92	0.93	0.90	0.91	0.90
65~69	0.93	0.93	0.92	0.91	0.92	0.91
70~74	0.93	0.93	0.94	0.93	0.94	0.92

续表

年龄组（岁）	男			女		
	合计	乡村	城镇	合计	乡村	城镇
75~79	0.95	0.95	0.95	0.93	0.93	0.93
合计	0.94	0.94	0.94	0.92	0.93	0.91

（6）体脂率

男女老年人体脂率平均数分别为23.8%、33.5%，随年龄增长呈波动变化。变化范围，男性为23.4%~24.4%，女性为32.6%~34.4%。女性各年龄组体脂率平均数均大于同龄男性。除75~79岁男性，男女性体脂率平均数表现为乡村大于城镇（表43）。

表43　宁波市老年人体脂率平均数 单位：%

年龄组（岁）	男			女		
	合计	乡村	城镇	合计	乡村	城镇
60~64	23.6	25.2	22.1	32.9	33.2	32.6
65~69	23.4	24.9	21.9	32.6	33.8	31.4
70~74	24.4	25.2	23.5	34.0	34.4	33.5
75~79	23.9	23.5	24.4	34.4	35.1	33.7
合计	23.8	24.7	23.0	33.5	34.1	32.8

2. 身体机能

（1）安静脉搏

男女老年人安静脉搏平均数分别为79.5次/分、81.4次/分，男性随年龄增长减小，女性随年龄增长先减小后增大。变化范围，男性为78.3~81.2次/分，女性为80.5~82.2次/分。男性各年龄组安静脉搏平均数小于同龄女性。除65~69岁年龄组，男女性安静脉搏平均数表现为城镇大于乡村（表44）

表44　宁波市老年人安静脉搏平均数 单位：次/分

年龄组（岁）	男			女		
	合计	乡村	城镇	合计	乡村	城镇
60~64	81.2	78.7	83.7	81.8	79.8	83.6
65~69	79.6	82.0	77.2	80.5	81.4	79.7
70~74	79.0	78.1	79.9	81.4	79.8	82.9
75~79	78.3	77.9	78.7	82.2	81.2	83.1
合计	79.5	79.2	79.9	81.4	80.6	82.3

（2）血压

男女老年人收缩压平均数分别为145.7毫米汞柱、144.6毫米汞柱。除65~69岁组男性，男女性老年人收缩压平均数随年龄增长而增大。变化范围，男性为142.8~149.6毫米汞柱，女性为140.2~149.5毫米汞柱。除70~74岁，男性其他年龄组收缩压平均数均高于同龄女性。男女性收缩压平均数均表现为乡村大于城镇。

男女老年人舒张压平均数分别为83.6毫米汞柱、81.4毫米汞柱，随年龄增长波动式减小。变化范围，男性为82.5~85.5毫米汞柱，女性为80.6~82.4毫米汞柱。男性各年龄组舒张压平均数均高于同龄女性。男女性舒张压平均数均表现为乡村大于城镇（表45、表46）。

表45　宁波市老年人收缩压平均数 单位：毫米汞柱

年龄组（岁）	男			女		
	合计	乡村	城镇	合计	乡村	城镇
60~64	144.3	147.6	141.0	140.2	144.2	136.5
65~69	142.8	147.7	137.9	142.1	145.5	138.6

续表

年龄组（岁）	男			女		
	合计	乡村	城镇	合计	乡村	城镇
70~74	146.2	153.3	139.4	147.0	149.2	144.9
75~79	149.6	154.2	144.4	149.5	151.6	147.5
合计	145.7	150.7	140.6	144.6	147.6	141.8

表46　宁波市老年人舒张压平均数　　　　　　　　　　单位：毫米汞柱

年龄组（岁）	男			女		
	合计	乡村	城镇	合计	乡村	城镇
60~64	85.5	87.2	83.8	82.4	85.7	79.4
65~69	83.2	87.4	78.9	80.6	82.8	78.4
70~74	83.3	86.5	80.3	81.5	82.9	80.1
75~79	82.5	83.6	81.2	81.2	81.5	80.9
合计	83.6	86.1	81.0	81.4	83.2	79.7

（3）肺活量

男女老年人肺活量平均数分别为2128.4毫升、1526.7毫升，除75~79岁女性，随年龄增长而减少。变化范围，男性为1904.2~2378.6毫升，女性为1461.7~1611.7毫升。男性各年龄组肺活量平均数均大于同龄女性。除60~64岁年龄组，男性肺活量平均数表现为城镇大于乡村；除60~64岁组，女性肺活量平均数表现为城镇小于乡村（表47）。

表47　宁波市老年人肺活量平均数　　　　　　　　　　　　单位：毫升

年龄组（岁）	男			女		
	合计	乡村	城镇	合计	乡村	城镇
60~64	2378.6	2400.8	2356.9	1611.7	1573.3	1648.6
65~69	2117.6	1988.2	2249.6	1544.7	1552.2	1537.0
70~74	2113.1	2083.3	2139.4	1461.7	1545.1	1376.4
75~79	1904.2	1702.9	2118.0	1479.0	1512.4	1451.0
合计	2128.4	2039.4	2216.0	1526.7	1547.2	1506.9

（4）2分钟原地高抬腿

男女老年人2分钟原地高抬腿平均数分别为172.0次、162.0次，除75~79岁年龄组女性，其余组别随年龄增长而减少。变化范围，男性为134.2~193.0次，女性为150.2~181.3次。除75~79岁年龄组，男性各年龄组2分钟原地高抬腿平均数大于同龄女性；男性2分钟原地高抬腿平均数均表现为城镇明显大于乡村；除60~64岁年龄组，女性各组则表现为城镇大于乡村（表48）。

表48　宁波市老年人2分钟原地高抬腿平均数　　　　　　　　　单位：次

年龄组（岁）	男			女		
	合计	乡村	城镇	合计	乡村	城镇
60~64	193.0	167.8	219.2	181.3	194.3	168.4
65~69	189.4	172.6	207.1	150.6	131.7	170.2
70~74	171.7	151.3	191.7	150.2	126.9	173.9
75~79	134.2	116.1	154.9	167.6	155.5	180.0
合计	172.0	151.6	193.6	162.0	151.2	173.0

3. 身体素质

（1）力量素质

握力主要反映受试者前臂及手部肌肉的最大力量，从一个侧面反映受试者的最大肌力。

男女老年人握力平均数分别为31.2千克、19.4千克，随年龄增长而减小。变化范围，男性为26.7~35.6千克，女性为17.9~21.2千克。男性各年龄组握力平均数均高于同龄女性。男女性握力平均数表现为城镇大于乡村（表49）。

表49　宁波市老年人握力平均数　　　　　　　　　　　单位：千克

年龄组（岁）	男			女		
	合计	乡村	城镇	合计	乡村	城镇
60~64	35.6	34.0	37.2	21.2	18.7	23.6
65~69	31.4	28.8	34.1	19.9	18.0	21.7
70~74	31.0	28.4	33.6	18.4	16.0	20.7
75~79	26.7	22.2	31.5	17.9	16.1	19.7
合计	31.2	28.3	34.1	19.4	17.2	21.4

30秒坐站主要反映受试者的下肢力量，从一个侧面反映受试者力量素质。

男女老年人30秒坐站平均数分别为10.8次、10.5次，除70~74岁年龄组男性，随年龄增加而减少。变化范围，男性为9.9~11.5次，女性为9.5~11.3次。除65~69岁年龄组，男性其他年龄组30秒坐站平均数均大于同龄女性。男女性30秒坐站平均数均表现为城镇大于乡村（表50）。

表50　宁波市老年人30秒坐站平均数　　　　　　　　单位：次

年龄组（岁）	男			女		
	合计	乡村	城镇	合计	乡村	城镇
60~64	11.5	11.1	12.0	11.3	10.4	12.1
65~69	10.6	10.0	11.2	10.7	10.2	11.3
70~74	11.2	10.5	11.9	10.2	9.4	11.1
75~79	9.9	8.9	11.1	9.5	9.2	9.9
合计	10.8	10.1	11.5	10.5	9.8	11.1

（2）柔韧素质

坐位体前屈反映的是受试者的柔韧素质。

男女老年人坐位体前屈平均数分别为0.3厘米、3.9厘米，随年龄增长而减小。变化范围男性为-1.7~2.1厘米，女性为1.7~5.4厘米。女性各年龄组坐位体前屈平均数均大于同龄男性。60~64岁和65~69岁组男性坐位体前屈平均数表现为乡村大于城镇；而女性坐位体前屈平均数表现为城镇大于乡村（表51）。

表51　宁波市老年人坐位体前屈平均数　　　　　　　单位：厘米

年龄组（岁）	男			女		
	合计	乡村	城镇	合计	乡村	城镇
60~64	2.1	3.7	0.5	5.4	4.0	6.6
65~69	0.5	0.7	0.2	5.2	3.1	7.3
70~74	0.4	-0.1	0.9	3.4	1.7	5.1
75~79	-1.7	-2.8	-0.6	1.7	-0.5	3.8
合计	0.3	0.3	0.2	3.9	2.1	5.7

（3）平衡能力

闭眼单脚站立反映的是受试者的平衡能力。

男女老年人闭眼单脚站立平均数分别为9.7秒、9.4秒，除65~69岁组，整体随年龄增长而减小。变化范围，男性为8.9～10.3秒，女性为8.9～10.4秒。除65～69岁年龄组，男性各年龄组闭眼单脚站立平均数大于等于同龄女性。男女性闭眼单脚站立平均数均表现为乡村大于城镇（表52）。

表52　宁波市老年人闭眼单脚站立平均数　　　　　　　　　　　　　　单位：秒

年龄组（岁）	男			女		
	合计	乡村	城镇	合计	乡村	城镇
60~64	10.1	11.0	9.1	9.4	9.6	9.2
65~69	10.3	12.1	8.4	10.4	11.5	9.3
70~74	9.7	12.9	6.5	9.0	11.3	6.6
75~79	8.9	10.3	7.5	8.9	10.1	7.8
合计	9.7	11.6	7.9	9.4	10.7	8.2

（4）反应能力

选择反应时反映的是受试者的反应能力。

男女老年人选择反应时平均数分别为0.91秒、0.96秒，除75～79岁年龄组女性，随年龄增长而增大。变化范围，男性为0.83～1.01秒，女性为0.90～0.99秒。除75～79岁组，男性各年龄组选择反应时平均数均小于同龄女性。各年龄组男女性选择反应时平均数表现为城镇小于乡村（表53）。

表53　宁波市老年人选择反应时平均数　　　　　　　　　　　　　　　单位：秒

年龄组（岁）	男			女		
	合计	乡村	城镇	合计	乡村	城镇
60~64	0.83	0.86	0.80	0.90	0.93	0.88
65~69	0.88	0.91	0.85	0.96	1.10	0.84
70~74	0.92	0.97	0.89	0.99	1.00	0.99
75~79	1.01	1.08	0.96	0.98	1.03	0.95
合计	0.91	0.95	0.87	0.96	1.02	0.91

四、2020年与2014年监测结果比较

（一）幼儿（3~6岁）

从形态指标来看，与2014年相比，2020年乡村男幼儿身高、坐高和体重平均数无明显差异，但胸围平均数显著下降（$p<0.05$），表明6年来乡村男幼儿生长发育速度基本不变，但围度增长速度明显降低。2020年城镇男幼儿变化较大，身高（$p<0.01$）、体重（$p<0.05$）和胸围（$p<0.01$）平均数明显低于2014年水平，表明6年来城镇男幼儿生长发育速度显著降低。

身体机能指标中，与2014年相比，2020年乡村和城镇男幼儿安静心率均明显升高（$p<0.01$）。

身体素质指标中，与2014年相比，2020年乡村男幼儿双脚连续跳平均数显著减少（$p<0.01$），坐位体前屈平均数显著增加（$p<0.01$），立定跳远和走平衡木平均数略有下降，但变化均不显著（$p>0.05$）；城镇男幼儿双脚连续跳平均数显著增加（$p<0.05$），立定跳远和坐位体前屈平均数均明显下降（$p<0.01$）。这说明6年时间里乡村男幼儿的柔韧素质、灵敏素质显著提升；城镇男幼儿的灵敏、力量和柔韧素质显著下降（表54）。

表54　2020年、2014年宁波市男性幼儿体质指标比较

指标	2020年		2014年	
	乡村	城镇	乡村	城镇
身高（厘米）	111.4	111.8**	112.2	113.9
坐高（厘米）	63.7	63.8	63.5	64.1
体重（千克）	20.2	20.0*	20.2	20.9
胸围（厘米）	54.7*	54.7**	55.6	56.3

指标	2020年		2014年	
	乡村	城镇	乡村	城镇
安静心率（次/分）	96.4**	95.4**	83.8	80.2
双脚连续跳（秒）	5.6**	6.7*	6.3	6.1
立定跳远（厘米）	91.1	85.1**	92.4	101.5
坐位体前屈（厘米）	11.8**	6.8**	8.9	9.3
走平衡木（秒）	7.4	6.4	7.6	7.0

注：*代表p<0.05，**代表p<0.01，下同。

从形态指标来看，与2014年相比，2020年乡村女幼儿身高、坐高、体重平均数无明显差异，但胸围平均数显著下降（p<0.01），表明6年来乡村女幼儿生长发育速度基本不变，但围度增长速度明显降低。2020年城镇女幼儿身高（p<0.01）、坐高（p<0.05）、体重（p<0.01）和胸围（p<0.01）平均数均明显下降，表明6年来城镇女幼儿生长发育速度显著降低。

身体机能指标方面，与2014年相比，2020年乡村和城镇女幼儿安静心率平均数均显著增加（p<0.01）。

身体素质指标方面，与2014年相比，2020年乡村女幼儿坐位体前屈平均数显著提升（p<0.01），表明6年内乡村女幼儿的柔韧素质显著提升，其他指标略有变化但差异不显著（p>0.05）。城镇女幼儿双脚连续跳的时间显著增加（p<0.01），立定跳远和坐位体前屈平均数均明显下降（p<0.01），表明6年时间里城镇女幼儿的灵敏、力量和柔韧素质显著下降（表55）。

表55　2020年、2014年宁波市女性幼儿体质指标比较

指标	2020年		2014年	
	乡村	城镇	乡村	城镇
身高（厘米）	110.1	110.2**	111.1	113.3
坐高（厘米）	63.4	62.7*	62.6	63.5
体重（千克）	19.0	18.8**	19.3	20.2
胸围（厘米）	52.2**	53.4**	54.0	55.0
安静心率（次/分）	97.5**	97.3**	84.7	79.6
双脚连续跳（秒）	5.9	6.5**	6.0	5.7
立定跳远（厘米）	85.8	81.2**	87.8	98.1
坐位体前屈（厘米）	13.7**	9.8**	11.0	12.8
走平衡木（秒）	7.3	6.2	7.0	7.0

（二）成年人（20~59岁）

形态指标方面，与2014年相比，2020年成年男性中农民和城镇体力劳动者的身高平均数明显下降（p<0.01），男性城镇体力劳动者的体重平均数有所上升（p<0.05），2020年成年男性的腰围和臀围平均数在各类型人群中均显著增加（p<0.01）。这表明6年时间里，男性成年人的身体形态有明显变化，身高降低，但围度和重量均有所增加。

身体机能指标方面，与2014年相比，2020年成年男性的不同工作种类人群安静脉搏、收缩压平均数均有所上升（p<0.01），但肺活量平均数明显下降（p<0.01）。此外，2020年城镇体力劳动者的舒张压平均数与2014年相比有所上升，且存在显著性差异（p<0.01）。这说明6年时间里成年男性的身体机能有明显变化。

身体素质指标方面，与2014年相比，2020年农民和城镇非体力劳动者的握力平均数有所下降，且存在显著性差异（p<0.01）。同时，2020年成年男性不同工作种类人群的背力、纵跳和闭眼单脚站立平均数明显下降（p<0.01）。与2014年相比，2020年成年男性不同工作种类人群的选择反应时平均数显著升高（p<0.01）。这表明在6年时间里男性成年人的力量素质、平衡能力和反应能力明显下降（表56）。

表56　2020年、2014年宁波市成年男性体质指标比较

指标	2020年			2014年		
	农民	城镇体力	城镇非体力	农民	城镇体力	城镇非体力
身高（厘米）	167.8**	168.7**	170.7	169.2	170.1	171.2
体重（千克）	67.7	70.4*	70.3	67.9	68.6	69.2
腰围（厘米）	86.0**	87.3**	85.4**	82.9	81.9	81.5
臀围（厘米）	95.4**	97.0**	95.2**	91.5	90.6	91.7
安静脉搏（次/分）	82.2**	83.6**	84.0**	77.5	76.7	78.1
收缩压（毫米汞柱）	134.1**	134.1**	131.0**	128.8	127.3	127.0
舒张压（毫米汞柱）	82.1	83.1**	79.4	81.1	80.0	78.7
肺活量（毫升）	3236.9**	3282.4**	3398.9**	3699.9	3682.8	3815.5
握力（千克）	42.6**	44.5	41.6**	45.1	44.9	45.3
背力（千克）	106.3**	112.1**	110.4**	125.0	132.8	132.1
纵跳（厘米）	32.4**	34.2**	36.2**	37.6	37.9	39.9
俯卧撑（个）	21.4	23.1	22.3	23.7	25.7	26.6
坐位体前屈（厘米）	6.7	5.4	5.1	6.2	5.5	36.0
闭眼单脚站立（秒）	21.1**	20.2**	25.5**	32.5	36.4	66.0
选择反应时（秒）	0.63**	0.61**	0.58**	0.54	0.53	0.52

注：*代表p<0.05，**代表p<0.01；背力、纵跳、俯卧撑三项指标只包括20~39岁成年人的。

形态指标方面，与2014年相比，2020年成年女性城镇体力劳动者、城镇非体力劳动者的身高平均数明显降低（p<0.01），农民和城镇体力劳动者的体重和腰围平均数显著上升（p<0.01）。同时，2020年三种工作种类人群的臀围平均数明显增加（p<0.01）。

身体机能指标方面，与2014年相比，2020年成年女性不同工作种类人群的安静脉搏、收缩压和舒张压平均数均显著上升（p<0.01）。2020年三类工作人群的肺活量平均数均降低，且存在显著性差异（p<0.01）。这说明6年时间里成年女性的身体机能有明显变化。

身体素质方面，与2014年相比，2020年女性农民的握力平均数有所上升（p<0.05），城镇非体力劳动者的握力平均数显著下降（p<0.01），此外，两类城镇居民的背力平均数均明显下降（p<0.01）。2020年农民和城镇非体力劳动者的纵跳平均数显著下降（p<0.01），并且城镇非体力劳动者的坐位体前屈平均数也显著下降（p<0.01）。同时，2020年三类工作人群的闭眼单脚站立平均数显著下降（农民p<0.05；城镇体力和非体力劳动者p<0.01），其中两类城镇居民的显著性更强（p<0.01）。与2014年相比，2020年三类人群的选择反应时平均数显著增加（p<0.01）。这说明6年时间里成年女性的上肢力量、柔韧素质、平衡能力和反应能力普遍下降（表57）。

表57　2020年、2014年宁波市成年女性体质指标比较

指标	2020年			2014年		
	农民	城镇体力	城镇非体力	农民	城镇体力	城镇非体力
身高（厘米）	158.3	157.6**	158.3**	157.7	158.6	159.9
体重（千克）	58.7**	57.8**	56.3	56.0	56.5	56.1
腰围（厘米）	79.4**	79.3**	76.2	75.2	75.6	75.1
臀围（厘米）	93.2**	93.9**	91.6**	89.7	91.2	90.0
安静脉搏（次/分）	82.0**	83.5**	84.3**	77.1	75.2	78.0
收缩压（毫米汞柱）	131.2**	127.9**	123.4**	119.4	118.8	116.0
舒张压（毫米汞柱）	79.2**	77.9**	74.7**	75.1	75.4	72.2
肺活量（毫升）	2240.0**	2219.2**	2379.9**	2398.3	2408.7	2641.5
握力（千克）	26.3*	25.7	25.1**	25.4	26.2	26.4

指标	2020年			2014年		
	农民	城镇体力	城镇非体力	农民	城镇体力	城镇非体力
背力（千克）	63.1	63.2**	62.5**	64.8	66.8	73.9
纵跳（厘米）	21.7**	22.8	24.9**	23.7	22.6	27.2
1分钟仰卧起坐（个）	20.7	20.4	23.5	21.5	20.1	31.0
坐位体前屈（厘米）	8.5	8.4	9.5**	7.5	8.2	11.1
闭眼单脚站立（秒）	22.7*	24.8**	29.4**	26.7	32.6	40.0
选择反应时（秒）	0.70**	0.68**	0.63**	0.58	0.56	0.54

注：*代表$p<0.05$，**代表$p<0.01$；背力、纵跳、1分钟仰卧起坐三项指标只包括20~39岁成年人的。

（三）老年人（60~69岁）

形态指标方面，与2014年相比，2020年乡村男性老年人的身高平均数有所下降（$p<0.05$），2020年乡村和城镇男性老年人的腰围和臀围平均数均显著增加（$p<0.01$）。

身体机能指标方面，与2014年相比，2020年乡村男性老年人的安静脉搏、收缩压和舒张压平均数明显增加（$p<0.01$），而肺活量平均数显著减小（$p<0.01$）。城镇男性老年人的安静脉搏平均数显著增加（$p<0.01$），收缩压平均数略有上升（$p<0.05$），肺活量平均数明显减小（$p<0.01$）。

身体素质指标方面，与2014年相比，2020年乡村男性老年人的握力平均数下降明显（$p<0.01$），城镇和乡村老年男性的选择反应时平均数明显增加（$p<0.01$）。这说明6年时间里男性老年人的力量素质和反应能力有所下降，其余指标均有小幅变化但不具有统计学意义（$p>0.05$）。（表58）

表58　2020年、2014年宁波市老年男性体质指标比较

指标	2020年		2014年	
	乡村	城镇	乡村	城镇
身高（厘米）	163.7**	166.7	166.5	166.1
体重（千克）	66.7	65.8	66.2	66.0
腰围（厘米）	89.7**	87.9**	84.7	83.3
臀围（厘米）	96.4**	95.1**	92.9	90.9
安静脉搏（次/分）	80.4**	80.4**	75.8	72.9
收缩压（毫米汞柱）	147.7**	139.4*	135.5	133.8
舒张压（毫米汞柱）	87.3**	81.3	80.4	82.4
肺活量（毫升）	2192.4**	2303.8**	2492.5	2809.4
握力（千克）	31.3**	35.6	38.9	37.3
坐位体前屈（厘米）	2.2	0.4	0.5	1.8
闭眼单脚站立（秒）	11.6	8.7	9.9	8.8
选择反应时（秒）	0.89**	0.82**	0.74	0.58

注：*代表$p<0.05$，**代表$p<0.01$；关于选择反应时，2020年与2014年使用的设备没有统一标准，为进行比较需要进行归一化处理，因此与上文数据不一致。

形态指标方面，与2014年相比，2020年乡村女性老年人身高和体重平均数有所上升，存在显著性差异（$p<0.05$）。2020年乡村和城镇女性老年人的腰围和臀围平均数显著增加（$p<0.01$）。这说明6年时间里，女性老年人在纵向发展的基础上，围度有所增加。

身体机能指标方面，与2014年相比，2020年乡村女性老年人的收缩压和舒张压平均数显著上升（$p<0.01$），肺活量平均数有所下降（$p<0.05$）。2020年城镇女性老年人的安静脉搏和收缩压平均数显著上升（$p<0.01$），肺活量平均数明显下降（$p<0.01$）。

身体素质指标方面，与2014年相比，2020年乡村女性老年人握力平均数明显下降（$p<0.01$），城镇和乡村

女性老年人选择反应时平均数显著增加（*p*<0.01），其余指标变化不显著（*p*>0.05）。这说明6年来乡村女性老年人的力量素质和反应能力明显下降，城镇女性老年人的反应能力明显下降。（表59）

表59　2020年、2014年宁波市老年女性体质指标比较

指标	2020年		2014年	
	乡村	城镇	乡村	城镇
身高（厘米）	155.7*	155.0	154.1	155.6
体重（千克）	59.8*	58.2	57.2	57.9
腰围（厘米）	86.9**	85.3**	82.8	80.6
臀围（厘米）	94.8**	94.5**	92.4	91.2
安静脉搏（次/分）	80.7	81.6**	78.2	76.2
收缩压（毫米汞柱）	144.9**	137.6**	131.2	130.0
舒张压（毫米汞柱）	84.2**	78.9	78.0	78.2
肺活量（毫升）	1562.2*	1592.3**	1737.7	1974.1
握力（千克）	18.4**	22.6	22.1	21.5
坐位体前屈（厘米）	3.5	6.9	5.3	6.2
闭眼单脚站立（秒）	10.6	9.2	8.8	7.5
选择反应时（秒）	1.02**	0.86**	0.72	0.60

五、小结

2020年，宁波市国民体质监测4112人，整体达到合格及以上的比例（合格率）为93.8%，比2014年下降1.9个百分点，处于全省平均水平。

男女幼儿身高、体重平均数均随年龄增长而增大，胸围平均数总体来看也随年龄增长而增大；胸围指数平均数随年龄增长而减小，表明围度增长速度小于身高增长速度；坐高指数平均数随年龄增长而减小，表明躯干增长速度小于下肢增长速度。男女幼儿身体形态存在性别和城乡差异，男幼儿的长度、围度和重量指标平均数均大于女幼儿，体脂率平均数小于女幼儿。身高、胸围形态指标均表现为城镇幼儿好于乡村幼儿，体重、BMI、体脂率形态指标表现为乡村幼儿好于城镇幼儿。各年龄组男幼儿的安静脉搏平均数要低于女幼儿。男女幼儿速度、灵敏、力量素质和平衡能力随年龄增长而提高；男幼儿速度、灵敏和力量素质好于女幼儿，女幼儿柔韧素质好于男幼儿；城镇幼儿力量素质优于乡村幼儿，乡村幼儿速度、灵敏素质优于城镇幼儿，乡村幼儿柔韧素质好于城镇幼儿，城镇幼儿平衡能力优于乡村幼儿。

成年人身高平均数呈现随年龄增长而波动减小的趋势，BMI、腰围、腰臀比和体脂率平均数随年龄增长而波动增大，体重、臀围平均数随年龄增长波动变化，除体脂率外的各项形态指标平均数，男性均大于同龄女性，女性体脂率平均数明显大于男性。成年人的身体机能随年龄增长整体呈下降趋势，主要表现在收缩压和舒张压平均数升高，肺活量平均数下降。身体机能有明显的性别差异，男性收缩压、舒张压和肺活量平均数大于同龄女性。农民和城镇体力劳动者的收缩压和舒张压平均数较高；城镇非体力劳动者肺活量平均数更大。成年人身体素质变化趋势为随年龄增长而下降，各项指标因年龄、性别、工作种类表现出不同的变化特征。成年人下肢力量、肌肉耐力、柔韧素质、平衡能力和反应能力随年龄增长而下降；上肢力量和腰背力量随年龄增长呈波动变化。身体素质有明显的性别差异，男性力量素质和反应能力好于女性，女性柔韧素质和平衡能力好于男性。不同工作种类人群的身体素质表现不同，整体表现为城镇优于农村。成年人上肢力量和腰背力量表现为城镇体力劳动者最好，平衡能力表现为城镇非体力劳动者最好。

老年人身高平均数随年龄增长而减小，体重和体脂率平均数呈波动变化；老年人的腰围平均数随年龄增长而减小，臀围平均数整体随年龄增长而波动变化。身高、体重、腰围、臀围和腰臀比平均数均表现为男性老年人大于女性老年人，体脂率平均数表现为女性老年人大于男性老年人。城乡比较，男性的身体形态指标普遍乡村更高，而女性则乡村更高。身体机能指标，男女性老年人的收缩压平均数总体来看随年龄增加而增大，而

肺活量和心肺耐力平均数随年龄增长而减小。收缩压、舒张压、肺活量和心肺耐力平均数表现为男性老年人均大于女性老年人,安静脉搏平均数表现为男性老年人小于女性老年人。乡村老年人的收缩压、舒张压平均数大于城镇老年人,而安静脉搏平均数小于城镇老年人。老年人身体素质均随年龄增加而下降。男性老年人力量素质和反应能力好于女性老年人,女性老年人柔韧素质好于男性老年人,平衡能力性别差异不明显。城镇老年人力量素质和反应能力好于乡村老年人,乡村老年人平衡能力好于城镇老年人。

六、建议

（1）宁波市作为"奥运冠军之城",应利用好自身的人文优势,加大力度宣传健康生活方式的理念,增强全民在日常活动中从事体育锻炼的意识,鼓励更多人走入体育场地,营造"全民健身"新风尚。通过竞技体育取得的优异成绩和奥运冠军的榜样力量,积极引领全民健身,构建更高水平的全民健身公共服务体系,让社区健身的"毛细血管"更加畅通发达,让健身设施更加公平可及、绿色便捷,让"运动是良医"成为一种社会共识。通过科学化的健身指导,引导群众安全有效地锻炼,逐步建立起群众健康的生活方式。

（2）2021年《宁波市全民健身条例》颁布实施,为宁波体育事业发展提供坚强有力的保障。在此基础上更要大力发展体育产业,加强宁波市体育公园和运动场馆建设,促进体育消费,为全民健身打下坚实基础。

（3）2020年与2014年相比,城镇幼儿的发育速度、身体机能和身体素质有明显下降,乡村幼儿的发育速度、柔韧素质已超过城镇幼儿。3~6岁正是人体快速生长发育的阶段,是形成良好体质的基础阶段,对我国未来国民体质强弱具有重要影响。在未来应关注城镇幼儿身体素质发展,减少屏幕时间,增加户外幼儿活动,并保持乡村和城镇幼儿体质健康发展齐头并进的势头。

（4）需要着重关注成年人和老年人的城乡差距。继续推进城乡一体化发展,以提高农村居民对体质与健康的认知程度为目的,结合农村特点有组织、有计划地开展有针对性的健身活动。

（执笔人：王轶凡）

2020年温州市国民
体质监测报告

一、前言

体质是社会生产力和综合国力的重要组成部分，是国家经济建设和社会发展的物质基础。根据《全民健身计划（2016—2020年）》和《"健康中国2030"规划纲要》，按照《浙江省体育局关于开展浙江省第五次国民体质监测的通知》要求，温州市在全市范围内开展了第五次国民体质监测工作。其目的是完善和充实温州市国民体质监测系统和数据库，掌握温州市国民体质状况，研究分析其变化规律，为长期动态地观察他们的体质状况奠定基础，推动温州市群众体育事业健康发展，增进温州市人口体质健康，进一步加快温州市经济建设和社会发展。

二、监测对象与方法

调查对象为3~79岁的健康国民（7~19岁在校学生除外），采取分层随机整群抽样的原则，共监测有效样本4290人，其中幼儿（3~6岁）876人，成年人（20~59岁）2579人，老年人（60~79岁）835人（表1~表3）。使用SPSS25.0对数据进行统计分析。

表1　幼儿各组别人数统计表　　　　单位：人

年龄组（岁）	男			女		
	合计	乡村	城镇	合计	乡村	城镇
3	109	55	54	110	55	55
4	110	55	55	110	55	55
5	109	55	54	109	55	54
6	109	54	55	110	55	55
合计	437	219	218	439	220	219

表2　成年人各组别人数统计表　　　　单位：人

年龄组（岁）	男				女			
	合计	农民	城镇体力	城镇非体力	合计	农民	城镇体力	城镇非体力
20~24	161	51	55	55	156	55	55	46
25~29	162	52	55	55	156	51	55	50
30~34	165	55	55	55	164	54	55	55
35~39	163	53	55	55	164	54	55	55
40~44	159	50	55	54	162	52	55	55
45~49	162	52	55	55	162	52	55	55
50~54	160	51	55	54	162	52	55	55
55~59	156	49	55	52	165	55	55	55
合计	1288	413	440	435	1291	425	440	426

表3　老年人各组别人数统计表　　　　单位：人

年龄组（岁）	男			女		
	合计	乡村	城镇	合计	乡村	城镇
60~64	101	52	49	110	55	55
65~69	108	55	53	110	55	55
70~74	104	55	49	109	54	55
75~79	99	48	51	94	53	41
合计	412	210	202	423	217	206

三、体质监测结果概述

（一）幼儿（3~6岁）

1. 身体形态

（1）身高与坐高指数

男女幼儿身高平均数分别为110.9厘米、109.7厘米，随年龄增长而增大。变化范围，男幼儿为101.1~120.8厘米，女幼儿为100.0~118.7厘米。男幼儿各年龄组身高平均数均大于同龄女幼儿。除3岁组和5岁组男幼儿外，幼儿身高平均数均表现为城镇大于乡村（表4）。

表4　温州市幼儿身高平均数　　　　　　　　　　　　　单位：厘米

年龄组（岁）	男			女		
	合计	乡村	城镇	合计	乡村	城镇
3	101.1	101.2	101.0	100.0	99.7	100.4
4	107.6	107.1	108.1	106.5	106.3	106.7
5	114.4	114.5	114.3	113.8	112.6	115.0
6	120.8	120.1	121.4	118.7	117.7	119.6
合计	110.9	110.7	111.2	109.7	109.1	110.4

男女幼儿坐高指数［坐高（厘米）/身高（厘米）×100］平均数均为56.9，随年龄增长而减小。变化范围，男幼儿为55.9~58.1，女幼儿55.9~58.0。除5岁组女幼儿外，幼儿坐高指数平均数均表现为城镇小于乡村（表5）。

表5　温州市幼儿坐高指数平均数

年龄组（岁）	男			女		
	合计	乡村	城镇	合计	乡村	城镇
3	58.1	58.2	58.1	58.0	58.2	57.8
4	56.9	57.1	56.7	57.1	57.3	57.0
5	56.7	56.9	56.5	56.6	56.6	56.7
6	55.9	56.0	55.9	55.9	56.2	55.7
合计	56.9	57.0	56.8	56.9	57.1	56.8

（2）体重与BMI

男女幼儿体重平均数分别为19.7千克、18.9千克，随年龄增长而增大。变化范围，男幼儿为16.2~23.5千克，女幼儿为15.7~22.4千克。男幼儿各年龄组体重平均数均大于同龄女幼儿。除5岁组男幼儿外，幼儿体重平均数均表现为城镇大于等于乡村（表6）。

表6　温州市幼儿体重平均数　　　　　　　　　　　　　单位：千克

年龄组（岁）	男			女		
	合计	乡村	城镇	合计	乡村	城镇
3	16.2	16.2	16.3	15.7	15.6	15.9
4	18.4	18.3	18.4	17.6	17.6	17.6
5	20.8	21.2	20.5	19.7	19.3	20.1
6	23.5	23.2	23.9	22.4	22.4	22.4
合计	19.7	19.7	19.8	18.9	18.7	19.0

男女幼儿BMI［体重（千克）/身高^2（米^2）］平均数分别为15.9千克/米^2、15.5千克/米^2。变化范围，男幼儿为15.8~16.1千克/米^2，女幼儿为15.2~15.8千克/米^2。男幼儿各年龄组BMI平均数均大于同龄女幼儿。4岁组和5岁组男幼儿、4岁组和6岁组女幼儿BMI平均数均表现为城镇小于乡村（表7）。

表7 温州市幼儿BMI平均数　　　　　　　　　　　　　　　　单位：千克/米²

年龄组（岁）	男			女		
	合计	乡村	城镇	合计	乡村	城镇
3	15.8	15.8	15.9	15.7	15.7	15.7
4	15.8	15.9	15.7	15.5	15.6	15.5
5	15.9	16.1	15.6	15.2	15.1	15.2
6	16.1	16.0	16.1	15.8	16.0	15.6
合计	15.9	15.9	15.8	15.5	15.6	15.5

（3）胸围与胸围指数

男女幼儿胸围平均数分别为54.0厘米、52.6厘米，随年龄增长而增大。变化范围，男幼儿为51.2~56.9厘米，女幼儿为50.2~55.5厘米。男幼儿各年龄组胸围平均数均大于同龄女幼儿。除4岁组男幼儿外，男幼儿胸围平均数均表现为城镇小于乡村；除6岁组女幼儿外，女幼儿胸围平均数均表现为城镇大于乡村（表8）。

表8 温州市幼儿胸围平均数　　　　　　　　　　　　　　　　单位：厘米

年龄组（岁）	男			女		
	合计	乡村	城镇	合计	乡村	城镇
3	51.2	51.3	51.1	50.2	49.9	50.5
4	53.1	52.6	53.5	51.6	51.1	52.2
5	54.8	54.9	54.7	52.9	52.2	53.7
6	56.9	57.0	56.8	55.5	56.0	54.9
合计	54.0	53.9	54.1	52.6	52.3	52.8

男女幼儿胸围指数［胸围（厘米）/身高（厘米）×100］平均数分别为48.8、48.0，除6岁组女幼儿，随年龄增长而减小。变化范围，男幼儿为47.1~50.7，女幼儿为46.8~50.2。男幼儿各年龄组胸围指数平均数均大于同龄女幼儿。除4岁组男幼儿外，男幼儿胸围指数平均数均表现为城镇小于等于乡村；除6岁组女幼儿，女幼儿胸围指数平均数均表现为城镇大于乡村（表9）。

表9 温州市幼儿胸围指数平均数

年龄组（岁）	男			女		
	合计	乡村	城镇	合计	乡村	城镇
3	50.7	50.7	50.6	50.2	50.1	50.4
4	49.4	49.2	49.5	48.5	48.1	48.9
5	47.9	47.9	47.9	46.5	46.3	46.7
6	47.1	47.5	46.8	46.8	47.6	45.9
合计	48.8	48.8	48.7	48.0	48.0	48.0

（4）体脂率

男女幼儿体脂率平均数分别为19.1%、22.3%，随年龄增长先减小后增大。变化范围，男幼儿为18.8%~19.5%，女幼儿为21.4%~23.3%。男幼儿各年龄组体脂率平均数均小于同龄女幼儿。除5岁组男幼儿和4岁组女幼儿外，幼儿体脂率平均数均表现为城镇大于乡村（表10）。

表10 温州市幼儿体脂率平均数　　　　　　　　　　　　　　　　单位：%

年龄组（岁）	男			女		
	合计	乡村	城镇	合计	乡村	城镇
3	19.2	19.0	19.5	23.3	23.0	23.6
4	18.8	18.6	18.9	22.3	22.4	22.2
5	18.8	19.4	18.2	21.4	20.8	22.0

续表

年龄组（岁）	男			女		
	合计	乡村	城镇	合计	乡村	城镇
6	19.5	19.2	19.8	22.0	22.0	22.1
合计	19.1	19.0	19.1	22.3	22.1	22.5

2. 身体机能

男女幼儿安静心率平均数分别为99.5次/分、100.2次/分。变化范围，男幼儿为97.0~101.5次/分，女幼儿为97.2~101.8次/分。除3岁组幼儿外，男幼儿各年龄组安静心率平均数均低于同龄女幼儿。除3岁组男幼儿和4岁组女幼儿外，幼儿安静心率平均数均表现为城镇大于乡村（表11）。

表11 温州市幼儿安静心率平均数　　　　　　　　　　　　　　　单位：次/分

年龄组（岁）	男			女		
	合计	乡村	城镇	合计	乡村	城镇
3	101.5	103.2	99.7	101.3	100.6	102.0
4	99.2	99.1	99.3	101.8	102.8	100.9
5	100.4	99.7	101.2	100.6	100.0	101.3
6	97.0	96.1	97.9	97.2	94.5	99.9
合计	99.5	99.5	99.5	100.2	99.5	101.0

3. 身体素质

（1）速度、灵敏素质

15米绕障碍跑和双脚连续跳反映幼儿速度和灵敏素质。

男女幼儿15米绕障碍跑平均数分别为8.0秒、8.1秒，双脚连续跳的平均数分别为6.5秒、6.6秒。变化范围，15米绕障碍跑男幼儿为7.0~9.6秒，女幼儿为7.1~9.7秒；双脚连续跳男幼儿为5.1~8.6秒，女幼儿为5.2~9.0秒。各年龄组15米绕障碍跑和双脚连续跳平均数均随年龄增长而减小，表明幼儿的速度和灵敏素质随年龄增长而提高。男幼儿各年龄组15米绕障碍跑和双脚连续跳平均数小于或等于同龄女幼儿。除3岁组幼儿外，幼儿15米绕障碍跑平均数均表现为城镇小于乡村；除5岁组男幼儿和4岁组女幼儿外，幼儿双脚连续跳平均数均表现为城镇大于乡村（表12、表13）。

表12 温州市幼儿15米绕障碍跑平均数　　　　　　　　　　　　　　单位：秒

年龄组（岁）	男			女		
	合计	乡村	城镇	合计	乡村	城镇
3	9.6	9.5	9.7	9.7	9.7	9.7
4	8.3	8.3	8.2	8.3	8.4	8.2
5	7.2	7.4	6.9	7.3	7.5	7.0
6	7.0	7.1	6.8	7.1	7.2	7.0
合计	8.0	8.1	7.9	8.1	8.2	8.0

表13 温州市幼儿双脚连续跳平均数　　　　　　　　　　　　　　　单位：秒

年龄组（岁）	男			女		
	合计	乡村	城镇	合计	乡村	城镇
3	8.6	8.0	9.1	9.0	8.8	9.2
4	6.8	6.8	6.9	6.8	7.0	6.7
5	5.5	5.5	5.4	5.5	5.4	5.5
6	5.1	5.0	5.2	5.2	5.1	5.4
合计	6.5	6.3	6.7	6.6	6.6	6.7

（2）力量素质

握力和立定跳远反映幼儿的力量素质。

男女幼儿握力平均数分别为6.2千克、5.4千克，立定跳远平均数分别为86.1厘米、82.0厘米。变化范围，握力男幼儿为4.0~8.3千克，女幼儿为3.6~7.1千克；立定跳远男幼儿为59.0~108.0厘米，女幼儿为59.7~100.1厘米。各年龄组握力和立定跳远平均数均随年龄增长而增大，表明幼儿力量素质随年龄增长而提高。男幼儿各年龄组握力平均数均大于同龄女幼儿；除3岁组幼儿，男幼儿各年龄组立定跳远平均数大于同龄女幼儿。除3岁组和4岁组幼儿，幼儿握力平均数均表现为城镇大于乡村；除5岁组幼儿外，幼儿立定跳远平均数均表现为城镇大于乡村（表14、表15）。

表14　温州市幼儿握力平均数　　　　　　　　　　　　　　单位：千克

年龄组（岁）	男			女		
	合计	乡村	城镇	合计	乡村	城镇
3	4.0	4.2	3.7	3.6	3.7	3.5
4	5.3	5.3	5.2	4.8	4.9	4.7
5	7.2	6.7	7.8	6.2	5.4	6.9
6	8.3	7.7	8.9	7.1	6.7	7.4
合计	6.2	6.0	6.4	5.4	5.2	5.6

表15　温州市幼儿立定跳远平均数　　　　　　　　　　　　单位：厘米

年龄组（岁）	男			女		
	合计	乡村	城镇	合计	乡村	城镇
3	59.0	59.0	59.1	59.7	58.2	61.2
4	80.5	80.3	80.7	75.5	74.1	76.9
5	97.7	100.1	95.3	93.2	93.2	93.1
6	108.0	106.1	110.0	100.1	98.1	102.0
合计	86.1	86.2	86.1	82.0	80.8	83.3

（3）柔韧素质

坐位体前屈反映幼儿的柔韧素质。

男女幼儿坐位体前屈平均数分别为9.8厘米、12.4厘米。变化范围，男幼儿为8.9~10.5厘米，随年龄增大而下降；女幼儿为11.4~13.2厘米，随年龄增大先上升后下降。女幼儿各年龄组坐位体前屈平均数均大于同龄男幼儿。除5岁组男幼儿和6岁组女幼儿，幼儿坐位体前屈平均数均表现为城镇大于乡村（表16）。

表16　温州市幼儿坐位体前屈平均数　　　　　　　　　　　单位：厘米

年龄组（岁）	男			女		
	合计	乡村	城镇	合计	乡村	城镇
3	10.5	9.9	11.1	11.4	11.2	11.6
4	10.0	9.6	10.3	13.0	12.0	13.9
5	9.8	10.0	9.5	13.2	12.1	14.3
6	8.9	7.6	10.1	12.0	12.7	11.2
合计	9.8	9.3	10.3	12.4	12.0	12.8

（4）平衡能力

走平衡木反映幼儿的平衡能力。

男女幼儿走平衡木平均数均为8.1秒，除6岁组男幼儿，随年龄增长呈减小趋势，表明平衡能力随年龄增长而提高。变化范围，男幼儿为6.3~10.2秒，女幼儿为6.4~10.4秒。除5岁组幼儿外，幼儿走平衡木平均数均表现为城镇大于等于乡村（表17）。

表17　温州市幼儿走平衡木平均数 单位：秒

年龄组（岁）	男			女		
	合计	乡村	城镇	合计	乡村	城镇
3	10.2	9.5	11.0	10.4	9.9	10.9
4	9.5	8.8	10.2	8.9	8.3	9.5
5	6.3	6.3	6.2	6.5	6.6	6.4
6	6.4	6.3	6.5	6.4	6.4	6.4
合计	8.1	7.8	8.5	8.1	7.8	8.4

（二）成年人（20~59岁）

1.身体形态

（1）身高

男女成年人身高平均数分别为169.5厘米、157.9厘米。除20~24岁、45~49岁年龄组，男女成年人身高平均数随年龄增加而减小。变化范围，男性为167.2~171.7厘米，女性为156.0~160.1厘米。男性各年龄组身高平均数均大于同龄女性。除20~24岁、35~39岁年龄组，男性身高平均数均为城镇非体力劳动者最大；除30~34岁年龄组，女性身高平均数均为城镇非体力劳动者最大（表18）。

表18　温州市成年人身高平均数 单位：厘米

年龄组（岁）	男				女			
	合计	农民	城镇体力	城镇非体力	合计	农民	城镇体力	城镇非体力
20~24	171.4	170.7	172.0	171.6	159.3	159.9	157.4	161.0
25~29	171.7	171.1	171.7	172.4	160.1	160.6	158.6	161.1
30~34	170.8	170.2	170.8	171.5	158.8	159.5	158.1	158.9
35~39	169.9	169.3	170.4	170.0	157.8	157.4	157.2	159.0
40~44	168.5	167.5	167.4	170.4	157.4	156.7	157.6	158.0
45~49	169.0	168.8	167.2	171.0	157.1	156.2	156.2	158.8
50~54	167.7	167.0	166.8	169.3	156.8	156.2	155.8	158.3
55~59	167.2	166.5	166.6	168.4	156.0	155.5	155.8	156.8
合计	169.5	168.9	169.1	170.6	157.9	157.7	157.1	158.9

（2）体重与BMI

男女成年人体重平均数分别为69.4千克、56.1千克，随年龄增长呈波动变化。男性各年龄组体重平均数变化范围为67.6~70.4千克，在50~54岁达到最大值；女性各年龄组体重平均数变化范围为52.8~58.1千克，在45~49岁达到最大值。男性各年龄组体重平均数均大于同龄女性。除20~24岁、35~39岁年龄组，男性体重平均数表现为城镇非体力劳动者大于农民和城镇体力劳动者（表19）。

表19　温州市成年人体重平均数 单位：千克

年龄组（岁）	男				女			
	合计	农民	城镇体力	城镇非体力	合计	农民	城镇体力	城镇非体力
20~24	67.6	67.8	69.1	66.1	52.8	53.1	51.9	53.4
25~29	69.1	67.5	69.0	70.6	54.5	53.5	54.7	55.2
30~34	69.6	69.2	67.3	72.5	56.2	56.0	55.9	56.8
35~39	69.9	70.3	70.3	69.1	55.7	56.6	56.4	54.2
40~44	69.9	69.5	69.0	71.1	56.8	57.8	57.0	55.5
45~49	69.8	70.5	66.3	72.5	58.1	57.9	58.4	57.9
50~54	70.4	71.0	68.8	71.6	57.3	57.6	58.0	56.3
55~59	68.8	66.6	68.9	70.8	57.0	57.8	55.4	57.8
合计	69.4	69.1	68.6	70.5	56.1	56.3	56.0	56.0

男女成年人BMI［体重（千克）/身高²（米²）］平均数分别为24.1千克/米²、22.5千克/米²。除45~49岁、55~59岁年龄组，男性各年龄组BMI平均数随年龄增长而增大，变化范围为23.0~25.0千克/米²，在50~54岁达到最大值；除50~54岁、55~59岁年龄组，女性各年龄组BMI平均数随年龄增长而增大，变化范围为20.8~23.5千克/米²，在45~49岁达到最大值。男性各年龄组BMI平均数均高于同龄女性。男性BMI平均数表现为50~54岁农民最大，为25.4千克/米²；20~24岁城镇非体力劳动者最小，为22.4千克/米²。女性BMI平均数表现为45~49岁、50~54岁城镇体力劳动者和55~59岁农民最大，为23.9千克/米²；20~24岁城镇非体力劳动者最小，为20.6千克/米²（表20）。

表20 温州市成年人BMI平均数　　　　　　　　　　　　　　单位：千克/米²

年龄组（岁）	男				女			
	合计	农民	城镇体力	城镇非体力	合计	农民	城镇体力	城镇非体力
20~24	23.0	23.2	23.3	22.4	20.8	20.8	21.0	20.6
25~29	23.4	23.1	23.4	23.7	21.3	20.7	21.7	21.3
30~34	23.9	23.8	23.1	24.7	22.3	22.0	22.3	22.5
35~39	24.2	24.5	24.2	23.9	22.4	22.8	22.8	21.5
40~44	24.6	24.7	24.6	24.5	22.9	23.5	22.9	22.3
45~49	24.4	24.7	23.7	24.7	23.5	23.7	23.9	23.0
50~54	25.0	25.4	24.7	25.0	23.3	23.6	23.9	22.5
55~59	24.6	24.0	24.8	24.9	23.4	23.9	22.8	23.5
合计	24.1	24.2	24.0	24.2	22.5	22.6	22.7	22.2

（3）腰围

男女成年人腰围平均数分别为84.5厘米、75.0厘米。除45~49岁、55~59岁年龄组，男性各年龄组腰围平均数随年龄增长而增大，变化范围为79.5~88.2厘米，在50~54岁年龄组达到最大值；女性各年龄组腰围平均数随年龄增长而增大，变化范围为68.6~79.9厘米，在55~59岁达到最大值。男性各年龄组腰围平均数均大于同龄女性。除25~29岁、35~39岁年龄组，女性腰围平均数表现为农民最大（表21）。

表21 温州市成年人腰围平均数　　　　　　　　　　　　　　单位：厘米

年龄组（岁）	男				女			
	合计	农民	城镇体力	城镇非体力	合计	农民	城镇体力	城镇非体力
20~24	79.5	80.3	80.2	78.0	68.6	69.8	67.9	67.9
25~29	81.3	80.1	81.4	82.4	71.0	70.7	71.2	71.2
30~34	83.0	83.1	80.6	85.1	73.3	74.2	72.7	73.1
35~39	84.7	85.1	85.6	83.5	74.3	75.0	75.1	72.7
40~44	86.1	85.7	86.7	85.8	75.8	77.6	75.8	74.1
45~49	85.8	86.3	84.2	86.9	78.0	79.5	79.0	75.6
50~54	88.2	89.2	87.8	87.7	78.4	80.2	78.8	76.0
55~59	87.8	86.0	89.7	87.5	79.9	82.8	77.5	79.5
合计	84.5	84.5	84.5	84.6	75.0	76.3	74.8	73.9

（4）臀围

男女成年人臀围平均数分别为94.6厘米、91.5厘米，随年龄增长呈波动变化。变化范围，男性为94.0~95.4厘米，女性为89.5~92.8厘米。男性各年龄组臀围平均数均大于同龄女性。男性臀围平均数表现为30~34岁城镇非体力劳动者最大，为96.6厘米，20~24岁城镇非体力劳动者最小，为92.6厘米；女性臀围平均数表现为45~49岁农民最大，为93.4厘米，20~24岁城镇体力劳动者最小，为89.3厘米（表22）。

表22　温州市成年人臀围平均数　　　　　　　　　单位：厘米

年龄组	男				女			
（岁）	合计	农民	城镇体力	城镇非体力	合计	农民	城镇体力	城镇非体力
20~24	94.3	95.4	94.9	92.6	89.5	89.5	89.3	89.6
25~29	94.8	94.0	95.1	95.3	90.7	90.6	90.4	91.1
30~34	95.4	95.7	93.8	96.6	91.7	91.7	91.4	92.0
35~39	94.7	95.0	95.3	93.8	91.0	91.3	92.0	89.7
40~44	95.0	94.7	95.1	95.3	92.5	93.3	92.4	91.9
45~49	94.0	94.7	92.7	94.8	92.8	93.4	93.0	91.9
50~54	94.4	95.1	94.1	94.2	92.0	92.8	92.7	90.6
55~59	94.3	93.8	94.8	94.2	91.9	92.8	91.1	91.8
合计	94.6	94.8	94.5	94.6	91.5	91.9	91.5	91.1

（5）腰臀比

男女成年人腰臀比平均数分别为0.89、0.83，除55~59岁男性外，随年龄增长而增大。变化范围，男性为0.84~0.94，女性为0.78~0.89。男性各年龄组腰臀比平均数均大于同龄女性（表23）。

表23　温州市成年人腰臀比平均数

年龄组	男				女			
（岁）	合计	农民	城镇体力	城镇非体力	合计	农民	城镇体力	城镇非体力
20~24	0.84	0.84	0.84	0.84	0.78	0.76	0.76	0.77
25~29	0.85	0.86	0.86	0.86	0.78	0.79	0.78	0.78
30~34	0.87	0.86	0.88	0.87	0.81	0.79	0.80	0.80
35~39	0.90	0.90	0.89	0.89	0.82	0.82	0.81	0.82
40~44	0.90	0.91	0.90	0.90	0.83	0.82	0.81	0.82
45~49	0.91	0.91	0.92	0.91	0.85	0.85	0.82	0.84
50~54	0.94	0.93	0.93	0.93	0.87	0.85	0.84	0.85
55~59	0.92	0.95	0.93	0.93	0.89	0.85	0.87	0.87
合计	0.89	0.89	0.89	0.89	0.83	0.82	0.81	0.82

（6）体脂率

男女成年人体脂率平均数分别为21.5%、27.6%。男性各年龄组体脂率平均数随年龄增长呈波动变化，变化范围为19.0%~22.8%；女性各年龄组体脂率平均数随年龄增加而增大，变化范围为23.5%~29.9%。女性各年龄组体脂率平均数均大于同龄男性。男性体脂率平均数表现为50~54岁农民最大，为23.6%，20~24岁城镇非体力劳动者最小，为17.9%；女性体脂率平均数表现为55~59岁农民最大，为30.7%，20~24岁农民最小，为23.0%（表24）。

表24　温州市成年人体脂率平均数　　　　　　　　　单位：%

年龄组	男				女			
（岁）	合计	农民	城镇体力	城镇非体力	合计	农民	城镇体力	城镇非体力
20~24	19.0	19.3	19.9	17.9	23.5	23.0	23.7	24.0
25~29	20.8	20.2	21.2	21.1	25.3	24.6	25.9	25.5
30~34	21.4	21.5	20.5	22.4	26.8	26.3	27.1	26.9
35~39	21.8	21.8	22.5	21.2	27.4	28.1	28.4	25.6
40~44	22.2	22.1	22.1	22.4	28.3	29.1	28.8	27.1
45~49	21.9	22.4	20.9	22.5	29.5	29.8	30.1	28.8
50~54	22.8	23.6	22.4	22.5	29.7	30.2	30.3	28.6

续表

年龄组	男				女			
（岁）	合计	农民	城镇体力	城镇非体力	合计	农民	城镇体力	城镇非体力
55~59	22.2	21.5	23.3	21.7	29.9	30.7	29.2	30.0
合计	21.5	21.5	21.6	21.5	27.6	27.7	27.9	27.1

2. 身体机能

（1）安静脉搏

男女成年人安静脉搏的平均数分别为79.4次/分、79.7次/分，随年龄增长而呈波动变化。变化范围，男性为77.9~81.6次/分，女性为77.7~82.9次/分。除25~29岁、35~39岁、50~54岁年龄组外，男性安静脉搏平均数表现为城镇体力劳动者最大；除20~24岁、25~29岁年龄组外，女性安静脉搏平均数表现为农民最大（表25）。

表25　温州市成年人安静脉搏平均数　　　　　　　　　　　　　　　　　　单位：次/分

年龄组	男				女			
（岁）	合计	农民	城镇体力	城镇非体力	合计	农民	城镇体力	城镇非体力
20~24	81.6	76.3	85.1	83.1	82.9	82.2	83.3	83.3
25~29	80.0	78.8	79.4	81.6	81.8	81.9	80.7	83.0
30~34	81.0	78.6	82.3	82.0	80.4	81.9	78.5	80.7
35~39	78.2	79.7	75.8	79.1	79.9	81.2	79.8	78.9
40~44	79.2	78.1	81.3	78.0	79.0	81.1	76.8	79.1
45~49	79.2	77.2	81.4	78.9	77.7	77.8	77.7	77.5
50~54	77.9	79.6	79.4	74.9	78.1	79.6	78.2	76.7
55~59	77.9	78.9	79.9	74.7	78.1	80.2	77.5	76.7
合计	79.4	78.4	80.6	79.1	79.7	80.7	79.1	79.3

（2）血压

男女成年人收缩压平均数分别为131.7毫米汞柱、123.6毫米汞柱，舒张压平均数分别为83.4毫米汞柱、76.2毫米汞柱。除20~24岁、55~59岁年龄组外，男性各年龄组收缩压平均数随年龄增长而增大，变化范围为127.4~137.6毫米汞柱；除20~24岁、35~39岁年龄组外，女性各年龄组收缩压平均数随年龄增长而增大，变化范围为116.3~135.7毫米汞柱。除55~59岁年龄组外，男性各年龄组舒张压平均数随年龄增加而增大，变化范围为77.8~88.1毫米汞柱；除20~24岁年龄组外，女性各年龄组舒张压平均数随年龄增加而增大，变化范围为71.7~82.5毫米汞柱。男性各年龄组收缩压和舒张压平均数均大于同龄女性。整体上男女成年人的收缩压和舒张压平均数农民更大（表26、表27）。

表26　温州市成年人收缩压平均数　　　　　　　　　　　　　　　　　　单位：毫米汞柱

年龄组	男				女			
（岁）	合计	农民	城镇体力	城镇非体力	合计	农民	城镇体力	城镇非体力
20~24	128.5	126.4	131.0	128.0	117.7	118.0	118.3	116.7
25~29	127.4	129.0	127.9	125.5	116.3	116.2	117.2	115.6
30~34	127.7	126.0	129.8	127.3	119.5	121.3	118.1	119.0
35~39	129.1	130.3	129.3	127.9	118.3	122.1	116.8	116.1
40~44	131.7	134.1	130.4	130.8	121.5	122.0	121.8	120.7
45~49	134.3	136.8	132.1	134.1	127.3	128.6	125.7	127.7
50~54	137.6	138.0	138.3	136.6	132.2	134.9	130.9	130.9
55~59	137.4	140.1	136.3	136.0	135.7	135.9	133.3	138.1
合计	131.7	132.5	131.9	130.7	123.6	124.9	122.8	123.3

表27 温州市成年人舒张压平均数　　　　　　单位：毫米汞柱

年龄组（岁）	男				女			
	合计	农民	城镇体力	城镇非体力	合计	农民	城镇体力	城镇非体力
20~24	77.8	77.8	79.2	76.3	72.2	72.6	71.8	72.3
25~29	79.1	81.6	78.2	77.8	71.7	71.8	71.7	71.7
30~34	80.2	78.7	82.0	80.1	73.1	72.7	72.7	73.8
35~39	82.7	83.8	82.8	81.6	73.8	75.9	73.3	72.3
40~44	85.9	86.5	84.2	87.0	76.1	76.0	75.9	76.5
45~49	86.5	88.5	84.0	87.0	78.0	77.5	78.5	78.0
50~54	88.1	88.1	88.2	88.0	81.9	83.6	80.5	81.7
55~59	87.3	89.5	87.0	85.5	82.5	84.2	80.2	83.1
合计	83.4	84.2	83.2	82.9	76.2	76.8	75.6	76.3

（3）肺活量

男女成年人肺活量的平均数分别为3579.3毫升、2491.8毫升，除25~29岁年龄组女性，随年龄增长而下降。变化范围，男性为2891.6~4018.5毫升，女性为2123.9~2755.5毫升。男性各年龄组肺活量平均数均大于同龄女性。除20~24岁、25~29岁、30~34岁、55~59岁年龄组外，男性肺活量平均数表现为城镇非体力劳动者最大；除20~24岁、30~34岁、40~44岁年龄组外，女性肺活量平均数表现为城镇体力劳动者最大（表28）。

表28 温州市成年人肺活量平均数　　　　　　单位：毫升

年龄组（岁）	男				女			
	合计	农民	城镇体力	城镇非体力	合计	农民	城镇体力	城镇非体力
20~24	4018.5	4033.5	4073.4	3949.8	2725.0	2612.8	2776.2	2795.5
25~29	3892.6	3803.8	4037.7	3831.3	2755.5	2709.4	2795.8	2758.2
30~34	3792.0	3845.0	3830.2	3700.7	2684.2	2652.5	2699.4	2700.1
35~39	3662.2	3636.1	3604.4	3745.1	2596.4	2572.6	2645.3	2570.3
40~44	3577.4	3604.7	3468.6	3662.9	2497.6	2454.6	2513.9	2521.8
45~49	3521.4	3409.1	3414.9	3734.1	2340.8	2319.9	2406.3	2295.1
50~54	3247.8	3020.1	3204.1	3507.2	2232.3	2215.9	2315.7	2164.4
55~59	2891.6	2991.8	2735.6	2962.0	2123.9	2082.9	2195.5	2092.8
合计	3579.3	3549.2	3546.1	3641.6	2491.8	2451.6	2543.5	2478.3

3. 身体素质

（1）力量素质

握力主要反映受试者前臂及手部肌肉的最大力量，从一个侧面反映受试者的最大肌力。

男女成年人握力平均数分别为43.0千克、26.3千克，随年龄增长而呈波动变化。变化范围，男性为41.4~44.1千克，女性为25.3~27.2千克。男性各年龄组握力平均数明显大于同龄女性。除45~49岁年龄组，男性握力平均数表现为城镇体力劳动者最大；女性握力平均数表现为城镇体力劳动者最大（表29）。

表29 温州市成年人握力平均数　　　　　　单位：千克

年龄组（岁）	男				女			
	合计	农民	城镇体力	城镇非体力	合计	农民	城镇体力	城镇非体力
20~24	41.6	40.9	42.8	41.2	25.6	25.5	26.6	24.4
25~29	42.0	41.6	44.2	40.2	26.4	26.5	27.4	25.1
30~34	43.0	42.4	43.5	43.1	26.9	27.0	28.3	25.4
35~39	44.1	43.4	46.3	42.8	27.0	26.5	28.4	26.3
40~44	44.0	43.3	45.1	43.5	26.6	27.0	27.2	25.6

年龄组 （岁）	男				女			
	合计	农民	城镇体力	城镇非体力	合计	农民	城镇体力	城镇非体力
45~49	44.1	44.5	43.9	43.8	27.2	27.2	27.2	27.0
50~54	43.7	43.7	44.0	43.4	25.9	25.3	27.0	25.3
55~59	41.4	40.3	41.9	41.9	25.3	24.5	26.4	24.9
合计	43.0	42.5	44.0	42.5	26.3	26.2	27.3	25.5

背力反映的是受试者腰背部伸展动作的最大肌力，从一个侧面反映受试者的最大肌力。

男女成年人背力平均数分别为115.7千克、67.2千克。除50~54岁、55~59岁年龄组和30~34岁年龄组男性，男女性背力平均数随着年龄增长而增大。变化范围，男性为109.9~120.1千克，女性为64.7~70.2千克。男性各年龄组背力平均数均大于同龄女性。除30~34岁、40~44岁、55~59岁年龄组，男性背力平均数表现为城镇体力劳动者最大；女性背力平均数表现为城镇体力劳动者最大（表30）。

表30　温州市成年人背力平均数　　　　　　　　　　　　单位：千克

年龄组 （岁）	男				女			
	合计	农民	城镇体力	城镇非体力	合计	农民	城镇体力	城镇非体力
20~24	112.6	112.6	114.8	110.4	65.4	65.9	66.4	63.5
25~29	115.3	113.3	121.7	110.8	66.0	65.2	68.7	63.8
30~34	114.5	111.9	115.6	116.0	68.1	68.8	70.4	65.1
35~39	116.3	115.1	119.0	114.6	68.9	67.9	71.8	67.1
40~44	117.1	117.5	116.4	117.4	69.0	68.8	72.2	66.1
45~49	120.1	118.9	121.4	120.1	70.2	68.3	73.0	69.3
50~54	120.0	114.7	122.7	122.2	64.7	60.0	70.6	63.1
55~59	109.9	109.3	107.5	113.1	65.3	58.0	70.9	67.0
合计	115.7	114.2	117.4	115.6	67.2	65.3	70.5	65.7

纵跳主要反映受试者的下肢爆发力和全身协调用力的能力，从一个侧面反映受试者力量素质。

男女成年人纵跳平均数分别为33.9厘米、23.2厘米，除30~34岁年龄组男性，随着年龄的增长而减小。变化范围，男性为26.8~40.1厘米，女性为19.8~26.6厘米。男性各年龄组纵跳平均数均大于同龄女性。除20~24岁、35~39岁年龄组，女性纵跳平均数表现为城镇体力劳动者最大（表31）。

表31　温州市成年人纵跳平均数　　　　　　　　　　　　单位：厘米

年龄组 （岁）	男				女			
	合计	农民	城镇体力	城镇非体力	合计	农民	城镇体力	城镇非体力
20~24	40.1	42.0	39.3	39.3	26.6	27.5	26.2	26.0
25~29	37.1	37.5	37.2	36.5	25.8	25.6	25.9	25.8
30~34	37.7	37.5	37.8	37.7	24.9	25.1	25.2	24.3
35~39	35.8	36.9	33.5	37.1	24.2	23.2	24.5	25.1
40~44	33.1	33.1	32.5	33.8	23.1	22.7	23.8	22.7
45~49	31.4	31.4	30.2	32.5	21.6	21.2	22.3	21.3
50~54	28.5	27.6	28.4	29.3	20.2	19.7	21.3	19.4
55~59	26.8	27.8	26.3	26.6	19.8	19.3	21.8	18.2
合计	33.9	34.3	33.1	34.2	23.2	23.0	23.9	22.8

1分钟仰卧起坐和俯卧撑（男）/跪卧撑（女）反映的是受试者的肌肉耐力，从一个侧面反映人体的力量素质。

男女成年人1分钟仰卧起坐平均数分别为24.5次、20.3次，除25~29岁年龄组男性，随年龄增加而减少。

变化范围，男性为18.0~28.9次，女性为13.8~26.5次。男性各年龄组1分钟仰卧起坐平均数均大于同龄女性。除少数年龄组外，男女性成年人1分钟仰卧起坐平均数表现为城镇非体力劳动者最大（表32）。

表32　温州市成年人1分钟仰卧起坐平均数　　　　　　　　　　　　单位：次

年龄组（岁）	男				女			
	合计	农民	城镇体力	城镇非体力	合计	农民	城镇体力	城镇非体力
20~24	28.3	29.1	27.4	28.4	26.5	27.1	25.4	27.1
25~29	28.9	27.7	29.5	29.5	23.8	22.8	25.2	23.2
30~34	27.0	27.1	25.8	28.1	22.4	22.1	22.0	23.1
35~39	25.2	24.6	23.9	27.1	22.3	21.3	20.3	25.2
40~44	24.2	25.3	22.9	24.5	19.9	19.3	19.5	20.8
45~49	23.0	23.6	20.7	24.9	19.2	19.4	18.4	19.8
50~54	21.1	21.4	18.9	23.1	15.0	15.4	16.3	13.2
55~59	18.0	19.6	16.6	17.9	13.8	14.7	14.8	11.7
合计	24.5	24.8	23.2	25.5	20.3	20.3	20.3	20.4

男女成年人俯卧撑（男）/跪卧撑（女）平均数分别为24.8次、24.1次，男性俯卧撑平均数随年龄增加而减小，女性跪卧撑平均数则呈波动下降的趋势。变化范围，男性为18.5~29.1次，女性为22.4~25.8次。除40~44岁、50~54岁、55~59岁年龄组，男性各年龄组俯卧撑平均数大于女性跪卧撑平均数。除25~29岁、30~34岁、50~54岁年龄组，男性俯卧撑平均数表现为农民最大；除40~44岁、45~49岁年龄组，女性跪卧撑平均数表现为城镇体力劳动者最大（表33）。

表33　温州市成年人俯卧撑（男）/跪卧撑（女）平均数　　　　　　单位：次

年龄组（岁）	男				女			
	合计	农民	城镇体力	城镇非体力	合计	农民	城镇体力	城镇非体力
20~24	29.1	31.6	28.5	27.5	25.8	26.4	26.8	23.8
25~29	27.5	27.7	30.3	24.7	24.2	24.1	27.7	20.3
30~34	26.2	26.2	27.7	24.7	24.7	24.7	24.9	24.5
35~39	26.1	27.2	25.2	26.1	24.0	23.3	25.8	22.9
40~44	24.7	26.2	23.9	24.2	24.8	21.6	26.2	26.5
45~49	24.7	26.2	25.1	23.0	24.1	21.9	25.1	25.2
50~54	21.2	21.1	21.5	21.0	22.7	20.5	27.0	20.5
55~59	18.5	20.6	18.9	15.9	22.4	19.0	25.5	22.8
合计	24.8	25.9	25.1	23.5	24.1	22.7	26.1	23.3

（2）柔韧素质

坐位体前屈反映的是受试者的柔韧素质。

男女成年人坐位体前屈平均数分别为6.6厘米、9.9厘米，随年龄增长呈波动变化。变化范围，男性为5.2~8.3厘米，女性为9.0~11.2厘米。女性各年龄组坐位体前屈平均数大于同龄男性。除45~49岁年龄组外，男性成年人坐位体前屈表现为城镇体力劳动者最大；除20~24岁、45~49岁年龄组外，女性成年人坐位体前屈平均数表现为城镇体力劳动者最大（表34）。

表34　温州市成年人坐位体前屈平均数　　　　　　　　　　　　　单位：厘米

年龄组（岁）	男				女			
	合计	农民	城镇体力	城镇非体力	合计	农民	城镇体力	城镇非体力
20~24	7.4	7.6	9.6	5.0	11.2	10.3	11.5	11.8
25~29	6.2	5.3	7.6	5.8	9.9	7.6	11.5	10.2
30~34	5.4	5.0	7.8	3.6	10.5	10.0	11.8	9.7
35~39	5.2	5.3	6.9	3.5	9.0	8.1	10.5	8.4

年龄组	男				女			
（岁）	合计	农民	城镇体力	城镇非体力	合计	农民	城镇体力	城镇非体力
40~44	8.3	9.1	9.2	6.6	10.0	8.3	11.4	10.2
45~49	8.1	9.2	9.0	6.2	9.3	8.2	9.5	10.0
50~54	7.0	7.2	8.0	5.7	9.2	7.6	11.8	8.1
55~59	5.4	5.1	6.7	4.3	10.1	7.0	12.5	10.7
合计	6.6	6.7	8.1	5.1	9.9	8.4	11.3	9.9

（3）平衡能力

闭眼单脚站立反映的是受试者的平衡能力。

男女成年人闭眼单脚站立平均数分别为49.2秒、58.7秒，随年龄增长而减少。变化范围，男性为33.3~65.9秒，女性为39.6~75.4秒。女性成年人各年龄组闭眼单脚站立平均数均大于同龄男性。除20~24岁、40~44岁年龄组，男性成年人闭眼单脚站立平均数表现为城镇体力劳动者最大；除25~29岁年龄组，女性成年人闭眼单脚站立平均数表现为城镇体力劳动者最大（表35）。

表35　温州市成年人闭眼单脚站立平均数　　　　　　单位：秒

年龄组	男				女			
（岁）	合计	农民	城镇体力	城镇非体力	合计	农民	城镇体力	城镇非体力
20~24	65.9	70.5	70.3	57.2	75.4	79.3	80.3	64.7
25~29	60.3	60.8	68.2	51.7	67.7	75.6	73.8	52.9
30~34	54.1	54.9	59.5	48.0	66.6	66.4	74.1	59.5
35~39	51.9	54.4	55.2	46.2	64.7	65.6	73.1	55.2
40~44	48.7	48.5	47.7	49.9	63.3	64.2	73.8	51.8
45~49	42.7	42.8	48.5	36.8	49.1	53.2	55.9	38.5
50~54	36.6	31.5	43.9	34.1	44.5	44.3	46.3	42.8
55~59	33.3	33.6	35.9	30.2	39.6	37.8	55.2	25.7
合计	49.2	49.7	53.6	44.4	58.7	60.8	66.5	48.5

（4）反应能力

选择反应时反映的是受试者的反应能力。

男女成年人选择反应时平均数分别为0.51秒、0.53秒。变化范围，男性为0.48~0.55秒，女性为0.50~0.57秒。男性成年人各年龄组反应能力均好于同龄女性。除30~34岁、40~44岁、55~59岁年龄组，男性反应能力表现为城镇体力劳动者最好；除20~24岁、30~34岁年龄组，女性反应能力表现为城镇体力劳动者最好（表36）。

表36　温州市成年人选择反应时平均数　　　　　　单位：秒

年龄组	男				女			
（岁）	合计	农民	城镇体力	城镇非体力	合计	农民	城镇体力	城镇非体力
20~24	0.48	0.47	0.46	0.50	0.50	0.49	0.50	0.53
25~29	0.49	0.49	0.48	0.50	0.51	0.50	0.49	0.52
30~34	0.50	0.50	0.50	0.49	0.52	0.51	0.52	0.53
35~39	0.49	0.49	0.48	0.49	0.51	0.51	0.50	0.52
40~44	0.50	0.49	0.51	0.51	0.52	0.53	0.51	0.54
45~49	0.51	0.51	0.51	0.53	0.54	0.54	0.52	0.57
50~54	0.53	0.53	0.52	0.55	0.56	0.57	0.55	0.57
55~59	0.55	0.53	0.56	0.57	0.57	0.58	0.56	0.58
合计	0.51	0.50	0.50	0.52	0.53	0.53	0.52	0.55

（三）老年人（60~79岁）

1. 身体形态

（1）身高

男女老年人身高平均数分别为164.1厘米、153.1厘米，除75~79岁年龄组，随年龄增长而减小。变化范围，男性为162.6~166.0厘米，女性为152.1~154.2厘米。男性各年龄组身高平均数均大于同龄女性。除75~79岁年龄组的女性，男女性身高平均数表现为城镇大于乡村（表37）。

表37　温州市老年人身高平均数　　　　　　　　　　　　单位：厘米

年龄组（岁）	男			女		
	合计	乡村	城镇	合计	乡村	城镇
60~64	166.0	164.9	167.2	154.2	153.4	155.1
65~69	164.7	163.6	165.8	153.9	153.3	154.4
70~74	162.6	160.8	164.6	152.1	151.5	152.8
75~79	163.0	162.4	163.6	152.1	152.2	152.0
合计	164.1	162.9	165.3	153.1	152.6	153.7

（2）体重与BMI

男女老年人体重平均数分别为65.4千克、56.7千克，除65~69岁年龄组女性，随年龄增长而减小。变化范围，男性为63.5~67.7千克，女性为55.4~57.3千克。男性各年龄组体重平均数均大于同龄女性。除75~79岁年龄组，男性体重平均数均表现为城镇大于乡村；除75~79岁年龄组，女性体重平均数表现为乡村大于城镇（表38）。

表38　温州市老年人体重平均数　　　　　　　　　　　　单位：千克

年龄组（岁）	男			女		
	合计	乡村	城镇	合计	乡村	城镇
60~64	67.7	66.6	68.9	57.2	58.1	56.4
65~69	66.4	65.2	67.6	57.3	58.6	56.0
70~74	63.9	61.9	66.1	56.5	57.5	55.6
75~79	63.5	65.1	62.0	55.4	54.9	56.1
合计	65.4	64.7	66.1	56.7	57.3	56.0

男女老年人BMI［体重（千克）/身高²（米²）］平均数分别为24.2千克/米²、24.1千克/米²。男性BMI平均数随年龄增长而减小，女性BMI平均数随年龄增长先增长后减小，在70~74岁年龄组达到最大。除75~79岁年龄组，男性BMI平均数表现为城镇大于乡村，而女性BMI平均数表现为乡村大于城镇（表39）。

表39　温州市老年人BMI平均数　　　　　　　　　　　　单位：千克/米²

年龄组（岁）	男			女		
	合计	乡村	城镇	合计	乡村	城镇
60~64	24.5	24.4	24.6	24.1	24.7	23.5
65~69	24.4	24.3	24.5	24.2	24.9	23.5
70~74	24.1	23.8	24.4	24.4	25.0	23.8
75~79	23.8	24.6	23.1	23.9	23.7	24.2
合计	24.2	24.3	24.2	24.1	24.6	23.7

（3）腰围

男女老年人腰围平均数分别为86.7厘米、83.9厘米。除70~74岁年龄组，男性腰围平均数随年龄增长而减小；女性腰围平均数随年龄增长而增大。变化范围，男性为86.2~87.7厘米，女性为82.1~84.9厘米。男性各年龄组腰围平均数均大于同龄女性。除75~79岁年龄组，男性腰围平均数表现为城镇大于乡村；女性腰围平均数表现为乡村大于城镇（表40）。

表40 温州市老年人腰围平均数

表40　温州市老年人腰围平均数　　　　　　　　　　　　　单位：厘米

年龄组（岁）	男			女		
	合计	乡村	城镇	合计	乡村	城镇
60~64	87.7	87.6	87.8	82.1	84.8	79.4
65~69	86.4	85.6	87.3	84.0	87.3	80.8
70~74	86.6	85.5	87.7	84.6	86.9	82.3
75~79	86.2	88.0	84.4	84.9	85.6	84.1
合计	86.7	86.6	86.8	83.9	86.1	81.5

（4）臀围

男女老年人臀围平均数分别为91.8厘米、91.0厘米。除75~79岁年龄组，男性臀围平均数随年龄增长而减小，女性臀围平均数随年龄增长而增大。变化范围，男性为91.5~92.4厘米，女性为90.5~91.3厘米。男性各年龄组臀围平均数均大于同龄女性。女性臀围平均数均表现为乡村大于城镇（表41）。

表41　温州市老年人臀围平均数　　　　　　　　　　　　　单位：厘米

年龄组（岁）	男			女		
	合计	乡村	城镇	合计	乡村	城镇
60~64	92.4	92.0	92.9	90.5	91.7	89.3
65~69	91.6	91.6	91.6	91.2	92.4	90.0
70~74	91.5	91.0	92.0	91.3	92.8	89.8
75~79	91.6	93.4	90.0	91.0	91.6	90.3
合计	91.8	91.9	91.6	91.0	92.1	89.8

（5）腰臀比

男女老年人腰臀比平均数分别为0.94、0.92。整体变化范围不大，男性为0.94~0.95，女性为0.91~0.93。男性各年龄组腰臀比平均数均大于同龄女性。除75~79岁年龄组，女性腰臀比平均数表现为乡村大于城镇（表42）。

表42　温州市老年人腰臀比平均数

年龄组（岁）	男			女		
	合计	乡村	城镇	合计	乡村	城镇
60~64	0.95	0.95	0.94	0.91	0.92	0.89
65~69	0.94	0.93	0.95	0.92	0.94	0.90
70~74	0.94	0.94	0.95	0.93	0.94	0.92
75~79	0.94	0.94	0.94	0.93	0.93	0.93
合计	0.94	0.94	0.95	0.92	0.93	0.91

（6）体脂率

男女老年人体脂率平均数分别为21.7%、31.8%。除75~79岁年龄组，男性体脂率平均数随年龄增长而减小，女性体脂率平均数随年龄增长而增大。变化范围，男性为21.3%~22.6%，女性为31.3%~32.1%。女性各年龄组体脂率平均数均大于同龄男性。除75~79岁年龄组，女性体脂率平均数表现为乡村大于城镇（表43）。

表43　温州市老年人体脂率平均数　　　　　　　　　　　　　单位：%

年龄组（岁）	男			女		
	合计	乡村	城镇	合计	乡村	城镇
60~64	22.6	22.7	22.6	31.3	32.0	30.6
65~69	21.5	21.3	21.7	31.7	32.6	30.8
70~74	21.3	20.8	21.9	32.1	32.7	31.5

续表

年龄组（岁）	男			女		
	合计	乡村	城镇	合计	乡村	城镇
75~79	21.5	22.6	20.5	32.0	31.8	32.2
合计	21.7	21.8	21.7	31.8	32.3	31.2

2. 身体机能

（1）安静脉搏

男女老年人安静脉搏平均数分别为77.3次/分、79.2次/分，随年龄增长呈波动变化。变化范围，男性为76.4~77.7次/分，女性为78.3~80.2次/分。男性各年龄组安静脉搏平均数小于同龄女性。除60~64岁、75~79岁年龄组，男性安静脉搏平均数表现为乡村大于城镇；女性安静脉搏平均数均表现为乡村大于等于城镇（表44）。

表44 温州市老年人安静脉搏平均数　　　　　　　　　　　单位：次/分

年龄组（岁）	男			女		
	合计	乡村	城镇	合计	乡村	城镇
60~64	77.7	75.7	79.9	78.3	80.2	76.4
65~69	76.4	79.4	73.3	79.3	79.3	79.2
70~74	77.7	78.7	76.6	80.2	80.2	80.2
75~79	77.5	77.3	77.7	78.9	79.7	77.9
合计	77.3	77.8	76.8	79.2	79.9	78.5

（2）血压

男女老年人收缩压平均数分别为146.4毫米汞柱、143.8毫米汞柱。除75~79岁年龄组，男女性老年人收缩压平均数随年龄增长而增大。变化范围，男性为141.9~149.6毫米汞柱，女性为138.9~148.0毫米汞柱。男性各年龄组收缩压平均数均高于同龄女性。

男女老年人舒张压平均数分别为85.2毫米汞柱、82.2毫米汞柱，随年龄增长先增加后减小，在65~69岁达到最大值。变化范围，男性为83.3~86.2毫米汞柱，女性为79.0~83.6毫米汞柱。男性各年龄组舒张压平均数均高于同龄女性。男女性舒张压平均数均表现为乡村大于城镇（表45、表46）。

表45 温州市老年人收缩压平均数　　　　　　　　　　　单位：毫米汞柱

年龄组（岁）	男			女		
	合计	乡村	城镇	合计	乡村	城镇
60~64	141.9	142.0	141.7	138.9	143.8	134.0
65~69	146.4	145.4	147.5	143.3	143.6	143.1
70~74	149.6	150.7	148.3	148.0	148.9	147.1
75~79	147.6	147.5	147.7	145.3	140.9	150.9
合计	146.4	146.4	146.3	143.8	144.3	143.3

表46 温州市老年人舒张压平均数　　　　　　　　　　　单位：毫米汞柱

年龄组（岁）	男			女		
	合计	乡村	城镇	合计	乡村	城镇
60~64	85.8	86.6	85.1	82.7	86.4	79.0
65~69	86.2	87.3	85.2	83.6	84.9	82.3
70~74	85.3	87.7	82.6	83.0	83.7	82.3
75~79	83.3	86.7	80.0	79.0	79.6	78.3
合计	85.2	87.1	83.2	82.2	83.7	80.6

（3）肺活量

男女老年人肺活量平均数分别为2369.5毫升、1583.0毫升，随年龄增长而减小。变化范围，男性为2116.9～2661.4毫升，女性为1398.6～1769.6毫升。男性各年龄组肺活量平均数均大于同龄女性。除75～79岁年龄组女性，男女性肺活量平均数表现为城镇大于乡村（表47）。

表47 温州市老年人肺活量平均数　　　　　　　　　　　　　　　　单位：毫升

年龄组（岁）	男			女		
	合计	乡村	城镇	合计	乡村	城镇
60～64	2661.4	2624.6	2699.8	1769.6	1687.7	1853.0
65～69	2483.6	2477.0	2490.5	1630.1	1574.3	1685.0
70～74	2208.2	2180.1	2239.6	1505.3	1493.6	1517.1
75～79	2116.9	2100.0	2132.5	1398.6	1445.7	1336.1
合计	2369.5	2349.5	2390.0	1583.0	1551.5	1616.8

（4）2分钟原地高抬腿

男女老年人2分钟原地高抬腿平均数分别为93.3次、104.4次，除65～69岁年龄组男性，随年龄增长而减少。变化范围，男性为89.6～96.4次，女性为89.0～116.3次。除75～79岁年龄组，女性各年龄组2分钟原地高抬腿平均数均大于同龄男性。男女性2分钟原地高抬腿平均数均表现为城镇明显大于乡村（表48）。

表48 温州市老年人2分钟原地高抬腿平均数　　　　　　　　　　　单位：次

年龄组（岁）	男			女		
	合计	乡村	城镇	合计	乡村	城镇
60～64	95.4	84.3	107.1	116.3	92.1	140.5
65～69	96.4	83.9	109.4	105.0	81.6	128.4
70～74	91.4	75.5	109.6	104.9	82.8	126.7
75～79	89.6	69.1	109.0	89.0	71.7	111.4
合计	93.3	78.4	108.8	104.4	82.1	127.8

3. 身体素质

（1）力量素质

握力主要反映受试者前臂及手部肌肉的最大力量，从一个侧面反映受试者的最大肌力。

男女老年人握力平均数分别为34.1千克、21.3千克，随年龄增长而减小。变化范围，男性为30.3～37.8千克，女性为20.2～22.4千克。男性各年龄组握力平均数均高于同龄女性。除70～74岁年龄组的女性，男女性握力平均数表现为城镇大于乡村（表49）。

表49 温州市老年人握力平均数　　　　　　　　　　　　　　　　　单位：千克

年龄组（岁）	男			女		
	合计	乡村	城镇	合计	乡村	城镇
60～64	37.8	36.9	38.9	22.4	21.7	23.1
65～69	35.8	34.9	36.7	22.0	21.3	22.6
70～74	32.3	30.8	33.9	20.6	20.8	20.5
75～79	30.3	30.1	30.6	20.2	20.0	20.4
合计	34.1	33.2	35.0	21.3	21.0	21.7

30秒坐站主要反映受试者的下肢力量，从一个侧面反映受试者力量素质。

男女老年人30秒坐站平均数分别为12.3次、11.4次，随年龄增加而减少。变化范围，男性为10.7～13.4次，女性为9.9～12.6次。男性各年龄组30秒坐站平均数均大于同龄女性。男女性30秒坐站平均数均表现为城镇大于乡村（表50）。

表50　温州市老年人30秒坐站平均数　　　　　　　　　　单位：次

年龄组（岁）	男			女		
	合计	乡村	城镇	合计	乡村	城镇
60~64	13.4	11.9	15.0	12.6	11.1	14.0
65~69	13.1	11.8	14.4	11.5	9.8	13.2
70~74	11.8	10.5	13.2	11.2	10.1	12.4
75~79	10.7	9.3	11.9	9.9	9.2	11.0
合计	12.3	10.9	13.6	11.4	10.0	12.7

（2）柔韧素质

坐位体前屈反映的是受试者的柔韧素质。

男女老年人坐位体前屈平均数分别为1.7厘米、6.1厘米，随年龄增长而减小。变化范围男性为−0.5~3.5厘米，女性为4.0~7.4厘米。女性各年龄组坐位体前屈平均数均大于同龄男性。男性坐位体前屈平均数表现为乡村大于城镇，而女性坐位体前屈平均数表现为城镇大于等于乡村（表51）。

表51　温州市老年人坐位体前屈平均数　　　　　　　　　　单位：厘米

年龄组（岁）	男			女		
	合计	乡村	城镇	合计	乡村	城镇
60~64	3.5	3.9	3.1	7.4	5.5	9.3
65~69	3.1	3.3	3.0	7.0	6.3	7.7
70~74	0.6	1.0	0.2	5.7	3.9	7.5
75~79	−0.5	0.3	−1.2	4.0	4.0	4.0
合计	1.7	2.2	1.3	6.1	4.9	7.3

（3）平衡能力

闭眼单脚站立反映的是受试者的平衡能力。

男女老年人闭眼单脚站立平均数分别为17.9秒、17.1秒，除65~69岁年龄组男性，随年龄增长而减小。变化范围，男性为15.9~20.2秒，女性为13.1~19.6秒。除60~64岁、70~74岁年龄组，男性各年龄组闭眼单脚站立平均数大于同龄女性。男女性闭眼单脚站立平均数均表现为乡村大于城镇（表52）。

表52　温州市老年人闭眼单脚站立平均数　　　　　　　　　　单位：秒

年龄组（岁）	男			女		
	合计	乡村	城镇	合计	乡村	城镇
60~64	18.8	22.1	15.4	19.6	22.9	16.5
65~69	20.2	25.6	14.8	18.5	22.9	14.1
70~74	16.6	20.4	12.3	16.8	22.3	11.5
75~79	15.9	18.2	13.8	13.1	15.6	9.8
合计	17.9	21.7	14.1	17.1	20.9	13.2

（4）反应能力

选择反应时反映的是受试者的反应能力。

男女老年人选择反应时平均数分别为0.66秒、0.68秒，随年龄增长而增大。变化范围，男性为0.61~0.71秒，女性为0.64~0.78秒。男性各年龄组选择反应时平均数均小于同龄女性。除60~64岁年龄组，男性选择反应时平均数表现为城镇小于乡村；女性选择反应时平均数表现为城镇小于等于乡村（表53）。

表53　温州市老年人选择反应时平均数　　　　　　　　　　　　　　　　单位：秒

年龄组（岁）	男			女		
	合计	乡村	城镇	合计	乡村	城镇
60~64	0.61	0.60	0.62	0.64	0.65	0.62
65~69	0.63	0.64	0.62	0.65	0.65	0.65
70~74	0.68	0.69	0.67	0.69	0.70	0.68
75~79	0.71	0.73	0.69	0.78	0.78	0.78
合计	0.66	0.66	0.65	0.68	0.69	0.67

四、2020年与2014年监测结果比较

（一）幼儿（3~6岁）

从形态指标来看，与2014年相比，2020年男幼儿身高、坐高和体重平均数无明显差异，表明6年来男幼儿生长发育速度基本不变。2020年乡村男幼儿（$p<0.05$）和城镇男幼儿（$p<0.01$）胸围平均数均小于2014年，且存在显著性差异（$p<0.01$），表明6年内男幼儿胸围明显减小。

身体机能指标中，与2014年相比，2020年男幼儿安静心率平均数均增加，且存在显著性差异（$p<0.01$）。

身体素质指标中，与2014年相比，2020年乡村男幼儿双脚连续跳（$p<0.05$）、坐位体前屈（$p<0.01$）和走平衡木（$p<0.01$）平均数均有所下降，且存在显著性差异；城镇男幼儿坐位体前屈平均数明显上升（$p<0.05$）。这说明6年时间里，乡村男幼儿的灵敏素质和平衡能力有所提高，但柔韧素质有所下降；而城镇男幼儿的柔韧素质有所提升。相较而言，乡村男幼儿的身体素质提升更明显（表54）。

表54　2020年、2014年温州市男性幼儿体质指标比较

指标	2020年		2014年	
	乡村	城镇	乡村	城镇
身高（厘米）	110.7	111.2	110.6	111.9
坐高（厘米）	63.1	63.1	62.4	62.9
体重（千克）	19.7	19.8	19.5	20.2
胸围（厘米）	53.9*	54.1**	55.0	56.1
安静心率（次/分）	99.5**	99.5**	85.0	83.6
双脚连续跳（秒）	6.3*	6.7	6.9	6.8
立定跳远（厘米）	86.2	86.1	82.2	89.2
坐位体前屈（厘米）	9.3**	10.3*	10.9	9.1
走平衡木（秒）	7.8**	8.5	11.2	8.0

注：*代表$p<0.05$，**代表$p<0.01$，下同。

从形态指标来看，与2014年相比，2020年女幼儿身高、坐高和体重平均数无明显差异，表明6年内女幼儿生长发育速度基本不变。2020年乡村女幼儿和城镇女幼儿胸围平均数均小于2014年，且存在显著性差异（$p<0.01$），表明6年内女幼儿胸围明显减小。

身体机能指标中，与2014年相比，2020年女幼儿安静心率平均数均增加，且存在显著性差异（$p<0.01$）。

身体素质指标中，与2014年相比，2020年乡村女幼儿坐位体前屈和走平衡木平均数有所下降，且存在显著性差异（$p<0.01$），表明6年内乡村女幼儿的柔韧素质有所下降，但平衡能力有所提升。城镇女幼儿双脚连续跳、立定跳远、坐位体前屈平均数增加，走平衡木平均数减少，但均不存在显著性差异（表55）。

表55　2020年、2014年温州市女性幼儿体质指标比较

指标	2020年		2014年	
	乡村	城镇	乡村	城镇
身高（厘米）	109.1	110.4	109.6	110.7
坐高（厘米）	62.2	62.6	61.7	62.1
体重（千克）	18.7	19.0	18.8	19.2
胸围（厘米）	52.3**	52.8**	53.9	54.2
安静心率（次/分）	99.5**	101.0**	86.4	86.7
双脚连续跳（秒）	6.6	6.7	6.9	6.6
立定跳远（厘米）	80.8	83.3	75.9	82.7
坐位体前屈（厘米）	12.0**	12.8	13.5	12.1
走平衡木（秒）	7.8**	8.4	10.7	9.4

（二）成年人（20~59岁）

形态指标方面，与2014年相比，2020年成年男性不同工作种类人群的身高和体重平均数有所上升，其中农民的身高（$p<0.05$）和体重（$p<0.01$）平均数以及城镇体力劳动者的体重平均数（$p<0.05$）存在显著性差异。同时，2020年成年男性不同工作种类人群的腰围和臀围平均数呈上升趋势，除城镇非体力劳动者的腰围平均数外均存在显著性差异（$p<0.01$）。这说明6年时间里，男性成年人的围度和重量均有所增加。

身体机能指标方面，与2014年相比，2020年成年男性不同工作种类人群安静脉搏、收缩压和舒张压平均数均有所上升，且存在显著性差异（$p<0.01$）。此外，2020年城镇体力劳动者（$p<0.05$）和城镇非体力劳动者（$p<0.01$）的肺活量平均数与2014年相比有所下降，且存在显著性差异。这说明6年时间里成年男性的身体机能有明显变化。

身体素质指标方面，与2014年相比，2020年城镇体力劳动者和城镇非体力劳动者的握力平均数有所下降，且存在显著性差异（$p<0.01$）。同时，2020年成年男性不同工作种类人群的背力平均数明显下降（$p<0.01$），坐位体前屈平均数显著增高（农民和城镇体力劳动者$p<0.01$，城镇非体力劳动者$p<0.05$），闭眼单脚站立平均数明显上升（$p<0.01$）。与2014年相比，2020年乡村成年男性选择反应时平均数显著下降（$p<0.01$），城镇非体力劳动者选择反应时平均数显著上升（$p<0.01$）。这表明在6年时间里男性成年人的力量素质和反应能力明显下降，但平衡能力和柔韧素质有所提升（表56）。

表56　2020年、2014年温州市成年男性体质指标比较

指标	2020年			2014年		
	农民	城镇体力	城镇非体力	农民	城镇体力	城镇非体力
身高（厘米）	168.9*	169.1	170.6	168.0	168.5	170.6
体重（千克）	69.1**	68.6*	70.5	65.9	66.9	69.3
腰围（厘米）	84.5**	84.5**	84.6	82.5	82.7	84.3
臀围（厘米）	94.8**	94.5**	94.6**	90.1	90.2	91.6
安静脉搏（次/分）	78.4**	80.6**	79.1**	74.8	76.1	75.2
收缩压（毫米汞柱）	132.5**	131.9**	130.7**	122.1	121.5	119.3
舒张压（毫米汞柱）	84.2**	83.2**	82.9**	79.3	79.5	77.5
肺活量（毫升）	3549.2	3546.1*	3641.6**	3488.3	3647.5	3799.4
握力（千克）	42.5	44.0**	42.5**	42.1	45.6	43.7
背力（千克）	113.2**	117.8**	113.0**	123.0	132.0	123.3
纵跳（厘米）	38.4	36.9	37.6	38.2	37.6	38.7
俯卧撑（个）	28.1	27.9	25.7	22.1	25.8	25.6
坐位体前屈（厘米）	6.7**	8.1**	5.1*	2.3	6.7	3.8
闭眼单脚站立（秒）	49.7**	53.6**	44.4**	26.9	36.6	38.0
选择反应时（秒）	0.50**	0.50	0.52**	0.53	0.50	0.48

注：* 代表$p<0.05$，** 代表$p<0.01$；背力、纵跳、俯卧撑三项指标只包括20~39岁成年人的。

形态指标方面，与2014年相比，2020年成年女性不同工作种类人群的身高、体重平均数有所上升，其中农民的身高以及城镇体力劳动者和非体力劳动者的体重平均数呈显著性差异（$p<0.01$）。同时，2020年三类工作人群的腰围平均数显著下降（$p<0.01$），农民和城镇体力劳动者的臀围平均数显著上升（$p<0.01$）。

身体机能指标方面，与2014年相比，2020年成年女性不同工作种类人群的安静脉搏平均数呈上升趋势，且存在显著性差异（$p<0.01$）。2020年三类工作人群的收缩压和舒张压平均数均上升，且存在显著性差异（$p<0.01$）。2020年女性农民和城镇体力劳动者的肺活量平均数均上升，且存在显著性差异（$p<0.01$）。这说明6年时间里成年女性的身体机能有明显变化。

身体素质方面，与2014年相比，2020年三类不同工作人群的握力平均数有所上升，且均存在显著性差异（$p<0.01$）。2020年城镇体力劳动者的纵跳平均数显著上升（$p<0.01$），农民和城镇体力劳动者的坐位体前屈平均数显著上升（$p<0.01$）。同时，2020年三类工作人群的闭眼单脚站立平均数显著上升（$p<0.01$）。与2014年相比，2020年农民和城镇体力劳动者选择反应时平均数显著下降（$p<0.01$），而城镇非体力劳动者选择反应时平均数显著上升（$p<0.01$）。这说明6年时间里成年女性的上肢力量、柔韧素质和平衡能力提升，农民和城镇体力劳动者的反应能力提升（表57）。

表57　2020年、2014年温州市成年女性体质指标比较

指标	2020年			2014年		
	农民	城镇体力	城镇非体力	农民	城镇体力	城镇非体力
身高（厘米）	157.7**	157.1	158.9	156.3	156.7	158.8
体重（千克）	56.3	56.0**	56.0**	55.8	54.5	54.5
腰围（厘米）	76.3**	74.8**	73.9**	80.3	77.5	75.9
臀围（厘米）	91.9**	91.5**	91.1	90.8	90.2	90.4
安静脉搏（次/分）	80.7**	79.1**	79.3**	72.8	76.3	74.3
收缩压（毫米汞柱）	124.9**	122.8**	123.3**	116.8	111.8	108.7
舒张压（毫米汞柱）	76.8**	75.6**	76.3**	74.8	73.0	70.6
肺活量（毫升）	2451.6**	2543.5**	2478.3	2247.4	2257.6	2424.4
握力（千克）	26.2**	27.3**	25.5**	24.3	25.2	24.4
背力（千克）	67.0	69.3	64.9	65.9	69.3	65.7
纵跳（厘米）	25.4	25.4**	25.3	25.1	24.3	26.2
1分钟仰卧起坐（个）	23.4	23.2	24.5	19.2	19.2	24.8
坐位体前屈（厘米）	8.4**	11.3**	9.9	6.2	7.4	9.3
闭眼单脚站立（秒）	60.8**	66.5**	48.5**	35.3	33.4	39.3
选择反应时（秒）	0.53**	0.52**	0.55**	0.56	0.54	0.51

注：*代表$p<0.05$，**代表$p<0.01$；背力、纵跳、1分钟仰卧起坐三项指标只包括20~39岁成年人的。

（三）老年人（60~69岁）

形态指标方面，与2014年相比，2020年男性老年人身高和体重平均数有所上升，其中乡村男性老年人的体重存在显著性差异（$p<0.05$）。2020年乡村男性老年人的腰围和臀围平均数有所上升，而城镇男性老年人的腰围和臀围平均数有所下降，其中乡村男性老年人的臀围平均数存在显著性差异（$p<0.01$）。

身体机能指标方面，与2014年相比，2020年男性老年人安静脉搏平均数有所上升，其中乡村男性老年人的安静脉搏平均数存在显著性差异（$p<0.01$）。同时，2020年男性老年人的收缩压和舒张压平均数有所上升，且存在显著性差异（$p<0.01$）。

身体素质指标方面，与2014年相比，2020年乡村男性老年人的握力和坐位体前屈平均数均有所上升，且存在显著性差异（$p<0.01$）。而2020年男性老年人的闭眼单脚站立平均数有所上升（$p<0.01$），乡村男性老年人的选择反应时平均数有所下降（$p<0.05$），而城镇男性老年人的选择反应时平均数有所上升（$p<0.01$），且均存在显著性差异。这说明6年时间里男性老年人的力量素质和柔韧素质有所提升，特别是乡村男性老年人，同时男性老年人的平衡能力明显增强，但城镇男性老年人的反应能力有所下降（表58）。

表58 2020年、2014年温州市老年男性体质指标比较

指标	2020年		2014年	
	乡村	城镇	乡村	城镇
身高（厘米）	164.3	166.5	163.1	166.2
体重（千克）	65.9*	68.2	63.1	67.1
腰围（厘米）	86.5	87.5	84.4	88.6
臀围（厘米）	91.8**	92.2	88.1	92.9
安静脉搏（次/分）	77.6**	76.5	71.9	74.2
收缩压（毫米汞柱）	143.7**	144.7**	132.9	134
舒张压（毫米汞柱）	86.9**	85.1**	81.4	77.7
肺活量（毫升）	2548.0	2591.1	2380.2	2743.2
握力（千克）	35.9**	37.7	33.2	36.1
坐位体前屈（厘米）	3.6**	3.0	-0.7	0.2
闭眼单脚站立（秒）	23.9**	15.1**	9.1	8.7
选择反应时（秒）	0.62*	0.62**	0.65	0.53

注：*代表$p<0.05$，**代表$p<0.01$。

形态指标方面，与2014年相比，2020年女性老年人身高平均数有所上升，其中乡村女性老年人身高平均数存在显著性差异（$p<0.05$）。2020年城镇女性老年人的腰围平均数显著下降（$p<0.01$），臀围平均数也明显下降（$p<0.05$）。这说明6年时间里，女性老年人在纵向发展的基础上，围度有所下降，尤其是城镇老年人。

身体机能指标方面，与2014年相比，2020年女性老年人的安静脉搏平均数有所上升，且均存在显著性差异（乡村$p<0.01$，城镇$p<0.05$）。2020年女性老年人的收缩压和舒张压平均数均有所上升，且均存在显著性差异（$p<0.01$）。同时，2020年乡村女性老年人的肺活量平均数显著增加（$p<0.05$）。

身体素质指标方面，与2014年相比，2020年女性老年人握力和坐位体前屈平均数有所上升，除城镇老年人的坐位体前屈平均数外均存在显著性差异（$p<0.01$）。2020年女性老年人的闭眼单脚站立平均数有所上升，且存在显著性差异（$p<0.01$）。与2014年相比，2020年乡村女性老年人的选择反应时平均数显著下降（$p<0.01$），城镇女性老年人的选择反应时平均数显著上升（$p<0.01$）。这说明6年来女性老年人的力量素质、柔韧素质和平衡能力均有所提升，特别是平衡能力。反应能力方面，2020年老年女性较2014年有显著变化，乡村老年女性反应能力增强，而城镇老年女性反应能力有所下降（表59）。

表59 2020年、2014年温州市老年女性体质指标比较

指标	2020年		2014年	
	乡村	城镇	乡村	城镇
身高（厘米）	153.4*	154.7	151.8	154.2
体重（千克）	58.3	56.2	56.8	57.0
腰围（厘米）	86.0	80.1**	88.0	86.9
臀围（厘米）	92.0	89.7*	91.1	91.3
安静脉搏（次/分）	79.8**	77.8*	73.9	74.8
收缩压（毫米汞柱）	143.7**	138.6**	133.1	129.2
舒张压（毫米汞柱）	85.7**	80.7**	80.6	76.6
肺活量（毫升）	1631.5*	1768.2	1494.8	1851.3
握力（千克）	21.5**	22.9**	19.6	20.7
坐位体前屈（厘米）	5.9**	8.5	2.0	7.6
闭眼单脚站立（秒）	22.9**	15.3**	7.7	7.4
选择反应时（秒）	0.65**	0.63**	0.74	0.57

五、小结

2020年，温州市国民体质监测4290人，整体达到合格及以上的比例（合格率）为94.1%，比2014年上升

0.6个百分点，高于全省平均比例0.3个百分点。

男女幼儿身高、体重、胸围平均数随年龄增长而增大；除6岁组女幼儿，胸围指数平均数随年龄增长而减小，表明围度增长速度小于身高增长速度；坐高指数平均数随年龄增长而减小，表明躯干增长速度小于下肢增长速度。男女幼儿身体形态存在性别和城乡差异，男幼儿的长度、围度和重量指标平均数均大于女幼儿，体脂率平均数小于女幼儿。大部分形态指标均表现为城镇幼儿好于乡村幼儿。男幼儿的安静心率平均数要低于女幼儿。男女幼儿速度、灵敏、力量素质和平衡能力随年龄增长而提高；男幼儿速度、灵敏和力量素质好于女幼儿，女幼儿柔韧素质好于男幼儿；城镇幼儿力量素质、柔韧素质和平衡能力好于乡村幼儿。

成年人身高平均数随年龄增长而减小，BMI、腰围、腰臀比平均数随年龄增长而增大，体重、臀围平均数随年龄增长而波动变化，除体脂率外的各项形态指标平均数，男性均大于同龄女性。男性体脂率平均数随年龄增长呈波动变化，女性体脂率平均数随年龄增长而增大，且女性体脂率平均数明显大于男性。成年人的身体机能随年龄增长呈下降趋势，主要表现为收缩压和舒张压平均数升高，肺活量平均数下降。身体机能有明显的性别差异，男性收缩压、舒张压和肺活量平均数大于同龄女性，男女间平均数差值随年龄增长有减小趋势。整体上男女成年人不同工作种类人群收缩压和舒张压平均数农民更大；男性城镇非体力劳动者肺活量平均数最大，女性城镇体力劳动者肺活量平均数最大。成年人的身体素质基本趋势为随年龄增长而下降，各项指标因年龄、性别、工作种类表现出不同的变化特征。成年人下肢力量、肌肉耐力、平衡能力和反应能力随年龄增长而下降；上肢力量、腰背力量和柔韧素质随年龄增长呈波动变化。身体素质有明显的性别差异，男性力量素质和反应能力好于女性，女性柔韧素质和平衡能力好于男性。不同工作种类人群的身体素质表现不同，男女成年人上肢力量、腰背力量、柔韧素质、平衡能力和反应能力表现为城镇体力劳动者最好。

老年人身高、体重平均数随年龄增长而减小；男性老年人的腰围、臀围和体脂率平均数随年龄增长而减小，女性老年人的则表现为随年龄增长而增大。身高、体重、腰围、臀围和腰臀比平均数均表现为男性老年人大于女性老年人，体脂率平均数表现为女性老年人大于男性老年人。城乡比较，女性老年人体重、BMI、腰围、臀围、腰臀比和体脂率平均数均表现为乡村大于城镇。身体机能指标，男女性老年人的收缩压平均数随年龄增长而增加，而肺活量和心肺耐力平均数随年龄增长而减小。收缩压、舒张压和肺活量平均数表现为男性老年人均大于女性老年人，安静脉搏和心肺耐力平均数表现为女性老年人大于男性老年人。乡村老年人的安静脉搏和舒张压平均数大于城镇老年人，男性老年人收缩压平均数城乡差异不大，75岁以下乡村女性老年人收缩压平均数更高但肺活量和心肺耐力平均数小于城镇老年人。老年人身体素质随年龄增加而下降。男性老年人力量素质、平衡能力、反应能力好于女性老年人，女性老年人柔韧素质好于男性老年人。城镇老年人力量素质和反应能力好于乡村老年人，乡村老年人平衡能力好于城镇老年人。

六、建议

（1）加强健康生活方式的宣传和引导。增强全民在日常活动中从事体力活动及体育锻炼的意识，才能鼓励更多的群众走入体育场地。通过科学化的健身指导，引导群众安全有效地锻炼，逐步培养健康的生活习惯。

（2）提升公共体育服务数字化水平。推动公共体育场馆服务数字化，迭代升级科学健身指导，建立运动健身数据库，为群众提供更便捷的公共体育服务。全民健身公共服务是民生事业，以贯彻落实《中共中央 国务院关于支持浙江高质量发展建设共同富裕示范区的意见》为重点，努力率先建成统筹城乡、公平可及、服务便利、运行高效、保障有力的更高水平的全民健身公共服务体系。

（3）2020年与2014年相比，乡村幼儿的身体素质有所提升，但乡村成年人和老年人的身体素质与城镇依然有一定差距。3~6岁正是人体快速生长发育的阶段，是形成良好体质的基础阶段，对我国未来国民体质强弱具有重要影响，在未来应持续推进乡村和城镇幼儿体质健康发展齐头并进。同时还需要着重关注成年人和老年人的城乡差距，推进城乡一体化发展，以提高农村居民对体质与健康的认知程度为目的，结合农村特点有组织、有计划地开展符合农村居民特点的健身活动，引导其积极参与体育锻炼。

（执笔人：张伊丽）

2020年嘉兴市国民
体质监测报告

一、前言

为进一步实施《"健康中国2030"规划纲要》，贯彻落实《浙江省体育局关于开展浙江省第五次国民体质监测的通知》的精神，嘉兴市对全市范围内的幼儿、成年人和老年人开展了第五次国民体质监测工作。

二、监测对象与方法

调查对象为3~79岁的健康国民（7~19岁在校学生除外），采取分层随机整群抽样的原则，共监测有效样本4011人，其中幼儿（3~6岁）787人，成年人（20~59岁）2430人，老年人（60~79岁）794人（表1~表3）。使用SPSS25.0对数据进行统计分析。

表1　幼儿各组别人数统计表　　　　　　　　　　　　　　单位：人

年龄组（岁）	男			女		
	合计	乡村	城镇	合计	乡村	城镇
3	96	49	47	96	46	50
4	98	47	51	103	52	51
5	101	52	49	104	50	54
6	93	45	48	96	49	47
合计	388	193	195	399	197	202

表2　成年人各组别人数统计表　　　　　　　　　　　　　单位：人

年龄组（岁）	男				女			
	合计	农民	城镇体力	城镇非体力	合计	农民	城镇体力	城镇非体力
20~24	151	55	45	51	148	52	45	51
25~29	154	50	54	50	152	51	52	49
30~34	155	54	51	50	148	52	48	48
35~39	144	49	47	48	155	52	54	49
40~44	157	53	52	52	156	50	52	54
45~49	159	51	55	53	153	49	53	51
50~54	147	47	49	51	148	51	47	50
55~59	155	50	53	52	148	51	46	51
合计	1222	409	406	407	1208	408	397	403

表3　老年人各组别人数统计表　　　　　　　　　　　　　单位：人

年龄组（岁）	男			女		
	合计	乡村	城镇	合计	乡村	城镇
60~64	101	48	53	101	46	55
65~69	96	49	47	98	48	50
70~74	103	53	50	102	51	51
75~79	97	52	45	96	48	48
合计	397	202	195	397	193	204

三、体质监测结果概述

（一）幼儿（3~6岁）

1.身体形态

（1）身高与坐高指数

男女幼儿身高平均数分别为111.3厘米、110.2厘米，随年龄增长而增大。变化范围，男幼儿为101.6~120.2

厘米，女幼儿为100.4~118.6厘米。男幼儿各年龄组身高平均数均大于同龄女幼儿。除6岁组女幼儿外，幼儿身高平均数均表现为城镇大于乡村（表4）。

表4　嘉兴市幼儿身高平均数　　　　　　　　　　　　　　单位：厘米

年龄组（岁）	男			女		
	合计	乡村	城镇	合计	乡村	城镇
3	101.6	100.8	102.5	100.4	98.8	101.9
4	107.7	107.0	108.4	107.3	106.8	107.8
5	115.8	115.5	116.1	114.4	113.6	115.1
6	120.2	119.7	120.6	118.6	118.9	118.3
合计	111.3	110.7	111.9	110.2	109.7	110.7

男女幼儿坐高指数［坐高（厘米）/身高（厘米）×100］较为接近，平均数分别为56.8、56.9，均随年龄增长而减小。变化范围，男幼儿为55.8~58.0，女幼儿55.9~58.0。男幼儿坐高指数平均数表现为乡村大于等于城镇；女幼儿除3岁组外，坐高指数平均数均表现为城镇大于乡村（表5）。

表5　嘉兴市幼儿坐高指数平均数

年龄组（岁）	男			女		
	合计	乡村	城镇	合计	乡村	城镇
3	58.0	58.2	57.8	58.0	58.2	57.9
4	57.2	57.2	57.1	57.2	57.1	57.3
5	56.2	56.2	56.1	56.3	56.3	56.4
6	55.8	55.8	55.8	55.9	55.7	56.0
合计	56.8	56.9	56.7	56.9	56.8	56.9

（2）体重与BMI

男女幼儿体重平均数分别为19.8千克、19.0千克，随年龄增长而增大。变化范围，男幼儿为16.6~23.1千克，女幼儿为15.7~22.2千克。男幼儿各年龄组体重平均数均大于同龄女幼儿。男幼儿体重平均数城乡差距较小，6岁组城镇男幼儿与乡村男幼儿差距最大。女幼儿体重平均数除6岁组外均为城镇女幼儿体重最大（表6）。

表6　嘉兴市幼儿体重平均数　　　　　　　　　　　　　　单位：千克

年龄组（岁）	男			女		
	合计	乡村	城镇	合计	乡村	城镇
3	16.6	16.4	16.8	15.7	15.3	16.0
4	18.3	18.5	18.1	18.1	18.0	18.1
5	21.3	21.3	21.3	20.0	19.7	20.2
6	23.1	22.7	23.4	22.2	23.1	21.2
合计	19.8	19.7	19.9	19.0	19.1	18.9

男女幼儿BMI［体重（千克）/身高^2（米^2）］平均数分别为15.9千克/米^2、15.5千克/米^2。变化范围，男幼儿15.7~16.0千克/米^2，女幼儿为15.2~15.7千克/米^2。男幼儿各年龄组BMI平均数均大于等于同龄女幼儿。除6岁组男幼儿，男女幼儿BMI平均数均表现为城镇小于等于乡村（表7）。

表7　嘉兴市幼儿BMI平均数　　　　　　　　　　　　　　单位：千克/米^2

年龄组（岁）	男			女		
	合计	乡村	城镇	合计	乡村	城镇
3	16.0	16.1	15.9	15.5	15.6	15.4
4	15.7	16.1	15.4	15.7	15.8	15.5

续表

年龄组（岁）	男			女		
	合计	乡村	城镇	合计	乡村	城镇
5	15.8	15.9	15.8	15.2	15.2	15.2
6	15.9	15.7	16.1	15.7	16.2	15.1
合计	15.9	16.0	15.8	15.5	15.7	15.3

（3）胸围与胸围指数

男女幼儿胸围平均数分别为54.2厘米、52.4厘米，随年龄增长而增大。变化范围，男幼儿为52.0～56.1厘米，女幼儿为50.1～54.5厘米。男幼儿各年龄组胸围平均数均大于同龄女幼儿。除5岁组和6岁组女幼儿外，男女幼儿胸围平均数均表现为城镇大于等于乡村（表8）。

表8 嘉兴市幼儿胸围平均数 单位：厘米

年龄组（岁）	男			女		
	合计	乡村	城镇	合计	乡村	城镇
3	52.0	52.0	52.0	50.1	50.0	50.2
4	53.2	52.9	53.5	52.2	51.9	52.5
5	55.7	55.6	55.7	52.9	52.9	52.8
6	56.1	56.0	56.2	54.5	55.8	53.1
合计	54.2	54.1	54.3	52.4	52.7	52.2

男女幼儿胸围指数［胸围（厘米）/身高（厘米）×100］平均数分别为48.8、47.7，随年龄增长而减小。变化范围，男幼儿为46.7～51.2，女幼儿为45.9～49.9。男幼儿各年龄组胸围指数平均数均大于同龄女幼儿。除4岁组女幼儿外，男女幼儿胸围指数平均数均表现为城镇小于等于乡村（表9）。

表9 嘉兴市幼儿胸围指数平均数

年龄组（岁）	男			女		
	合计	乡村	城镇	合计	乡村	城镇
3	51.2	51.6	50.7	49.9	50.6	49.3
4	49.4	49.4	49.4	48.7	48.6	48.8
5	48.1	48.2	48.0	46.3	46.6	45.9
6	46.7	46.8	46.6	45.9	46.9	44.9
合计	48.8	49.0	48.7	47.7	48.2	47.2

（4）体脂率

男女幼儿体脂率平均数分别为18.9%、22.0%，男幼儿体脂率随年龄增长呈波动变化，女幼儿体脂率随年龄增长呈减小趋势。变化范围，男幼儿为18.2%～19.5%，女幼儿为21.2%～22.6%。男幼儿各年龄组体脂率平均数均小于同龄女幼儿。除3岁和6岁组男幼儿外，男幼儿体脂率平均数均表现为城镇小于乡村；女幼儿体脂率平均数除3岁组均表现为乡村大于等于城镇（表10）。

表10 嘉兴市幼儿体脂率平均数 单位：%

年龄组（岁）	男			女		
	合计	乡村	城镇	合计	乡村	城镇
3	19.3	19.3	19.4	22.6	21.9	23.2
4	18.3	18.8	18.0	22.6	22.8	22.4
5	19.5	19.6	19.5	21.6	21.6	21.6
6	18.2	17.4	18.9	21.2	22.7	19.5
合计	18.9	18.8	18.9	22.0	22.3	21.7

2. 身体机能

男女幼儿安静心率平均数分别为102.1次/分、103.0次/分。变化范围，男幼儿为100.2~105.3次/分，女幼儿为100.3~105.3次/分。男女幼儿安静心率平均数城乡差异较小，城镇男幼儿和乡村女幼儿略高（表11）。

表11 嘉兴市幼儿安静心率平均数 单位：次/分

年龄组（岁）	男			女		
	合计	乡村	城镇	合计	乡村	城镇
3	105.3	104.7	106.0	104.9	105.3	104.6
4	102.6	101.3	103.8	105.3	105.4	105.2
5	100.2	100.1	100.4	101.4	104.0	99.1
6	100.2	99.8	100.6	100.3	100.1	100.5
合计	102.1	101.5	102.7	103.0	103.7	102.3

3. 身体素质

（1）速度、灵敏素质

15米绕障碍跑和双脚连续跳反映幼儿速度和灵敏素质。

男女幼儿15米绕障碍跑平均数分别为7.7秒、8.0秒，双脚连续跳的平均数分别为6.9秒、7.1秒。变化范围，15米绕障碍跑男幼儿为6.9~9.0秒，女幼儿为7.2~9.3秒；双脚连续跳男幼儿为5.6~9.0秒，女幼儿为5.9~9.2秒。各年龄组15米绕障碍跑和双脚连续跳平均数均整体随年龄增长而减小，表明幼儿的速度和灵敏素质随年龄增长而提高。男幼儿各年龄组15米绕障碍跑和双脚连续跳平均数普遍小于同龄女幼儿。除3岁组男幼儿外，男幼儿15米绕障碍跑平均数均表现为城镇大于乡村；女幼儿15米绕障碍跑平均数城乡差异较小。除5岁组女幼儿外，男女幼儿双脚连续跳平均数均表现为城镇大于等于乡村（表12、表13）。

表12 嘉兴市幼儿15米绕障碍跑平均数 单位：秒

年龄组（岁）	男			女		
	合计	乡村	城镇	合计	乡村	城镇
3	9.0	9.4	8.7	9.3	9.6	9.0
4	7.9	7.7	8.0	8.1	8.1	8.1
5	6.9	6.7	7.1	7.4	7.3	7.4
6	7.0	6.9	7.0	7.2	6.9	7.5
合计	7.7	7.6	7.7	8.0	8.0	8.0

表13 嘉兴市幼儿双脚连续跳平均数 单位：秒

年龄组（岁）	男			女		
	合计	乡村	城镇	合计	乡村	城镇
3	9.0	8.8	9.3	9.2	8.5	9.9
4	7.1	6.8	7.5	7.3	7.2	7.4
5	5.8	5.8	5.8	5.9	6.1	5.7
6	5.6	5.5	5.8	5.9	5.5	6.4
合计	6.9	6.7	7.1	7.1	6.8	7.3

（2）力量素质

握力和立定跳远反映幼儿的力量素质。

男女幼儿握力平均数分别为6.0千克、4.9千克，立定跳远平均数分别为88.4厘米、81.7厘米。变化范围，握力男幼儿为3.9~8.0千克，女幼儿为3.1~6.7千克；立定跳远男幼儿为61.1~105.6厘米，女幼儿为56.3~96.3厘米。各年龄组握力和立定跳远平均数均随年龄增长而增大，表明幼儿力量素质随年龄增长而提高。无论是握力还是立定跳远项目，男幼儿各年龄组指标平均数均大于同龄女幼儿。除3岁组男幼儿外，男女幼儿握力平均数均表现为城镇小于乡村；除5岁组男幼儿和6岁组女幼儿外，幼儿立定跳远平均数均表现为城镇大于乡村（表14、表15）。

表14　嘉兴市幼儿握力平均数　　　　　　　　　　　　　　　　　　　　　单位：千克

年龄组（岁）	男			女		
	合计	乡村	城镇	合计	乡村	城镇
3	3.9	3.8	4.0	3.1	3.2	3.1
4	5.1	6.1	4.2	4.1	4.5	3.6
5	6.9	7.6	6.2	5.8	6.3	5.4
6	8.0	8.7	7.4	6.7	7.7	5.6
合计	6.0	6.6	5.4	4.9	5.5	4.4

表15　嘉兴市幼儿立定跳远平均数　　　　　　　　　　　　　　　　　　　单位：厘米

年龄组（岁）	男			女		
	合计	乡村	城镇	合计	乡村	城镇
3	61.1	55.4	67.0	56.3	51.8	60.4
4	87.0	84.6	89.2	78.7	76.7	80.9
5	100.1	100.7	99.5	94.2	91.7	96.6
6	105.6	104.9	106.3	96.3	97.3	95.2
合计	88.4	86.2	90.6	81.7	79.9	83.3

（3）柔韧素质

坐位体前屈反映幼儿的柔韧素质。

男女幼儿坐位体前屈平均数分别为9.0厘米、12.5厘米。变化范围，男幼儿为7.6~9.9厘米，女幼儿为11.7~13.1厘米。男幼儿坐位体前屈平均数随年龄增大而减小，女幼儿坐位体前屈平均数则随年龄增大呈先上升后下降的趋势。女幼儿各年龄组坐位体前屈平均数均大于同龄男幼儿。各年龄组幼儿坐位体前屈平均数均表现为城镇小于乡村（表16）。

表16　嘉兴市幼儿坐位体前屈平均数　　　　　　　　　　　　　　　　　　单位：厘米

年龄组（岁）	男			女		
	合计	乡村	城镇	合计	乡村	城镇
3	9.9	11.1	8.6	11.7	11.8	11.5
4	9.6	11.2	8.2	12.5	13.0	12.1
5	8.7	9.4	7.9	13.1	13.7	12.5
6	7.6	7.9	7.2	12.5	13.6	11.5
合计	9.0	9.9	8.0	12.5	13.0	11.9

（4）平衡能力

走平衡木反映幼儿的平衡能力。

男女幼儿走平衡木平均数分别为11.1秒、10.6秒，随年龄增长呈减小趋势，6岁组略有增加。这表明平衡能力整体随年龄增长而提高。变化范围，男幼儿为7.1~17.6秒，女幼儿为7.0~15.9秒。除3岁组外，男女幼儿走平衡木平均数均表现为城镇大于等于乡村（表17）。

表17　嘉兴市幼儿走平衡木平均数　　　　　　　　　　　　　　　　　　　单位：秒

年龄组（岁）	男			女		
	合计	乡村	城镇	合计	乡村	城镇
3	17.6	18.8	16.4	15.9	17.2	14.8
4	11.9	10.5	13.2	11.8	10.8	12.8

续表

年龄组（岁）	男			女		
	合计	乡村	城镇	合计	乡村	城镇
5	7.1	6.3	7.9	7.0	6.8	7.3
6	8.2	8.2	8.2	7.8	6.0	9.7
合计	11.1	10.8	11.4	10.6	10.1	11.1

（二）成年人（20~59岁）

1. 身体形态

（1）身高

男女成年人身高平均数分别为171.0厘米、159.2厘米。男性成年人身高平均数随年龄增长而减小，女性成年人身高平均数则随年龄增长波动减小。变化范围，男性为168.5~173.3厘米，女性为157.9~161.5厘米。男性各年龄组身高平均数均大于同龄女性。男性身高平均数普遍表现为城镇劳动者大于农民，其中城镇体力劳动者和非体力劳动者差距较小；女性身高平均数城乡差距较小，各类型人群身高平均数较为接近（表18）。

表18　嘉兴市成年人身高平均数　　　　　　　　　　　单位：厘米

年龄组（岁）	男				女			
	合计	农民	城镇体力	城镇非体力	合计	农民	城镇体力	城镇非体力
20~24	173.3	173.6	172.4	173.7	161.5	161.3	161.1	162.1
25~29	173.2	173.3	172.4	173.8	160.2	159.2	161.7	159.6
30~34	172.1	171.3	172.2	172.9	159.1	158.6	159.4	159.5
35~39	171.6	171.1	171.5	172.2	159.6	159.4	158.6	160.9
40~44	170.9	170.3	171.7	170.7	159.0	159.8	157.9	159.2
45~49	169.7	169.5	170.2	169.5	158.2	158.2	159.4	157.1
50~54	169.1	168.1	169.2	170.0	157.9	157.0	158.5	158.2
55~59	168.5	168.1	168.7	168.6	158.0	157.2	159.0	157.8
合计	171.0	170.7	171.0	171.4	159.2	158.8	159.4	159.3

（2）体重与BMI

男女成年人体重平均数分别为71.8千克、57.5千克，男性成年人体重平均数随年龄增长呈波动变化，女性成年人体重平均数随年龄增长呈增加趋势。男性各年龄组体重平均数变化范围为69.6~73.5千克，在35~39岁年龄组达到最大值；女性各年龄组体重平均数变化范围为55.3~59.7千克，在55~59岁年龄组达到最大值。男性各年龄组体重平均数均大于同龄女性。各类型人群的体重差距较小，男性城镇非体力劳动者的体重平均数普遍较大，女性农民体重平均数较大（表19）。

表19　嘉兴市成年人体重平均数　　　　　　　　　　　单位：千克

年龄组（岁）	男				女			
	合计	农民	城镇体力	城镇非体力	合计	农民	城镇体力	城镇非体力
20~24	71.1	72.2	68.7	72.0	55.3	55.1	55.7	55.1
25~29	73.0	71.8	74.2	73.0	56.4	56.7	57.6	54.8
30~34	72.1	70.8	72.6	73.2	56.5	55.0	57.8	56.7
35~39	73.5	72.9	73.6	74.2	56.3	56.1	55.9	57.0
40~44	72.8	71.2	72.2	75.1	58.3	59.8	56.6	58.5
45~49	71.2	71.4	71.3	70.9	58.4	60.1	58.1	57.2
50~54	71.0	70.0	69.7	73.3	59.4	59.6	59.3	59.3
55~59	69.6	70.0	69.4	69.4	59.7	62.6	58.7	57.6
合计	71.8	71.3	71.5	72.6	57.5	58.1	57.5	57.1

男女成年人BMI［体重（千克）/身高²（米²）］平均数分别为24.5千克/米²、22.7千克/米²。男性各年龄组BMI平均数随年龄增长呈先增大后减小的趋势，变化范围为23.7~25.0千克/米²，在35~39岁年龄组达到最大值；女性BMI平均数整体随年龄增长而增长，变化范围为21.2~23.9千克/米²，在55~59岁年龄组达到最大值。男性各年龄组BMI平均数差距较小，女性BMI平均数表现为农民较大（表20）。

表20 嘉兴市成年人BMI平均数   单位：千克/米²

| 年龄组 | 男 | | | | 女 | | | |
（岁）	合计	农民	城镇体力	城镇非体力	合计	农民	城镇体力	城镇非体力
20~24	23.7	24.0	23.0	23.8	21.2	21.2	21.4	21.0
25~29	24.3	23.9	24.9	24.1	22.0	22.3	22.0	21.5
30~34	24.3	24.1	24.4	24.5	22.3	21.9	22.7	22.3
35~39	25.0	24.9	25.0	25.0	22.1	22.1	22.2	22.0
40~44	24.9	24.5	24.5	25.7	23.1	23.4	22.7	23.1
45~49	24.7	24.9	24.6	24.7	23.3	24.0	22.8	23.2
50~54	24.9	24.8	24.4	25.4	23.8	24.2	23.6	23.7
55~59	24.5	24.7	24.4	24.4	23.9	25.3	23.2	23.1
合计	24.5	24.5	24.4	24.7	22.7	23.0	22.6	22.5

（3）腰围

男女成年人腰围平均数分别为85.2厘米、74.6厘米。男性各年龄组腰围平均数随年龄增长而增大，55~59岁年龄组略有下降，变化范围为81.2~87.6厘米，在50~54岁年龄组达到最大值。女性各年龄组腰围平均数随年龄增长而增大，35~39岁年龄组有下降，变化范围为69.6~80.5厘米，在55~59岁达到最大值。男性各年龄组腰围平均数均大于同龄女性。男性腰围平均数表现为农民较大；女性腰围平均数表现为城镇非体力劳动者最小（表21）。

表21 嘉兴市成年人腰围平均数   单位：厘米

| 年龄组 | 男 | | | | 女 | | | |
（岁）	合计	农民	城镇体力	城镇非体力	合计	农民	城镇体力	城镇非体力
20~24	81.2	82.3	79.1	81.7	69.6	69.8	70.8	68.2
25~29	83.4	83.2	84.5	82.3	71.5	73.0	72.5	68.9
30~34	83.7	83.2	84.0	83.9	72.7	72.8	73.2	72.1
35~39	85.8	86.9	85.3	85.2	72.3	72.7	72.1	72.2
40~44	86.4	86.2	85.5	87.5	75.1	77.0	74.1	74.2
45~49	86.6	88.0	86.1	85.7	76.8	80.4	75.4	74.8
50~54	87.6	88.8	86.2	87.9	78.4	80.2	76.8	78.1
55~59	86.6	88.3	86.1	85.5	80.5	85.3	78.5	77.7
合计	85.2	85.8	84.7	85.0	74.6	76.3	74.1	73.3

（4）臀围

男女成年人臀围平均数分别为95.0厘米、91.7厘米，随年龄增长呈波动变化。变化范围，男性为93.3~96.3厘米，女性为90.7~92.5厘米。男性各年龄组臀围平均数均大于同龄女性。除40~44岁、50~54岁年龄组，男性城镇体力劳动者和农民的臀围平均数较大；女性臀围平均数表现为20~24岁、25~29岁和30~34岁年龄组城镇体力劳动者最大，其余组别均为女性农民臀围平均数最大（表22）。

表22 嘉兴市成年人臀围平均数   单位：厘米

| 年龄组 | 男 | | | | 女 | | | |
（岁）	合计	农民	城镇体力	城镇非体力	合计	农民	城镇体力	城镇非体力
20~24	95.4	96.4	94.3	95.4	90.7	91.0	91.1	90.2

年龄组	男				女			
（岁）	合计	农民	城镇体力	城镇非体力	合计	农民	城镇体力	城镇非体力
25~29	96.3	96.1	96.7	96.2	91.5	92.0	92.7	89.7
30~34	95.4	95.5	95.6	95.2	91.5	90.5	92.6	91.4
35~39	95.8	96.0	95.9	95.4	90.9	91.3	90.4	91.0
40~44	95.2	95.1	95.0	95.5	92.1	93.0	91.4	91.9
45~49	94.5	94.7	95.1	93.7	91.9	93.6	91.8	90.4
50~54	94.4	94.6	94.0	94.6	92.2	92.5	92.1	91.8
55~59	93.3	93.7	94.1	92.2	92.5	94.4	92.5	90.7
合计	95.0	95.3	95.1	94.8	91.7	92.3	91.8	90.9

（5）腰臀比

男女成年人腰臀比平均数分别为0.89、0.81，腰臀比平均数随年龄增长而增大。变化范围，男性为0.85~0.93，女性为0.77~0.87。男性各年龄组腰臀比平均数均大于同龄女性。大多数组内男性农民腰臀比平均数较大，40岁以下组别女性腰臀比平均数城镇非体力劳动者较小（表23）。

表23 嘉兴市成年人腰臀比平均数

年龄组	男				女			
（岁）	合计	农民	城镇体力	城镇非体力	合计	农民	城镇体力	城镇非体力
20~24	0.85	0.85	0.84	0.85	0.77	0.77	0.78	0.75
25~29	0.86	0.86	0.87	0.85	0.78	0.79	0.78	0.77
30~34	0.88	0.87	0.88	0.88	0.79	0.80	0.79	0.79
35~39	0.90	0.91	0.89	0.89	0.80	0.80	0.80	0.79
40~44	0.91	0.91	0.90	0.91	0.81	0.83	0.81	0.81
45~49	0.92	0.93	0.91	0.91	0.83	0.86	0.82	0.83
50~54	0.93	0.94	0.92	0.93	0.85	0.87	0.83	0.85
55~59	0.93	0.94	0.91	0.93	0.87	0.90	0.85	0.86
合计	0.89	0.90	0.89	0.90	0.81	0.83	0.81	0.81

（6）体脂率

男女成年人体脂率平均数分别为23.3%、28.8%。男性各年龄组体脂率平均数整体随年龄增长先增加后减少，变化范围为21.5%~24.3%；女性各年龄组体脂率平均数整体随年龄增加而增大，变化范围为25.0%~31.6%。女性各年龄组体脂率平均数均大于同龄男性。男性体脂率平均数表现为40~44岁城镇非体力劳动者最大，为24.8%，20~24岁城镇体力劳动者最小，为20.1%；女性体脂率平均数表现为55~59岁农民最大，为33.0%，20~24岁城镇非体力劳动者最小，为24.4%（表24）。

表24 嘉兴市成年人体脂率平均数　　　　　　　　　　　　　　　　单位：%

年龄组	男				女			
（岁）	合计	农民	城镇体力	城镇非体力	合计	农民	城镇体力	城镇非体力
20~24	21.5	22.2	20.1	21.9	25.0	25.2	25.3	24.4
25~29	23.0	22.8	23.5	22.7	27.0	27.2	27.7	26.2
30~34	23.2	22.5	23.2	23.8	27.9	27.2	28.2	28.3
35~39	24.3	24.2	24.4	24.3	27.8	27.7	27.8	28.1
40~44	24.0	23.3	23.8	24.8	29.7	30.1	28.8	30.1
45~49	24.0	23.8	24.3	23.8	30.1	31.0	29.4	29.9
50~54	23.4	23.6	22.6	23.8	31.4	31.0	31.4	31.7
55~59	23.1	23.0	22.6	23.7	31.6	33.0	30.8	30.9
合计	23.3	23.2	23.1	23.6	28.8	29.0	28.7	28.7

2. 身体机能

（1）安静脉搏

男女成年人安静脉搏的平均数分别为81.2次/分、81.4次/分，随年龄增长而呈波动递减变化。变化范围，男性为78.4~83.9次/分，女性为76.7~86.4次/分。男性安静脉搏平均数表现为20~24岁农民最大，为85.8次/分；55~59岁农民最小，为74.5次/分；除35~39岁、40~44岁、45~49岁年龄组外，女性安静脉搏平均数在各年龄组内表现为农民最大（表25）。

表25　嘉兴市成年人安静脉搏平均数　　　　　　　　单位：次/分

年龄组（岁）	男				女			
	合计	农民	城镇体力	城镇非体力	合计	农民	城镇体力	城镇非体力
20~24	82.6	85.8	80.4	81.2	86.4	89.1	85.8	84.2
25~29	81.6	83.3	82.8	78.7	84.4	85.8	83.1	84.5
30~34	83.9	83.4	84.8	83.4	83.7	85.8	83.2	82.0
35~39	80.5	80.4	81.6	79.3	81.0	79.7	81.9	81.5
40~44	81.4	79.7	80.8	83.9	81.2	81.1	81.4	81.5
45~49	80.1	80.6	83.1	76.3	79.4	78.2	80.8	79.2
50~54	81.3	80.6	81.6	81.6	78.3	78.7	77.9	78.1
55~59	78.4	74.5	78.7	81.9	76.7	77.6	77.0	75.6
合计	81.2	81.1	81.8	80.8	81.4	82.0	81.4	80.7

（2）血压

男女成年人收缩压平均数分别为133.1毫米汞柱、122.4毫米汞柱，舒张压平均数分别为85.1毫米汞柱、77.4毫米汞柱。除20~24岁年龄组外，男性各年龄组收缩压平均数随年龄增长而增大，变化范围为128.7~138.7毫米汞柱；除20~24岁年龄组外，女性各年龄组收缩压平均数随年龄增长而增大，变化范围为114.4~135.3毫米汞柱。除50~54岁、55~59岁年龄组外，男性各年龄组舒张压平均数随年龄增加而增大，变化范围为80.1~88.7毫米汞柱；除35~39岁和55~59年龄组外，女性各年龄组舒张压平均数随年龄增加而增大，变化范围为73.8~82.6毫米汞柱。男性各年龄组收缩压和舒张压平均数均大于同龄女性。男性成年人中城镇非体力劳动者和农民的收缩压平均数较高，农民的舒张压平均数较高；除少数年龄组，女性成年人的收缩压和舒张压平均数表现为农民最大（表26、表27）。

表26　嘉兴市成年人收缩压平均数　　　　　　　　单位：毫米汞柱

年龄组（岁）	男				女			
	合计	农民	城镇体力	城镇非体力	合计	农民	城镇体力	城镇非体力
20~24	128.9	130.0	125.2	131.0	116.7	118.1	117.1	115.1
25~29	128.7	130.9	126.4	129.1	114.4	115.9	113.6	113.6
30~34	129.2	129.3	130.0	128.2	116.3	117.3	115.8	115.7
35~39	132.2	134.0	132.6	130.0	116.7	117.4	118.6	113.7
40~44	133.9	134.0	131.9	135.7	121.8	123.3	122.0	120.1
45~49	134.8	136.2	135.1	133.0	126.5	129.7	129.1	120.7
50~54	138.3	136.9	140.4	137.7	131.9	134.2	133.0	128.5
55~59	138.7	133.9	140.5	141.4	135.3	137.2	134.9	133.9
合计	133.1	133.1	132.9	133.3	122.4	124.1	122.9	120.3

表27　嘉兴市成年人舒张压平均数　　　　　　　　单位：毫米汞柱

年龄组（岁）	男				女			
	合计	农民	城镇体力	城镇非体力	合计	农民	城镇体力	城镇非体力
20~24	80.1	83.0	77.9	79.0	73.8	75.3	72.6	73.3
25~29	80.7	82.3	79.1	80.8	74.3	76.8	72.6	73.7

续表

年龄组（岁）	男				女			
	合计	农民	城镇体力	城镇非体力	合计	农民	城镇体力	城镇非体力
30~34	82.8	84.3	83.5	80.6	75.1	77.2	73.4	74.4
35~39	85.4	88.2	83.6	84.3	74.0	75.2	73.8	72.8
40~44	87.4	87.7	84.3	90.1	77.8	78.9	76.4	78.1
45~49	88.7	89.6	88.1	88.4	79.7	83.1	79.1	77.2
50~54	88.4	88.8	87.3	89.1	82.6	85.0	81.1	81.6
55~59	86.8	86.5	86.6	87.4	82.0	84.6	80.8	80.4
合计	85.1	86.2	83.9	85.0	77.4	79.5	76.2	76.5

（3）肺活量

男女成年人肺活量的平均数分别为3811.3毫升、2554.9毫升，随年龄增长而下降。变化范围，男性为3275.9~4259.3毫升，女性为2213.2~2832.2毫升。男性各年龄组肺活量平均数均大于同龄女性。男女性肺活量平均数均表现为城镇劳动者更高（表28）。

表28 嘉兴市成年人肺活量平均数   单位：毫升

年龄组（岁）	男				女			
	合计	农民	城镇体力	城镇非体力	合计	农民	城镇体力	城镇非体力
20~24	4259.3	4212.0	4120.8	4432.4	2832.2	2904.8	2656.0	2913.6
25~29	4143.0	4082.0	4186.7	4156.9	2809.6	2812.5	2874.9	2737.1
30~34	3994.9	3883.0	3955.6	4155.7	2718.9	2646.7	2777.9	2738.0
35~39	3957.5	3872.5	3991.7	4010.7	2673.2	2570.6	2711.9	2739.3
40~44	3875.1	3774.7	3787.3	4065.3	2551.6	2520.0	2527.2	2604.3
45~49	3552.9	3475.5	3635.9	3541.4	2361.8	2237.5	2506.8	2330.5
50~54	3442.9	3266.3	3528.8	3523.3	2273.2	2086.9	2423.8	2321.6
55~59	3275.9	3248.7	3315.3	3261.9	2213.2	2102.8	2402.5	2152.9
合计	3811.3	3737.1	3808.9	3888.4	2554.9	2488.0	2613.4	2565.1

3.身体素质

（1）力量素质

握力主要反映受试者前臂及手部肌肉的最大力量，从一个侧面反映受试者的最大肌力。

男女成年人握力平均数分别为44.5千克、27.8千克，随年龄增长而呈波动变化。变化范围，男性为43.4~46.0千克，女性为26.1~28.9千克。男性各年龄组握力平均数明显大于同龄女性。除少数年龄组，男性握力平均数表现为农民最大；女性握力平均数普遍为城镇体力劳动者更大（表29）。

表29 嘉兴市成年人握力平均数   单位：千克

年龄组（岁）	男				女			
	合计	农民	城镇体力	城镇非体力	合计	农民	城镇体力	城镇非体力
20~24	43.4	44.6	43.6	41.8	26.1	26.3	26.3	25.7
25~29	44.8	46.2	45.0	43.2	27.7	28.2	28.7	26.1
30~34	44.4	44.5	43.5	45.1	27.8	27.7	28.2	27.4
35~39	46.0	46.0	46.3	45.8	28.0	27.6	28.5	28.0
40~44	44.9	46.0	43.3	45.3	28.9	30.1	28.1	28.6
45~49	44.5	45.4	44.4	43.9	28.2	28.5	28.3	27.6
50~54	44.6	45.3	44.1	44.3	28.1	27.8	28.8	27.7
55~59	43.4	44.3	44.4	41.5	27.7	27.7	28.0	27.4
合计	44.5	45.3	44.3	43.9	27.8	28.0	28.1	27.3

背力反映的是受试者腰背部伸展动作的最大肌力，从一个侧面反映受试者的最大肌力。

男女成年人背力平均数分别为127.2千克、74.5千克。男女性背力平均数随着年龄增长呈波动变化。变化范围，男性为121.9~129.5千克，女性为69.5~77.1千克。男性各年龄组背力平均数均大于同龄女性。各年龄组中男女性背力平均数普遍为农民最大。（表30）

表30　嘉兴市成年人背力平均数　　　　　　　　　　　　　　　　　　单位：千克

年龄组（岁）	男				女			
	合计	农民	城镇体力	城镇非体力	合计	农民	城镇体力	城镇非体力
20~24	121.9	129.3	120.8	115.2	69.5	71.3	68.2	68.9
25~29	127.4	128.1	132.1	121.6	71.1	73.7	73.2	66.4
30~34	125.0	128.1	124.3	122.3	74.5	75.1	74.3	74.1
35~39	129.5	132.5	129.5	126.3	75.1	76.0	73.9	75.4
40~44	128.3	135.3	124.2	125.3	77.1	79.0	74.8	77.5
45~49	128.3	132.1	129.1	123.7	76.4	76.3	77.3	75.4
50~54	129.0	134.4	126.1	126.9	75.9	79.0	76.1	71.7
55~59	128.0	131.9	128.8	123.2	76.1	81.6	72.1	74.4
合计	127.2	131.4	127.0	123.0	74.5	76.6	68.2	68.9

纵跳主要反映受试者的下肢爆发力和全身协调用力的能力，从一个侧面反映受试者力量素质。

男女成年人纵跳平均数分别为34.5厘米、23.4厘米，除25~29岁年龄组女性，随着年龄的增长而减小。变化范围，男性为27.7~40.0厘米，女性为18.8~26.4厘米。男性各年龄组纵跳平均数均大于同龄女性。男性纵跳平均数普遍表现为城镇非体力劳动者最小，而女性纵跳平均数普遍表现为城镇体力劳动者最大（表31）。

表31　嘉兴市成年人纵跳平均数　　　　　　　　　　　　　　　　　　单位：厘米

年龄组（岁）	男				女			
	合计	农民	城镇体力	城镇非体力	合计	农民	城镇体力	城镇非体力
20~24	40.0	40.3	40.2	39.4	25.7	26.4	26.2	24.5
25~29	39.5	40.6	39.5	38.4	26.4	25.4	27.1	26.7
30~34	38.4	39.0	37.5	38.6	25.5	24.9	26.0	25.8
35~39	36.1	35.6	36.5	36.2	25.2	24.2	26.3	25.3
40~44	33.6	33.4	34.4	33.0	23.1	22.2	24.3	22.9
45~49	32.1	32.3	32.3	31.6	21.7	20.7	22.9	21.4
50~54	28.9	27.3	30.4	28.9	20.2	19.1	21.8	19.8
55~59	27.7	27.0	29.3	26.9	18.8	18.1	19.9	18.5
合计	34.5	34.6	34.9	34.1	23.4	22.6	24.4	23.1

1分钟仰卧起坐和俯卧撑（男）/跪卧撑（女）反映的是受试者的肌肉耐力，从一个侧面反映人体的力量素质。

男女成年人1分钟仰卧起坐平均数分别为26.0次、24.1次，除35~39岁年龄组女性，随年龄增加逐渐减少。变化范围，男性为20.0~29.8次，女性为18.4~27.1次。男性各年龄组1分钟仰卧起坐平均数均大于同龄女性。男女成年人1分钟仰卧起坐平均数城乡各类型人群差异较小，城镇体力劳动者在各年龄组中普遍较大（表32）。

表32　嘉兴市成年人1分钟仰卧起坐平均数　　　　　　　　　　　　　单位：次

年龄组（岁）	男				女			
	合计	农民	城镇体力	城镇非体力	合计	农民	城镇体力	城镇非体力
20~24	29.8	29.2	30.9	29.6	27.1	25.6	27.4	28.4
25~29	29.5	29.6	29.8	29.2	26.9	26.0	27.5	27.2

续表

年龄组	男				女			
（岁）	合计	农民	城镇体力	城镇非体力	合计	农民	城镇体力	城镇非体力
30~34	29.0	29.4	28.0	29.6	26.7	26.2	27.0	27.1
35~39	28.3	27.4	29.2	28.4	26.9	26.0	26.7	27.9
40~44	25.4	25.2	26.2	24.9	24.7	23.8	26.2	24.1
45~49	22.8	20.5	24.3	23.3	21.7	18.6	23.8	22.7
50~54	22.8	21.5	25.1	21.8	20.5	18.5	23.0	20.3
55~59	20.0	19.5	21.5	19.0	18.4	17.2	19.2	18.9
合计	26.0	25.4	26.8	25.7	24.1	22.8	25.2	24.5

男女成年人俯卧撑（男）/跪卧撑（女）平均数分别为25.6次、28.9次，男性俯卧撑平均数随年龄增加而减少，女性跪卧撑平均数随年龄增长呈波动变化。变化范围，男性为21.4~28.3次，女性为27.1~30.5次。男性俯卧撑平均数表现为20~24岁组城镇非体力劳动者最大，为29.5次，55~59岁组城镇非体力劳动者最小，为20.2次。女性跪卧撑平均数各类人群差距较小，其中城镇体力劳动者普遍最大（表33）。

表33　嘉兴市成年人俯卧撑（男）/跪卧撑（女）平均数　　　　　　单位：次

年龄组	男				女			
（岁）	合计	农民	城镇体力	城镇非体力	合计	农民	城镇体力	城镇非体力
20~24	28.3	27.2	28.3	29.5	27.6	26.4	28.5	28.2
25~29	26.9	26.1	27.1	27.6	27.1	25.4	28.0	28.1
30~34	26.9	27.8	24.8	28.0	29.8	31.1	28.5	29.7
35~39	26.5	27.5	25.7	26.2	30.5	31.9	29.4	30.3
40~44	26.3	27.2	26.8	24.8	30.4	29.5	31.7	30.0
45~49	25.3	22.3	26.0	27.6	28.6	29.6	28.0	28.3
50~54	23.5	23.9	22.7	23.7	29.2	26.1	32.2	29.5
55~59	21.4	21.8	22.3	20.2	28.0	26.1	30.0	28.0
合计	25.6	25.5	25.5	25.9	28.9	28.3	29.6	29.0

（2）柔韧素质

坐位体前屈反映的是受试者的柔韧素质。

男女成年人坐位体前屈平均数分别为8.3厘米、12.3厘米，随年龄增长波动变化。变化范围，男性为7.8~9.2厘米，女性为10.5~13.3厘米。女性各年龄组坐位体前屈平均数大于同龄男性。除55~59岁年龄组外，男性成年人坐位体前屈平均数表现为农民最大；女性成年人坐位体前屈平均数表现为农民最大（表34）。

表34　嘉兴市成年人坐位体前屈平均数　　　　　　单位：厘米

年龄组	男				女			
（岁）	合计	农民	城镇体力	城镇非体力	合计	农民	城镇体力	城镇非体力
20~24	9.2	10.2	8.0	9.1	13.3	14.4	12.8	12.7
25~29	7.8	9.3	7.6	6.4	12.0	12.4	13.3	10.1
30~34	8.1	9.2	8.3	6.7	12.7	12.6	13.8	11.7
35~39	7.8	9.7	6.4	7.2	11.3	12.8	10.3	10.8
40~44	8.9	9.9	8.5	8.2	12.6	13.1	12.1	12.6
45~49	8.1	8.9	7.7	7.8	10.5	10.9	9.8	11.0
50~54	8.8	10.7	7.6	8.2	12.6	13.5	12.4	11.9
55~59	8.0	8.3	8.8	6.9	13.1	13.5	14.5	11.5
合计	8.3	9.5	7.9	7.6	12.3	12.9	12.3	11.6

（3）平衡能力

闭眼单脚站立反映的是受试者的平衡能力。

男女成年人闭眼单脚站立平均数分别为40.0秒、45.1秒，除30～34岁年龄组女性，随年龄增长而减少。变化范围，男性为29.6～47.8秒，女性为30.8～53.6秒。女性成年人各年龄组闭眼单脚站立平均数均大于同龄男性。男性成年人闭眼单脚站立平均数表现为农民和城镇体力劳动者较大；除35～39岁和40～44岁年龄组，女性成年人闭眼单脚站立平均数表现为农民最大（表35）。

表35　嘉兴市成年人闭眼单脚站立平均数　　　　　　　　　　　　　单位：秒

年龄组（岁）	男				女			
	合计	农民	城镇体力	城镇非体力	合计	农民	城镇体力	城镇非体力
20～24	47.8	50.5	47.7	45.0	52.9	56.5	53.1	49.0
25～29	46.9	46.1	44.7	49.9	51.5	55.9	51.5	46.8
30～34	44.1	49.8	39.8	42.2	53.6	57.0	54.8	48.6
35～39	44.1	44.4	46.3	41.6	49.6	48.6	54.4	45.5
40～44	39.2	44.2	41.1	32.1	46.2	46.4	54.8	38.0
45～49	36.1	37.3	39.3	31.5	40.3	44.8	38.5	37.7
50～54	32.9	32.4	37.0	29.5	36.1	40.6	36.5	31.1
55～59	29.6	34.4	26.8	27.8	30.8	34.1	31.7	26.6
合计	40.0	42.6	40.2	37.3	45.1	48.0	47.1	40.3

（4）反应能力

选择反应时反映的是受试者的反应能力。

男女成年人选择反应时平均数分别为0.53秒、0.57秒。变化范围，男性为0.51～0.57秒，女性为0.55～0.60秒。男性成年人各年龄组反应能力均好于同龄女性。多数年龄组中农村男性的选择反应时平均数较大；女性选择反应时平均数普遍表现为城镇小于乡村（表36）。

表36　嘉兴市成年人选择反应时平均数　　　　　　　　　　　　　单位：秒

年龄组（岁）	男				女			
	合计	农民	城镇体力	城镇非体力	合计	农民	城镇体力	城镇非体力
20～24	0.51	0.52	0.48	0.50	0.55	0.55	0.55	0.56
25～29	0.51	0.51	0.51	0.51	0.55	0.55	0.55	0.54
30～34	0.51	0.52	0.52	0.50	0.55	0.56	0.55	0.54
35～39	0.52	0.51	0.52	0.51	0.56	0.56	0.56	0.55
40～44	0.52	0.53	0.51	0.52	0.57	0.57	0.56	0.57
45～49	0.54	0.55	0.52	0.55	0.58	0.59	0.56	0.58
50～54	0.55	0.56	0.56	0.55	0.58	0.61	0.56	0.57
55～59	0.57	0.59	0.57	0.56	0.60	0.66	0.57	0.58
合计	0.53	0.54	0.52	0.53	0.57	0.58	0.56	0.56

（三）老年人（60～79岁）

1.身体形态

（1）身高

男女老年人身高平均数分别为164.7厘米、154.1厘米，随年龄增长而减小。变化范围，男性为162.9～166.0厘米，女性为152.0～156.2厘米。男性各年龄组身高平均数均大于同龄女性。男性身高平均数均表现为城镇大于乡村；除70～74岁和75～79岁年龄组，其余组别女性身高平均数均为城镇大于乡村（表37）。

表37　嘉兴市老年人身高平均数　　　　　　　　单位：厘米

年龄组（岁）	男			女		
	合计	乡村	城镇	合计	乡村	城镇
60~64	166.0	165.6	166.3	156.2	155.3	157.0
65~69	165.6	165.3	165.9	154.7	154.6	154.8
70~74	164.3	163.9	164.8	153.6	154.3	152.8
75~79	162.9	162.1	163.8	152.0	152.3	151.7
合计	164.7	164.2	165.2	154.1	154.1	154.2

（2）体重与BMI

男女老年人体重平均数分别为65.8千克、57.8千克，男性体重平均数随年龄增长而减小，女性则呈现波动变化。变化范围，男性为63.6~67.9千克，女性为57.1~58.5千克。男性各年龄组体重平均数均大于同龄女性。60~64岁和75~79岁年龄组中，城镇男性老年人体重平均数大于乡村老年男性；女性体重平均数均表现为城镇大于乡村（表38）。

表38　嘉兴市老年人体重平均数　　　　　　　　单位：千克

年龄组（岁）	男			女		
	合计	乡村	城镇	合计	乡村	城镇
60~64	67.9	67.7	68.2	58.5	58.2	58.7
65~69	66.4	67.6	65.2	57.1	56.1	58.0
70~74	65.1	66.4	63.7	58.3	58.1	58.4
75~79	63.6	62.6	64.7	57.5	56.9	58.1
合计	65.8	66.0	65.5	57.8	57.3	58.3

男女老年人BMI［体重（千克）/身高^2（米^2）］平均数分别为24.2千克/米^2、24.3千克/米^2。男性BMI平均数随年龄增长而减小，女性BMI平均数随年龄增加波动增长。变化范围，男性为23.9~24.7千克/米^2，女性为23.8~24.8千克/米^2。除75~79岁年龄组，男性BMI平均数表现为城镇小于等于乡村；除60~64岁年龄组，女性BMI平均数表现为城镇大于乡村（表39）。

表39　嘉兴市老年人BMI平均数　　　　　　　　单位：千克/米^2

年龄组（岁）	男			女		
	合计	乡村	城镇	合计	乡村	城镇
60~64	24.7	24.7	24.7	23.9	24.1	23.8
65~69	24.2	24.7	23.7	23.8	23.5	24.2
70~74	24.1	24.7	23.4	24.7	24.4	25.0
75~79	23.9	23.8	24.1	24.8	24.4	25.3
合计	24.2	24.5	24.0	24.3	24.1	24.5

（3）腰围

男女老年人腰围平均数分别为86.2厘米、84.0厘米，除75~79岁年龄组男性，男性腰围平均数随年龄增长而减小，而女性腰围平均数则呈现波动增长趋势。变化范围，男性为85.6~87.0厘米，女性为81.9~87.0厘米。除75~79岁年龄组，男性腰围平均数均大于同龄女性。除75~79岁年龄组，男性腰围平均数表现为城镇小于乡村；除65~69岁年龄组，女性腰围平均数表现为乡村大于城镇（表40）。

表40　嘉兴市老年人腰围平均数　　　　　　　　单位：厘米

年龄组（岁）	男			女		
	合计	乡村	城镇	合计	乡村	城镇
60~64	87.0	87.2	86.9	82.0	82.9	81.2
65~69	86.1	87.7	84.5	81.9	81.8	82.1

续表

年龄组（岁）	男			女		
	合计	乡村	城镇	合计	乡村	城镇
70～74	85.6	87.8	83.2	85.2	85.8	84.7
75～79	86.0	85.9	86.1	87.0	87.3	86.6
合计	86.2	87.2	85.2	84.0	84.5	83.5

（4）臀围

男女老年人臀围平均数分别为92.8厘米、92.6厘米。男性臀围平均数随年龄增长而减小，女性臀围平均数呈波动增长趋势。变化范围，男性为92.3～93.0厘米，女性为91.6～93.5厘米。除70～74岁、75～79岁年龄组，男性年龄组臀围平均数均大于同龄女性。男女性臀围平均数均表现为城乡差距较小（表41）。

表41　嘉兴市老年人臀围平均数　　　　　　　　　单位：厘米

年龄组（岁）	男			女		
	合计	乡村	城镇	合计	乡村	城镇
60～64	93.0	92.9	93.0	92.1	92.0	92.2
65～69	92.9	93.8	92.0	91.6	91.5	91.7
70～74	92.9	94.3	91.5	93.5	93.5	93.5
75～79	92.3	92.2	92.4	93.2	93.7	92.8
合计	92.8	93.3	92.2	92.6	92.7	92.6

（5）腰臀比

男女老年人腰臀比平均数分别为0.93、0.91。整体变化范围不大，男性为0.92～0.94，女性为0.89～0.93。男性各年龄组腰臀比平均数均大于等于同龄女性。男女性腰臀比平均数的城乡差距不大（表42）。

表42　嘉兴市老年人腰臀比平均数

年龄组（岁）	男			女		
	合计	乡村	城镇	合计	乡村	城镇
60～64	0.94	0.94	0.93	0.89	0.90	0.88
65～69	0.92	0.93	0.92	0.89	0.89	0.89
70～74	0.92	0.93	0.91	0.91	0.92	0.91
75～79	0.93	0.93	0.93	0.93	0.93	0.93
合计	0.93	0.93	0.92	0.91	0.91	0.90

（6）体脂率

男女老年人体脂率平均数分别为22.7%、32.6%，男性体脂率平均数随年龄增长呈波动变化，女性体脂率平均数随年龄增长而波动增长。变化范围，男性为21.7%～23.4%，女性为31.8%～33.8%。女性各年龄组体脂率平均数均大于同龄男性。男性体脂率平均数城乡差距不大，女性体脂率平均数普遍为城镇大于乡村（表43）。

表43　嘉兴市老年人体脂率平均数　　　　　　　　　单位：%

年龄组（岁）	男			女		
	合计	乡村	城镇	合计	乡村	城镇
60～64	23.4	23.3	23.5	32.0	32.1	31.9
65～69	21.7	22.0	21.4	31.8	30.9	32.7
70～74	22.7	23.9	21.4	32.8	32.0	33.7
75～79	22.8	22.5	23.1	33.8	33.5	34.1
合计	22.7	23.0	22.3	32.6	32.1	33.1

2. 身体机能

（1）安静脉搏

男女老年人安静脉搏平均数分别为77.6次/分、78.3次/分，随年龄增长呈波动变化，女性波动较大。变化范围，男性为76.8~78.2次/分，女性为76.2~80.0次/分。除60~64岁、65~69岁年龄组，男性各年龄组安静脉搏平均数小于同龄女性。男性安静脉搏平均数普遍表现为城镇大于乡村；女性安静脉搏平均数城乡水平较为接近（表44）。

表44　嘉兴市老年人安静脉搏平均数　　　　　　　　　　　　　　单位：次/分

年龄组（岁）	男			女		
	合计	乡村	城镇	合计	乡村	城镇
60~64	76.8	77.0	76.7	76.2	76.5	75.9
65~69	78.2	74.8	81.8	77.9	77.5	78.3
70~74	78.0	76.4	79.6	80.0	78.8	81.2
75~79	77.3	76.6	78.1	79.3	80.2	78.4
合计	77.6	76.2	79.0	78.3	78.3	78.4

（2）血压

男女老年人收缩压平均数分别为144.2毫米汞柱、145.9毫米汞柱。男性老年人收缩压平均数随年龄增长波动增大，女性老年人收缩压平均数随年龄增长而增加。变化范围，男性为141.4~147.6毫米汞柱，女性为143.1~150.5毫米汞柱。除70~74岁年龄组，男性各年龄组收缩压平均数均低于同龄女性。男性收缩压平均数均表现为城镇大于乡村；女性老年人除60~64岁年龄组外，均表现为乡村小于城镇（表45）。

表45　嘉兴市老年人收缩压平均数　　　　　　　　　　　　　　单位：毫米汞柱

年龄组（岁）	男			女		
	合计	乡村	城镇	合计	乡村	城镇
60~64	141.7	141.4	142.0	143.1	147.0	139.8
65~69	141.4	141.2	141.7	144.9	143.4	146.3
70~74	147.6	145.6	149.7	145.2	142.3	148.1
75~79	145.9	145.7	146.3	150.5	149.2	151.9
合计	144.2	143.6	144.9	145.9	145.4	146.3

男女老年人舒张压平均数分别为82.9毫米汞柱、81.7毫米汞柱，除75~79岁年龄组女性，随年龄增长而减小。变化范围，男性为79.0~86.0毫米汞柱，女性为80.0~83.5毫米汞柱。除75~79岁年龄组外，男性各年龄组舒张压平均数均高于同龄女性。男性舒张压平均数均表现为70岁以下年龄组乡村大于城镇；女性老年人除60~64岁年龄组外，舒张压平均数均表现为城镇大于乡村（表46）。

表46　嘉兴市老年人舒张压平均数　　　　　　　　　　　　　　单位：毫米汞柱

年龄组（岁）	男			女		
	合计	乡村	城镇	合计	乡村	城镇
60~64	86.0	86.7	85.3	83.5	86.6	80.9
65~69	83.5	83.9	83.1	83.1	82.1	84.1
70~74	82.9	82.4	83.4	80.0	77.8	82.2
75~79	79.0	78.7	79.4	80.2	77.9	82.4
合计	82.9	82.8	82.9	81.7	81.0	82.3

（3）肺活量

男女老年人肺活量平均数分别为2521.4毫升、1800.0毫升，随年龄增长而减少。变化范围，男性为2147.9~2763.7毫升，女性为1601.7~1935.8毫升。男性各年龄组肺活量平均数均大于同龄女性。除60~64岁年龄组男性，男性肺活量平均数表现为城镇大于乡村；女性肺活量平均数均表现为城镇大于乡村（表47）。

表47　嘉兴市老年人肺活量平均数　　　　　　　　　　　单位：毫升

年龄组（岁）	男			女		
	合计	乡村	城镇	合计	乡村	城镇
60~64	2763.7	2796.8	2733.7	1935.8	1799.8	2049.6
65~69	2713.3	2653.0	2777.5	1894.1	1825.1	1960.4
70~74	2458.7	2351.6	2572.2	1754.6	1620.6	1891.2
75~79	2147.9	1987.7	2333.1	1601.7	1500.9	1700.4
合计	2521.4	2436.8	2609.5	1800.0	1686.7	1907.2

（4）2分钟原地高抬腿

男女老年人2分钟原地高抬腿平均数分别为131.7次、137.2次，随年龄增长而减少。变化范围，男性为115.2~143.3次，女性为119.7~155.1次。男性各年龄组2分钟原地高抬腿平均数均小于同龄女性。男女老年人2分钟原地高抬腿平均数均表现为城镇明显大于乡村（表48）。

表48　嘉兴市老年人2分钟原地高抬腿平均数　　　　　　单位：次

年龄组（岁）	男			女		
	合计	乡村	城镇	合计	乡村	城镇
60~64	143.3	123.2	161.8	155.1	138.6	169.2
65~69	135.9	112.4	160.3	139.9	118.8	160.9
70~74	132.2	107.8	158.6	133.2	115.9	150.4
75~79	115.2	96.4	136.9	119.7	107.7	132.3
合计	131.7	109.6	154.8	137.2	120.0	153.8

3. 身体素质

（1）力量素质

握力主要反映受试者前臂及手部肌肉的最大力量，从一个侧面反映受试者的最大肌力。

男女老年人握力平均数分别为36.2千克、24.8千克，随年龄增长而减小。变化范围，男性为31.5~39.2千克，女性为23.3~26.5千克。男性各年龄组握力平均数均高于同龄女性。除少数年龄组外，男女性握力平均数整体表现为城镇大于乡村（表49）。

表49　嘉兴市老年人握力平均数　　　　　　　　　　　　单位：千克

年龄组（岁）	男			女		
	合计	乡村	城镇	合计	乡村	城镇
60~64	39.2	39.8	38.7	26.5	25.9	27.1
65~69	38.7	37.8	39.7	25.2	25.4	25.0
70~74	35.3	35.1	35.6	24.2	23.6	24.8
75~79	31.5	30.6	32.5	23.3	22.5	24.0
合计	36.2	35.7	36.7	24.8	24.3	25.3

30秒坐站主要反映受试者的下肢力量，从一个侧面反映受试者力量素质。

男女老年人30秒坐站平均数分别为15.6次、15.0次，随年龄增加而减少，男性变化幅度较小，女性有明显下降趋势。变化范围，男性为14.9~16.3次，女性为13.3~16.6次。除60~64岁年龄组，男性各年龄组30秒坐站平均数均大于同龄女性。64岁以上组别中男性30秒坐站平均数表现为城镇大于乡村，女性30秒坐站平均数城乡差距不大（表50）。

表50　嘉兴市老年人30秒坐站平均数　　　　　　　　　单位：次

年龄组（岁）	男			女		
	合计	乡村	城镇	合计	乡村	城镇
60~64	16.3	16.6	16.0	16.6	16.7	16.5

年龄组（岁）	男			女		
	合计	乡村	城镇	合计	乡村	城镇
65~69	16.2	15.6	16.8	15.4	15.3	15.5
70~74	15.2	14.7	15.7	14.6	14.4	14.9
75~79	14.9	14.3	15.6	13.3	13.7	13.0
合计	15.6	15.3	16.0	15.0	15.0	15.0

（2）柔韧素质

坐位体前屈反映的是受试者的柔韧素质。

男女老年人坐位体前屈平均数分别为6.7厘米、10.8厘米，除65~69岁组女性，随年龄增长呈下降趋势。变化范围，男性为4.9~8.1厘米，女性为8.8~12.7厘米。女性各年龄组坐位体前屈平均数均大于同龄男性。除70~74岁组男性和65~69岁组女性，其余年龄组男女性老年人坐位体前屈平均数表现为乡村大于等于城镇（表51）。

表51　嘉兴市老年人坐位体前屈平均数　　　　　　　　　　　单位：厘米

年龄组（岁）	男			女		
	合计	乡村	城镇	合计	乡村	城镇
60~64	8.1	9.1	7.2	12.4	13.3	11.6
65~69	7.2	7.5	6.8	12.7	12.6	12.9
70~74	6.6	6.2	7.0	9.3	9.7	9.0
75~79	4.9	4.9	4.9	8.8	9.1	8.5
合计	6.7	6.9	6.5	10.8	11.1	10.5

（3）平衡能力

闭眼单脚站立反映的是受试者的平衡能力。

男女老年人闭眼单脚站立平均数分别为19.3秒、19.1秒，除65~69岁组女性，整体随年龄增长而减小。变化范围，男性为17.9~21.2秒，女性为17.2~20.5秒。除65~69岁年龄组，男性各年龄组闭眼单脚站立平均数大于同龄女性。男女性闭眼单脚站立平均数均表现为乡村大于城镇（表52）。

表52　嘉兴市老年人闭眼单脚站立平均数　　　　　　　　　　单位：秒

年龄组（岁）	男			女		
	合计	乡村	城镇	合计	乡村	城镇
60~64	21.2	23.3	19.4	20.0	20.3	19.7
65~69	19.1	20.1	18.1	20.5	22.7	18.4
70~74	18.9	19.6	18.2	18.5	19.4	17.5
75~79	17.9	20.9	14.5	17.2	18.4	16.1
合计	19.3	20.9	17.6	19.1	20.2	18.0

（4）反应能力

选择反应时反映的是受试者的反应能力。

男女老年人选择反应时平均数分别为0.68秒、0.72秒，随年龄增长而增大。变化范围，男性为0.65~0.71秒，女性为0.67~0.76秒。男性各年龄组选择反应时平均数均小于同龄女性。除少数年龄组外，男女性选择反应时平均数表现为乡村小于城镇（表53）。

表53　嘉兴市老年人选择反应时平均数　　　　　　　　　　　单位：秒

年龄组（岁）	男			女		
	合计	乡村	城镇	合计	乡村	城镇
60~64	0.65	0.64	0.66	0.67	0.67	0.67

年龄组（岁）	男			女		
	合计	乡村	城镇	合计	乡村	城镇
65~69	0.66	0.67	0.66	0.71	0.68	0.73
70~74	0.68	0.68	0.69	0.73	0.72	0.74
75~79	0.71	0.68	0.73	0.76	0.77	0.75
合计	0.68	0.67	0.68	0.72	0.71	0.72

四、2020年与2014年监测结果比较

（一）幼儿（3~6岁）

从形态指标来看，与2014年相比，2020年乡村和城镇男幼儿的身高、坐高和体重平均数无明显差异，但胸围平均数有显著下降（$p<0.01$），表明6年来乡村和城镇男幼儿生长发育速度基本不变，但围度增长速度明显降低。

身体机能指标中，与2014年相比，2020年乡村和城镇男幼儿安静心率平均数均明显升高（$p<0.01$）。

身体素质指标中，与2014年相比，2020年乡村男幼儿立定跳远和坐位体前屈的平均数均显著减小（$p<0.01$），双脚连续跳平均数略有减小，但变化不显著；城镇男幼儿立定跳远平均数稍有上升，双脚连续跳、坐位体前屈和走平衡木平均数略有减小，但变化均不显著。这说明6年时间里乡村男幼儿的下肢力量和柔韧素质明显下降（表54）。

表54　2020年、2014年嘉兴市男性幼儿体质指标比较

指标	2020年		2014年	
	乡村	城镇	乡村	城镇
身高（厘米）	110.7	111.9	109.9	111.9
坐高（厘米）	62.9	63.4	62.5	63.2
体重（千克）	19.7	19.9	19.1	20.2
胸围（厘米）	54.1**	54.3**	55.6	56.3
安静心率（次/分）	101.5**	102.7**	89.2	90.9
双脚连续跳（秒）	6.7	7.1	7.2	7.7
立定跳远（厘米）	86.2**	90.6	97.1	90.4
坐位体前屈（厘米）	9.9**	8.0	11.6	8.9
走平衡木（秒）	10.8	11.4	10.8	12.0

注：*代表$p<0.05$，**代表$p<0.01$，下同。

从形态指标来看，与2014年相比，2020年乡村女幼儿身高、坐高平均数无明显差异，但体重平均数显著增长（$p<0.05$）。2020年城镇和乡村女幼儿的胸围平均数均明显下降（$p<0.01$）。这表明6年来乡村和城镇女幼儿围度增长速度明显降低。

身体机能指标中，与2014年相比，2020年乡村和城镇女幼儿安静心率平均数均显著增加（$p<0.01$）。

身体素质指标中，与2014年相比，2020年乡村女幼儿双脚连续跳平均数显著缩短（$p<0.01$），立定跳远平均数显著下降（$p<0.01$），表明6年内乡村女幼儿的灵敏素质有所提升但力量素质下降。城镇女幼儿走平衡木平均数显著减小（$p<0.01$），表明6年时间里城镇女幼儿的平衡能力有所提升（表55）。

表55　2020年、2014年嘉兴市女性幼儿体质指标比较

指标	2020年		2014年	
	乡村	城镇	乡村	城镇
身高（厘米）	109.7	110.7	108.7	110.7
坐高（厘米）	62.2	63.0	61.5	62.5

续表

指标	2020年		2014年	
	乡村	城镇	乡村	城镇
体重（千克）	19.1*	18.9	18.2	19.3
胸围（厘米）	52.7**	52.2**	53.7	54.6
安静心率（次/分）	103.7**	102.3**	89.6	92.0
双脚连续跳（秒）	6.8**	7.3	8.1	7.8
立定跳远（厘米）	79.9**	83.3	88.3	86.8
坐位体前屈（厘米）	13.0	11.9	13.3	12.0
走平衡木（秒）	10.1	11.1**	11.2	14.3

（二）成年人（20~59岁）

形态指标方面，与2014年相比，2020年成年男性的身体形态有非常明显的改变，各类型人群的身高、体重、腰围和臀围平均数均显著增加（$p<0.01$）。

身体机能指标方面，与2014年相比，2020年成年男性的不同工作种类人群安静脉搏、收缩压和舒张压平均数有所上升（$p<0.01$），城镇非体力劳动者的肺活量平均数略有增长（$p<0.05$）。

身体素质指标方面，与2014年相比，2020年成年男性的不同工作种类人群的握力和选择反应时平均数明显降低（$p<0.01$），纵跳、坐位体前屈和闭眼单脚站立平均数显著增加（$p<0.01$）。同时，2020年城镇体力劳动者（$p<0.05$）和城镇非体力劳动者（$p<0.01$）的背力平均数显著下降。这表明在6年时间里男性成年人的下肢力量素质、平衡能力和反应能力明显提升，但上肢力量明显减小，尤其是城镇居民（表56）。

表56　2020年、2014年嘉兴市成年男性体质指标比较

指标	2020年			2014年		
	农民	城镇体力	城镇非体力	农民	城镇体力	城镇非体力
身高（厘米）	170.7**	171.0**	171.4**	169.4	169.9	169.7
体重（千克）	71.3**	71.5**	72.6**	68.6	69.0	68.0
腰围（厘米）	85.8**	84.7**	85.0**	82.9	82.4	81.6
臀围（厘米）	95.3**	95.1**	94.8**	90.3	90.4	89.9
安静脉搏（次/分）	81.1**	81.8**	80.8**	77.6	77.3	77.9
收缩压（毫米汞柱）	133.1**	132.9**	133.3**	126.0	126.4	127.8
舒张压（毫米汞柱）	86.2**	83.9**	85.0**	76.9	78.2	78.2
肺活量（毫升）	3737.1	3808.9	3888.4*	3639.1	3746.7	3769.7
握力（千克）	45.3**	44.3**	43.9**	47.5	46.7	45.7
背力（千克）	129.5	126.9*	121.2**	133.5	131.4	130.6
纵跳（厘米）	38.9**	38.4**	38.2**	35.0	34.8	34.5
俯卧撑（个）	27.2	26.4	27.8	23.9	24.2	25.3
坐位体前屈（厘米）	9.5**	7.9**	7.6**	5.6	4.4	4.5
闭眼单脚站立（秒）	42.6**	40.2**	37.3**	21.2	24.5	31.2
选择反应时（秒）	0.54**	0.53**	0.53**	0.57	0.55	0.55

注：*代表$p<0.05$，**代表$p<0.01$；背力、纵跳、俯卧撑三项指标只包括20~39岁成年人的。

形态指标方面，与2014年相比，2020年女性农民的身高（$p<0.05$）和臀围（$p<0.01$）平均数明显增长。2020年女性城镇体力劳动者身高、体重和臀围的平均数明显增加（$p<0.01$），城镇非体力劳动者身高和体重平均数显著增长（$p<0.05$），臀围平均数明显增加（$p<0.01$）。

身体机能指标方面，与2014年相比，2020年成年女性中农民和城镇体力劳动者的安静脉搏、收缩压、舒张压和肺活量平均数均显著上升（$p<0.01$）。2020年女性城镇非体力劳动者的安静脉搏和舒张压平均数显著上升（$p<0.01$）。这说明6年时间里成年女性的身体机能有明显变化。

身体素质方面，与2014年相比，2020年成年女性各类型人群的纵跳和坐位体前屈平均数明显提高（$p<0.01$），选择反应时平均数明显减小（农民和城镇体力劳动者$p<0.01$；城镇非体力劳动者$p<0.05$）。此外，农民和城镇体力劳动者的闭眼单脚站立平均数大幅增加（$p<0.01$）。这说明6年时间里成年女性的下肢力量、柔韧素质、平衡和反应能力普遍提升（表57）。

表57　2020年、2014年嘉兴市成年女性体质指标比较

指标	2020年			2014年		
	农民	城镇体力	城镇非体力	农民	城镇体力	城镇非体力
身高（厘米）	158.8*	159.4**	159.3*	157.9	158.4	158.4
体重（千克）	58.1	57.5**	57.1*	56.9	55.9	55.9
腰围（厘米）	76.3	74.1	73.3	76.5	74.2	73.7
臀围（厘米）	92.3**	91.8**	90.9**	88.9	88.2	87.6
安静脉搏（次/分）	82.0**	81.4**	80.7**	79.3	78.7	78.6
收缩压（毫米汞柱）	124.1**	122.9**	120.3	117.0	116.3	118.3
舒张压（毫米汞柱）	79.5**	76.2**	76.5**	71.6	71.6	72.6
肺活量（毫升）	2488.0**	2613.4**	2565.1	2350.6	2496.4	2590.2
握力（千克）	28.0	28.1	27.3	27.7	27.7	27.7
背力（千克）	74.0	72.5	71.1	72.9	71.2	73.0
纵跳（厘米）	25.2**	26.4**	25.6**	23.8	23.0	23.3
1分钟仰卧起坐（个）	25.9	27.2	27.6	22.6	25.2	27.2
坐位体前屈（厘米）	12.9**	12.3**	11.6**	9.5	8.9	9.6
闭眼单脚站立（秒）	48.0**	47.1**	40.3	25.6	31.5	35.9
选择反应时（秒）	0.58**	0.56**	0.56*	0.61	0.58	0.57

注：*代表$p<0.05$，**代表$p<0.01$；背力、纵跳、1分钟仰卧起坐三项指标只包括20~39岁成年人的。

（三）老年人（60~69岁）

形态指标方面，与2014年相比，2020年乡村男性老年人腰围和臀围的平均数明显增加（$p<0.01$）。2020年城镇男性老年人的身高（$p<0.05$）和臀围（$p<0.01$）平均数均显著增加。

身体机能指标方面，与2014年相比，2020年乡村男性老年人的收缩压和舒张压平均数明显增加（$p<0.01$）；城镇男性老年人的安静脉搏、收缩压和舒张压平均数显著增加（$p<0.01$），但肺活量平均数明显减小（$p<0.01$）。

身体素质指标方面，与2014年相比，2020年城镇和乡村男性老年人的坐位体前屈和闭眼单脚站立平均数明显增加（$p<0.01$），选择反应时平均数显著减小（$p<0.01$）。这说明6年时间里男性老年人的柔韧素质、平衡和反应能力有所提升（表58）。

表58　2020年、2014年嘉兴市老年男性体质指标比较

指标	2020年		2014年	
	乡村	城镇	乡村	城镇
身高（厘米）	165.5	166.1*	164.0	164.4
体重（千克）	67.7	66.8	65.3	64.7
腰围（厘米）	87.4**	85.7	84.0	83.9
臀围（厘米）	93.3**	92.6**	89.5	88.4
安静脉搏（次/分）	75.9	79.1**	76.7	75.0
收缩压（毫米汞柱）	141.3**	141.9**	133.8	132.8
舒张压（毫米汞柱）	85.3**	84.3**	79.0	78.4
肺活量（毫升）	2724.1	2754.1**	2745.7	3007.0
握力（千克）	38.8	39.2	37.8	37.6

指标	2020年		2014年	
	乡村	城镇	乡村	城镇
坐位体前屈（厘米）	8.3**	7.0**	4.0	0.5
闭眼单脚站立（秒）	21.6**	18.8**	6.3	6.4
选择反应时（秒）	0.65**	0.66**	0.81	0.82

注：* 代表 $p < 0.05$，** 代表 $p < 0.01$。

形态指标方面，与2014年相比，2020年乡村女性老年人各项身体形态指标无显著变化。2020年城镇女性老年人身高（$p < 0.01$）和臀围（$p < 0.05$）的平均数显著增加。这说明6年时间里，乡村女性老年人的身体形态变化较小，城镇女性老年人在纵向发展的基础上，围度有所增加。

身体机能指标方面，与2014年相比，2020年乡村和城镇女性老年人的收缩压和舒张压平均数显著上升（$p < 0.01$），乡村女性老年人的肺活量平均数显著下降（$p < 0.01$）。这表明6年来城镇和乡村女性老年人的心肺功能有所减退。

身体素质指标方面，与2014年相比，2020年城镇和乡村女性老年人握力和闭眼单脚站立平均数有明显提高（$p < 0.01$），选择反应时平均数显著减小（$p < 0.01$）。2020年城镇女性老年人的坐位体前屈平均数显著提升（$p < 0.01$）。这说明6年来女性老年人的上肢力量、柔韧素质、平衡和反应能力明显有所提高（表59）。

表59　2020年、2014年嘉兴市老年女性体质指标比较

指标	2020年		2014年	
	乡村	城镇	乡村	城镇
身高（厘米）	154.9	156.0**	153.8	153.5
体重（千克）	57.1	58.4	57.0	57.4
腰围（厘米）	82.4	81.6	81.8	82.2
臀围（厘米）	91.7	92.0*	90.3	90.4
安静脉搏（次/分）	77.0	77.0	76.1	77.3
收缩压（毫米汞柱）	145.1**	142.9**	128.9	126.5
舒张压（毫米汞柱）	84.3**	82.4**	74.6	75.1
肺活量（毫升）	1812.7**	2007.1	1969.6	1924.4
握力（千克）	25.6**	26.1**	23.3	22.2
坐位体前屈（厘米）	12.9	12.2**	12.2	6.5
闭眼单脚站立（秒）	21.6**	19.1**	6.1	6.1
选择反应时（秒）	0.68**	0.70**	0.92	0.95

五、小结

2020年，嘉兴市国民体质监测4011人，整体达到合格及以上的比例（合格率）为94.0%，比2014年下降0.3个百分点，高于全省平均比例0.2个百分点。

男女幼儿身高、体重、胸围平均数随年龄增长而增大；胸围指数平均数随年龄增长而减小，表明围度增长速度小于身高增长速度；坐高指数平均数随年龄增长而减小，表明躯干增长速度小于下肢增长速度。男女幼儿身体形态存在性别差异，男幼儿的长度、围度和重量指标平均数均大于女幼儿，体脂率平均数小于女幼儿。男女幼儿身体形态城乡差异较小，多数形态指标表现为男性城镇幼儿好于乡村幼儿。各年龄组男女幼儿的安静心率平均数较为接近。男女幼儿速度、灵敏、力量素质和平衡能力随年龄增长而提高；男幼儿速度、灵敏和力量素质好于女幼儿，女幼儿柔韧素质好于男幼儿；城镇幼儿灵敏素质和平衡能力优于乡村幼儿，乡村幼儿的柔韧素质好于城镇幼儿。

成年男性和女性的身高平均数随年龄增长有减小趋势，男女性腰围、腰臀比和体脂率与女性体重平均数

随年龄增长而增大，男性的体重平均数和男性臀围平均数随年龄增长波动变化，除体脂率外的各项形态指标平均数，男性均大于同龄女性，而女性体脂率平均数明显大于男性。成年人的身体机能随年龄增长整体呈下降趋势，主要表现为收缩压和舒张压平均数升高，肺活量平均数下降。身体机能有明显的性别差异，男性收缩压、舒张压和肺活量平均数大于同龄女性。成年男性和女性不同工作种类人群收缩压和舒张压平均数差距较小，农民略大；肺活量平均数城镇居民略高。成年人的身体素质基本趋势为随年龄增长而下降，各项指标因年龄、性别、工作种类表现出不同的变化特征。成年人下肢力量、平衡能力和反应能力随年龄增长而下降；肌肉耐力、柔韧素质随年龄增长而呈下降趋势；上肢力量和腰背力量随年龄增长呈波动变化。身体素质有明显的性别差异，男性力量素质和反应能力好于女性，女性柔韧素质和平衡能力好于男性。不同工作种类人群的身体素质表现不同，整体表现为农民和城镇体力劳动者优于城镇非体力劳动者。

老年人身高平均数随年龄增长而减小，男性体重平均数随年龄增长而减小，女性则呈波动变化；男性老年人的腰围、臀围平均数随年龄增长而减小，女性老年人则表现为随年龄增长而波动增大；男性老年人的体脂率随年龄增长而波动变化，女性老年人随年龄增加波动增大。身高、体重、腰围、臀围和腰臀比平均数均表现为男性老年人大于女性老年人，体脂率平均数表现为女性老年人大于男性老年人。城乡比较，城镇男性老年人身高更高，体重城乡差异不大；70岁以下年龄组城镇女性老年人身高更高，各年龄组城镇女性老年人体重更大。身体机能指标方面，男女性老年人的收缩压平均数随年龄增长而增加，而肺活量和心肺耐力平均数随年龄增长而减小。大多数年龄组女性老年人收缩压平均数高于男性老年人，舒张压平均数低于男性老年人，安静脉搏70岁以下年龄组男性平均数高于女性，心肺耐力平均数表现为女性老年人大于男性老年人。老年人的收缩压和舒张压平均数城乡差异较小，安静脉搏和肺活量平均数表现为城镇老年人更高。老年人身体素质均随年龄增加而下降。男性老年人力量素质和反应能力好于女性，女性老年人柔韧素质好于男性，平衡能力性别差异不明显。多数年龄组城镇老年人力量素质好于乡村老年人，反应能力表现为多数年龄组乡村老年人优于城镇老年人，乡村老年人的柔韧素质和平衡能力优于城镇老年人。

六、建议

（1）锚定体育强国、强省、强市战略目标，以创建国家全民运动健身模范市为载体，完善顶层设计，加快《嘉兴市全民健身高质量发展实施计划（2021—2025年）》《关于加快体医养深度融合发展实施意见》《嘉兴市"运动家"智慧体育社区建设与服务指导标准（试行）》等政策的推行和实施，向民众普及运动与健康的科学原理，增强全民在日常活动中进行体育锻炼的意识。同时促进体育产业发展，增强居民体育消费意识。

（2）持续完善体育健身设施，完善"社区运动家"国家智能社会治理实验体育特色基地，推动公共体育场馆服务数字化，扩大"15分钟健身圈"，培训社会体育指导员，提升公共体育服务水平，迭代升级科学健身指导，建立运动健身数据库，为群众提供更便捷的公共体育服务。

（3）2020年与2014年相比，幼儿的身体机能和身体素质略有下降。3~6岁正是人体快速生长发育的阶段，是形成良好体质的基础阶段，对我国未来国民体质强弱具有重要影响。在未来应关注幼儿身体素质发展，减少屏幕时间，增加幼儿户外活动，并保持乡村和城镇幼儿体质健康发展齐头并进的势头。

（4）继续推进体育强县、强镇和"小康体育村"的发展，鼓励城镇居民运动的同时加深农民对体质与健康的认知，结合农民身体素质特征，有针对性地组织开展健身活动。

（执笔人：王轶凡）

2020年湖州市国民体质监测报告

一、前言

为了解湖州市国民体质现状和变化规律，长期动态地观察湖州市国民体质健康状况，推动全民健身活动的开展，从而促进湖州市经济建设和社会发展，根据浙江省体育局关于开展第五次浙江省国民体质监测工作的技术标准，湖州市体育局于2020年开展了第五次国民体质监测工作。

二、监测对象与方法

调查对象为3~79岁的健康国民（7~19岁在校学生除外），采取分层随机整群抽样的原则，共监测有效样本4067人，其中幼儿（3~6岁）809人，成年人（20~59岁）2446人，老年人（60~79岁）812人（表1~表3）。使用SPSS25.0对数据进行统计分析。

表1　幼儿各组别人数统计表　　　　　　　　　　　　单位：人

年龄组（岁）	男			女		
	合计	乡村	城镇	合计	乡村	城镇
3	97	47	50	101	50	51
4	100	51	49	99	50	49
5	107	55	52	105	54	51
6	100	50	50	100	50	50
合计	404	203	201	405	204	201

表2　成年人各组别人数统计表　　　　　　　　　　　　单位：人

年龄组（岁）	男				女			
	合计	农民	城镇体力	城镇非体力	合计	农民	城镇体力	城镇非体力
20~24	152	50	51	51	151	51	50	50
25~29	155	50	55	50	154	54	50	50
30~34	155	50	55	50	156	49	52	55
35~39	151	50	51	50	150	50	50	50
40~44	151	51	50	50	152	52	50	50
45~49	150	50	50	50	158	53	53	52
50~54	152	52	50	50	153	53	50	50
55~59	155	50	50	55	151	50	50	51
合计	1221	403	412	406	1225	412	405	408

表3　老年人各组别人数统计表　　　　　　　　　　　　单位：人

年龄组（岁）	男			女		
	合计	乡村	城镇	合计	乡村	城镇
60~64	100	50	50	105	50	55
65~69	104	51	53	100	50	50
70~74	101	50	51	105	54	51
75~79	99	49	50	98	48	50
合计	404	200	204	408	202	206

三、体质监测结果概述

（一）幼儿（3~6岁）

1.身体形态

（1）身高与坐高指数

男女幼儿身高平均数分别为111.3厘米、110.2厘米，随年龄增长而增大。分布区间，男幼儿为101.5~118.4

厘米，女幼儿为101.9~115.9厘米。3岁组女幼儿身高平均数略高于同年龄组的男幼儿，4岁、5岁、6岁组男幼儿身高平均数均大于同龄女幼儿。3岁组男女幼儿和4岁组女幼儿身高平均数表现为城镇小于乡村，其他组幼儿身高平均数均表现为城镇大于乡村（表4）。

表4　湖州市幼儿身高平均数　　　　　　　　　　　　　　　　　　　单位：厘米

年龄组（岁）	男			女		
	合计	乡村	城镇	合计	乡村	城镇
3	101.5	101.6	101.5	101.9	102.2	101.6
4	108.8	108.2	109.4	108.1	108.4	107.8
5	115.9	115.4	116.4	114.7	114.6	114.9
6	118.4	118.2	118.5	115.9	115.4	116.5
合计	111.3	111.1	111.5	110.2	110.2	110.2

男女幼儿坐高指数［坐高（厘米）/身高（厘米）×100］平均数分别为56.4、56.7，总体随年龄增长而降低。分布区间，男幼儿为56.0~56.8，女幼儿56.6~56.9。除5岁组男幼儿外，男幼儿坐高指数平均数均表现为城镇大于乡村；女幼儿坐高指数平均数均表现为城镇大于或等于乡村，其中乡村女幼儿坐高指数平均数在各年龄组几乎无明显变动（表5）。

表5　湖州市幼儿坐高指数平均数

年龄组（岁）	男			女		
	合计	乡村	城镇	合计	乡村	城镇
3	56.8	56.5	57.1	56.9	56.6	57.2
4	56.5	56.5	56.6	56.7	56.6	56.8
5	56.3	56.3	56.2	56.6	56.5	56.7
6	56.0	55.9	56.2	56.6	56.6	56.6
合计	56.4	56.3	56.5	56.7	56.6	56.8

（2）体重与BMI

男女幼儿体重平均数分别为20.5千克、19.5千克，随年龄增长而增大。分布区间，男幼儿为16.8~23.3千克，女幼儿为16.6~21.6千克。男幼儿各年龄组体重平均数均大于同龄女幼儿。除4岁组男幼儿外，幼儿体重平均数均表现为城镇小于乡村（表6）。

表6　湖州市幼儿体重平均数　　　　　　　　　　　　　　　　　　　单位：千克

年龄组（岁）	男			女		
	合计	乡村	城镇	合计	乡村	城镇
3	16.8	17.0	16.7	16.6	16.8	16.3
4	19.3	19.2	19.4	18.6	19.0	18.3
5	22.2	22.4	22.1	21.0	21.2	20.7
6	23.3	23.4	23.1	21.6	21.7	21.5
合计	20.5	20.6	20.3	19.5	19.7	19.2

男女幼儿BMI［体重（千克）/身高^2（米^2）］平均数分别为16.4千克/米^2、15.9千克/米^2。分布区间，男幼儿为16.2~16.5千克/米^2，女幼儿为15.9~16.0千克/米^2。男幼儿各年龄组BMI平均数均大于同龄女幼儿。男女幼儿BMI平均数均表现为城镇小于乡村（表7）。

表7　湖州市幼儿BMI平均数　　　　　　　　　　　　　　　　　　　单位：千克/米^2

年龄组（岁）	男			女		
	合计	乡村	城镇	合计	乡村	城镇
3	16.3	16.4	16.2	15.9	16.1	15.8

年龄组（岁）	男			女		
	合计	乡村	城镇	合计	乡村	城镇
4	16.2	16.3	16.2	15.9	16.1	15.7
5	16.5	16.7	16.3	15.9	16.1	15.7
6	16.5	16.7	16.4	16.0	16.2	15.8
合计	16.4	16.5	16.3	15.9	16.1	15.7

（3）胸围与胸围指数

男女幼儿胸围平均数分别为55.1厘米、53.3厘米，随年龄增长而增大。分布区间，男幼儿为52.5~57.4厘米，女幼儿为51.3~54.7厘米。男幼儿各年龄组胸围平均数均大于同龄女幼儿。3岁、4岁组男女幼儿胸围平均数均表现为城镇小于乡村，5岁、6岁组相反（表8）。

表8　湖州市幼儿胸围平均数　　　　　　　　　　　　　　　　　单位：厘米

年龄组（岁）	男			女		
	合计	乡村	城镇	合计	乡村	城镇
3	52.5	52.6	52.4	51.3	51.5	51.1
4	54.4	54.5	54.2	52.9	53.3	52.5
5	55.8	55.7	56.0	54.1	54.0	54.2
6	57.4	57.2	57.6	54.7	54.7	54.8
合计	55.1	55.0	55.1	53.3	53.4	53.1

男女幼儿胸围指数［胸围（厘米）/身高（厘米）×100］平均数分别为49.6、48.4。分布区间，男幼儿为48.2~51.7，女幼儿为47.2~50.4。男幼儿各年龄组胸围指数平均数均大于同龄女幼儿。除6岁组男幼儿外，男幼儿胸围指数平均数表现为城镇小于乡村；除5岁组女幼儿外，女幼儿胸围指数平均数均表现为城镇小于乡村（表9）。

表9　湖州市幼儿胸围指数平均数

年龄组（岁）	男			女		
	合计	乡村	城镇	合计	乡村	城镇
3	51.7	51.9	51.6	50.4	50.5	50.3
4	50.0	50.4	49.6	49.0	49.2	48.7
5	48.2	48.3	48.2	47.2	47.2	47.2
6	48.5	48.4	48.6	47.2	47.4	47.0
合计	49.6	49.6	49.5	48.4	48.6	48.3

（4）体脂率

男女幼儿体脂率平均数分别为20.8%、23.7%，男幼儿体脂率随年龄增长先增大后减小，女幼儿体脂率随年龄增长而减小。分布区间，男幼儿为19.9%~21.6%，女幼儿为21.6%~24.8%。男幼儿各年龄组体脂率平均数均小于同龄女幼儿。男幼儿中3岁、4岁组体脂率平均数表现为城镇大于等于乡村，5岁、6岁组城镇小于乡村；女幼儿体脂率均表现为城镇小于农村（表10）。

表10　湖州市幼儿体脂率平均数　　　　　　　　　　　　　　　　　单位：%

年龄组（岁）	男			女		
	合计	乡村	城镇	合计	乡村	城镇
3	20.6	20.6	20.6	24.8	25.3	24.4
4	20.8	20.7	21.0	24.5	25.0	24.0

续表

年龄组（岁）	男			女		
	合计	乡村	城镇	合计	乡村	城镇
5	21.6	22.0	21.3	23.7	24.1	23.2
6	19.9	20.3	19.5	21.6	22.2	21.1
合计	20.8	20.9	20.6	23.7	24.1	23.2

2. 身体机能

男女幼儿安静心率平均数分别为99.1次/分、100.1次/分，总体随年龄增加而降低。分布区间，男幼儿为95.4~101.6次/分，女幼儿为94.9~104.4次/分（表11）。3岁和6岁组的城镇男幼儿安静心率平均数更高，女幼儿中除6岁组均为乡村高于城镇。

表11 湖州市幼儿安静心率平均数　　　　　　　　　　　　　单位：次/分

年龄组（岁）	男			女		
	合计	乡村	城镇	合计	乡村	城镇
3	101.6	101.3	102.0	104.4	105.2	103.7
4	100.8	101.8	99.7	101.8	102.0	101.6
5	98.8	99.2	98.3	99.3	99.6	99.0
6	95.4	94.9	95.9	94.9	94.9	95.0
合计	99.1	99.3	99.0	100.1	100.4	99.8

3. 身体素质

（1）速度、灵敏素质

15米绕障碍跑和双脚连续跳测试反映幼儿速度和灵敏素质。

男女幼儿15米绕障碍跑平均数分别为7.4秒、7.5秒，双脚连续跳的平均数均为6.2秒。分布区间，15米绕障碍跑男幼儿为6.8~8.5秒，女幼儿为6.9~8.7秒；双脚连续跳男幼儿为4.9~9.3秒，女幼儿为4.9~8.9秒。3岁、4岁、5岁组幼儿15米绕障碍跑和双脚连续跳平均数随年龄增长而减小，表明幼儿的速度和灵敏素质基本随年龄增长而提高。男幼儿各年龄组15米绕障碍跑平均数小于或等于同龄女幼儿，男幼儿各年龄组双脚连续跳平均数大于或等于同龄女幼儿。除6岁组女幼儿外，男女幼儿的15米绕障碍跑平均数均表现为城镇大于乡村；除3岁组女幼儿外，男女幼儿的双脚连续跳平均数均表现为城镇大于乡村（表12、表13）。

表12 湖州市幼儿15米绕障碍跑平均数　　　　　　　　　　　单位：秒

年龄组（岁）	男			女		
	合计	乡村	城镇	合计	乡村	城镇
3	8.5	8.5	8.6	8.7	8.6	8.8
4	7.5	7.5	7.6	7.6	7.4	7.8
5	6.8	6.7	6.8	6.9	6.8	7.0
6	6.9	6.8	7.0	6.9	6.9	6.8
合计	7.4	7.3	7.5	7.5	7.4	7.6

表13 湖州市幼儿双脚连续跳平均数　　　　　　　　　　　　单位：秒

年龄组（岁）	男			女		
	合计	乡村	城镇	合计	乡村	城镇
3	9.3	8.6	9.9	8.9	8.9	8.9
4	6.1	5.6	6.6	6.1	5.5	6.7
5	4.9	4.8	5.0	4.9	4.8	5.0
6	4.9	4.8	5.0	4.9	4.7	5.1
合计	6.2	5.9	6.6	6.2	6.0	6.4

（2）力量素质

握力和立定跳远测试反映幼儿的力量素质。

男女幼儿握力平均数分别为5.9千克、5.1千克，立定跳远平均数分别为93.1厘米、88.3厘米。分布区间，握力男幼儿为4.3~6.7千克，女幼儿为3.9~6.0千克；立定跳远男幼儿为69.2~106.4厘米，女幼儿为69.3~101.6厘米。除6岁组外，各年龄组握力和立定跳远平均数随年龄增长而增大，表明幼儿力量素质基本随年龄增长而提高。握力项目，男幼儿各年龄组平均数大于女幼儿；立定跳远项目，除3岁组外，各年龄组指标平均数均为男幼儿大于同龄女幼儿。除5岁组男女幼儿和6岁组女幼儿外，幼儿握力平均数均表现为城镇小于乡村；除5岁组幼儿外，幼儿立定跳远平均数均表现为城镇小于乡村（表14、表15）。

表14　湖州市幼儿握力平均数　　　　　　　　　　　　　　　　　　　　单位：千克

年龄组（岁）	男			女		
	合计	乡村	城镇	合计	乡村	城镇
3	4.3	4.4	4.1	3.9	4.3	3.6
4	5.9	6.1	5.7	4.6	5.1	4.2
5	6.7	6.6	6.8	6.0	5.6	6.4
6	6.6	7.0	6.3	5.8	5.8	5.9
合计	5.9	6.1	5.7	5.1	5.2	5.0

表15　湖州市幼儿立定跳远平均数　　　　　　　　　　　　　　　　　　单位：厘米

年龄组（岁）	男			女		
	合计	乡村	城镇	合计	乡村	城镇
3	69.2	75.9	63.0	69.3	72.9	65.9
4	89.5	90.6	88.4	82.0	85.1	78.9
5	105.5	104.5	106.6	101.6	100.1	103.2
6	106.4	109.0	103.7	99.3	100.5	98.1
合计	93.1	95.6	90.5	88.3	90.0	86.5

（3）柔韧素质

坐位体前屈测试反映幼儿的柔韧素质。

男女幼儿坐位体前屈平均数分别为10.9厘米、13.0厘米。分布区间，男幼儿为8.5~12.8厘米，基本呈随年龄增大而下降的趋势；女幼儿为12.4~13.4厘米。女幼儿各年龄组坐位体前屈平均数均大于同龄男幼儿。除6岁男幼儿外，男女幼儿坐位体前屈平均数均表现为城镇小于乡村（表16）。

表16　湖州市幼儿坐位体前屈平均数　　　　　　　　　　　　　　　　　单位：厘米

年龄组（岁）	男			女		
	合计	乡村	城镇	合计	乡村	城镇
3	12.7	12.8	12.6	13.0	13.4	12.6
4	12.8	13.5	12.0	13.1	14.2	12.0
5	9.7	10.2	9.1	13.4	14.3	12.4
6	8.5	8.3	8.6	12.4	13.5	11.4
合计	10.9	11.2	10.6	13.0	13.8	12.1

（4）平衡能力

走平衡木测试反映幼儿的平衡能力。

男女幼儿走平衡木平均数均为6.8秒、7.1秒，除6岁组男幼儿外，基本呈现随年龄增长而减小的趋势，表明平衡能力基本随年龄增长而提高。分布区间，男幼儿为5.3~9.6秒，女幼儿为5.5~9.8秒。除3岁组男幼儿和5岁组女幼儿外，男女幼儿走平衡木平均数均表现为城镇大于乡村（表17）。

表17 湖州市幼儿走平衡木平均数 单位：秒

年龄组（岁）	男			女		
	合计	乡村	城镇	合计	乡村	城镇
3	9.6	10.5	8.7	9.8	9.6	9.9
4	6.7	6.6	6.8	7.1	6.8	7.4
5	5.3	5.1	5.4	5.9	6.2	5.6
6	5.5	5.2	5.8	5.5	5.4	5.6
合计	6.8	6.9	6.8	7.1	7.0	7.2

（二）成年人（20~59岁）

1.身体形态

（1）身高

男女成年人身高平均数分别为170.8厘米、158.9厘米。成年人身高平均数呈随年龄增加而降低的趋势。分布区间，男性为168.6~172.7厘米，女性为157.4~160.8厘米。男性各年龄组身高平均数均大于同龄女性。除20~24岁、40~44岁、55~59岁年龄组，男性身高平均数均为城镇非体力劳动者最大；除20~24岁、50~54岁年龄组，女性身高平均数均为城镇非体力劳动者最大（表18）。

表18 湖州市成年人身高平均数 单位：厘米

年龄组（岁）	男				女			
	合计	农民	城镇体力	城镇非体力	合计	农民	城镇体力	城镇非体力
20~24	172.7	173.3	172.4	172.3	160.8	161.3	161.2	159.7
25~29	172.2	171.4	171.8	173.4	159.6	159.4	159.6	159.7
30~34	171.9	171.5	171.5	172.8	159.8	159.1	160.0	160.2
35~39	171.0	169.5	171.6	171.9	159.4	158.6	159.8	159.9
40~44	169.9	170.7	168.6	170.3	157.7	157.5	157.8	157.8
45~49	170.2	169.6	170.3	170.6	158.1	158.1	157.6	158.6
50~54	169.6	168.6	169.8	170.5	158.3	158.2	159.0	157.6
55~59	168.6	169.1	170.3	166.5	157.4	156.9	157.6	157.7
合计	170.8	170.5	170.8	171.0	158.9	158.6	159.1	158.9

（2）体重与BMI

男女成年人体重平均数分别为72.8千克、57.2千克，随年龄增长呈波动变化。男性各年龄组体重平均数分布区间为71.4~74.3千克，在30~34岁年龄组达到最大值；女性各年龄组体重平均数分布区间为55.2~59.4千克，在45~49岁年龄组达到最大值。男性各年龄组体重平均数均大于同龄女性。除30~34岁年龄组，女性体重平均数表现为农民大于城镇体力和非体力劳动者（表19）。

表19 湖州市成年人体重平均数 单位：千克

年龄组（岁）	男				女			
	合计	农民	城镇体力	城镇非体力	合计	农民	城镇体力	城镇非体力
20~24	71.6	71.8	71.5	71.5	55.2	56.2	54.4	55.0
25~29	71.4	69.2	71.8	73.3	55.2	56.1	54.0	55.5
30~34	74.3	76.4	72.8	73.8	56.1	56.7	54.1	57.4
35~39	73.4	73.4	72.4	74.3	57.8	58.1	57.7	57.5
40~44	73.6	74.8	72.2	73.9	57.2	58.6	57.1	55.8
45~49	73.5	74.2	73.8	72.6	59.4	60.7	57.9	59.4
50~54	72.7	71.5	74.1	72.4	58.9	59.9	57.7	59.2
55~59	72.1	72.5	73.3	70.6	57.8	60.6	55.9	57.0
合计	72.8	73.0	72.7	72.8	57.2	58.4	56.1	57.1

男女成年人BMI［体重（千克）/身高²（米²）］平均数分别为25.0千克/米²、22.7千克/米²。男性BMI平均数随年龄增长呈波动变化，分布区间为24.0~25.5千克/米²，在40~44岁年龄组达到最大值；女性BMI平均数呈现先增长后下降的趋势，分布区间为21.4~23.7千克/米²，在45~49岁年龄组达到最大值。男性各年龄组BMI平均数均高于同龄女性。男性BMI平均数表现为30~34岁农民最大，为26.0千克/米²；25~29岁农民最小，为23.5千克/米²。女性BMI平均数表现为55~59岁农民最大，为24.6千克/米²；20~24岁城镇体力劳动者最小，为21.0千克/米²（表20）。

表20 湖州市成年人BMI平均数 单位：千克/米²

年龄组（岁）	男				女			
	合计	农民	城镇体力	城镇非体力	合计	农民	城镇体力	城镇非体力
20~24	24.0	23.9	24.0	24.0	21.4	21.6	21.0	21.6
25~29	24.1	23.5	24.3	24.4	21.7	22.1	21.2	21.7
30~34	25.2	26.0	24.8	24.8	22.0	22.4	21.1	22.3
35~39	25.1	25.6	24.6	25.1	22.7	23.1	22.6	22.5
40~44	25.5	25.6	25.4	25.4	23.0	23.6	22.9	22.4
45~49	25.4	25.8	25.4	24.9	23.7	24.3	23.3	23.6
50~54	25.2	25.1	25.7	24.9	23.5	23.9	22.8	23.9
55~59	25.3	25.3	25.2	25.4	23.3	24.6	22.5	22.9
合计	25.0	25.1	24.9	24.9	22.7	23.2	22.2	22.6

（3）腰围

男女成年人腰围平均数分别为86.0厘米、75.8厘米。男性各年龄组腰围平均数随年龄增长而增大，分布区间为81.2~89.5厘米，在55~59岁年龄组达到最大值；除25~29岁、40~44岁年龄组，女性各年龄组腰围平均数随年龄增长而增大，分布区间为71.5~80.0厘米，在55~59岁达到最大值。男性各年龄组腰围平均数均大于同龄女性。除男女性20~24岁以及男性40~44岁年龄组外，腰围平均数表现为农民最大（表21）。

表21 湖州市成年人腰围平均数 单位：厘米

年龄组（岁）	男				女			
	合计	农民	城镇体力	城镇非体力	合计	农民	城镇体力	城镇非体力
20~24	81.2	81.3	81.0	81.4	72.8	72.3	73.1	73.0
25~29	82.8	83.1	82.1	83.1	71.5	72.7	70.0	71.6
30~34	85.3	87.6	84.2	84.3	73.2	75.1	72.0	72.7
35~39	86.3	87.3	85.2	86.5	75.5	78.8	74.1	73.8
40~44	87.2	87.7	85.7	88.1	75.2	77.9	73.8	73.8
45~49	87.8	90.6	86.5	86.3	78.6	82.2	75.8	78.0
50~54	88.1	89.6	87.0	87.7	79.4	80.1	79.3	78.9
55~59	89.5	91.4	87.5	89.6	80.0	83.7	78.4	78.0
合计	86.0	87.3	84.9	85.9	75.8	77.8	74.5	75.0

（4）臀围

男女成年人臀围平均数分别为96.0厘米、91.9厘米，随年龄增长呈波动变化。分布区间，男性为95.7~96.6厘米，女性为90.5~93.5厘米。男性各年龄组臀围平均数均大于同龄女性。男性臀围平均数表现为40~44岁城镇非体力劳动者最大，为97.8厘米，50~54岁城镇非体力劳动者最小，为94.5厘米；女性臀围平均数表现为50~54岁城镇体力劳动者最大，为94.5厘米，20~24岁农民最小，为89.4厘米（表22）。

表22　湖州市成年人臀围平均数　　　　　　　　　　　　　　　　　　　　　　　　　　单位：厘米

年龄组（岁）	男				女			
	合计	农民	城镇体力	城镇非体力	合计	农民	城镇体力	城镇非体力
20～24	95.7	94.9	96.3	95.7	90.5	89.4	91.0	91.1
25～29	95.8	94.7	95.8	96.8	90.6	90.0	91.3	90.7
30～34	96.5	96.7	96.5	96.2	91.0	90.6	90.7	91.5
35～39	96.2	96.0	96.2	96.3	92.2	93.9	91.5	91.3
40～44	96.6	96.7	95.2	97.8	91.9	93.4	91.9	90.4
45～49	96.1	96.3	96.3	95.8	93.3	94.1	92.3	93.4
50～54	95.7	97.1	95.4	94.5	93.5	93.2	94.5	92.7
55～59	95.9	96.2	96.2	95.5	92.2	94.4	91.3	91.1
合计	96.0	96.1	96.0	96.1	91.9	92.4	91.8	91.5

（5）腰臀比

男女成年人腰臀比平均数分别为0.89、0.82，除25～29岁女性外，随年龄增长而增大。分布区间，男性为0.85～0.93，女性为0.79～0.87。男性各年龄组腰臀比平均数均大于同龄女性（表23）。

表23　湖州市成年人腰臀比平均数

年龄组（岁）	男				女			
	合计	农民	城镇体力	城镇非体力	合计	农民	城镇体力	城镇非体力
20～24	0.85	0.86	0.84	0.85	0.80	0.81	0.80	0.80
25～29	0.86	0.88	0.86	0.86	0.79	0.81	0.77	0.79
30～34	0.88	0.90	0.87	0.87	0.80	0.83	0.79	0.79
35～39	0.90	0.91	0.89	0.90	0.82	0.84	0.81	0.81
40～44	0.90	0.91	0.90	0.90	0.82	0.83	0.80	0.81
45～49	0.91	0.94	0.90	0.90	0.84	0.87	0.82	0.83
50～54	0.92	0.92	0.91	0.93	0.85	0.86	0.84	0.85
55～59	0.93	0.95	0.91	0.94	0.87	0.89	0.86	0.86
合计	0.89	0.91	0.88	0.89	0.82	0.84	0.81	0.82

（6）体脂率

男女成年人体脂率平均数分别为24.6%、28.9%。除50～54岁、55～59岁年龄组外，成年男女各年龄组体脂率平均数随年龄增长而增大，男性分布区间为22.3%～25.3%，女性分布区间为25.3%～31.2%。女性各年龄组体脂率平均数均大于同龄男性。男性体脂率平均数表现为35～39岁农民、55～59岁城镇体力劳动者最大，为25.9%，20～24岁城镇非体力劳动者最小，为21.6%；女性体脂率平均数表现为55～59岁农民最大，为33.3%，20～24岁城镇体力劳动者最小，为24.2%（表24）。

表24　湖州市成年人体脂率平均数　　　　　　　　　　　　　　　　　　　　　　　　　　单位：%

年龄组（岁）	男				女			
	合计	农民	城镇体力	城镇非体力	合计	农民	城镇体力	城镇非体力
20～24	22.3	22.1	23.2	21.6	25.3	25.4	24.2	26.3
25～29	23.3	21.9	24.5	23.4	26.4	26.5	26.2	26.5
30～34	24.9	25.7	24.8	24.3	27.5	28.7	26.1	27.9
35～39	25.1	25.9	25.1	24.5	28.4	28.1	28.6	28.4
40～44	25.2	25.3	25.7	24.8	30.0	31.2	29.8	28.9
45～49	25.2	25.6	25.6	24.3	31.2	32.1	30.4	31.2
50～54	25.3	24.7	25.8	25.4	30.9	32.2	28.1	32.2
55～59	25.2	25.6	25.9	24.2	31.1	33.3	29.7	30.5
合计	24.6	24.6	25.1	24.1	28.9	29.7	27.9	29.0

2. 身体机能

（1）安静脉搏

男女成年人安静脉搏的平均数分别为80.1次/分、79.4次/分，随年龄增长而呈波动变化。分布区间，男性为78.3~81.2次/分，女性为77.1~81.7次/分。男女性安静脉搏平均数整体上在三类人群中较为接近，其中男女性城镇非体力劳动者在一半的年龄组中较高（表25）。

表25　湖州市成年安静脉搏平均数　　　　　　　　　　单位：次/分

年龄组（岁）	男				女			
	合计	农民	城镇体力	城镇非体力	合计	农民	城镇体力	城镇非体力
20~24	81.1	80.7	80.3	82.2	80.5	80.2	81.5	79.9
25~29	80.7	82.8	78.6	81.0	81.7	79.5	82.5	83.4
30~34	80.6	78.7	79.8	83.3	81.0	82.3	78.4	82.2
35~39	81.2	82.4	80.6	80.7	80.2	81.3	79.0	80.2
40~44	81.1	81.5	82.2	79.7	78.9	79.0	78.5	79.2
45~49	78.3	74.5	82.0	78.4	77.4	77.5	78.0	76.9
50~54	79.0	76.5	80.1	80.4	78.2	77.4	78.1	79.3
55~59	78.8	77.5	78.0	80.6	77.1	76.6	76.8	77.9
合计	80.1	79.3	80.2	80.8	79.4	79.2	79.1	79.9

（2）血压

男女成年人收缩压平均数分别为128.0毫米汞柱、122.2毫米汞柱，舒张压平均数分别为78.5毫米汞柱、74.4毫米汞柱。各年龄组收缩压平均数随年龄增长而呈波动变化，男性分布区间为124.1~132.3毫米汞柱，女性分布区间为116.1~130.1毫米汞柱。除55~54岁、55~59岁年龄组外，男性各年龄组舒张压平均数随年龄增加而增大，分布区间为73.3~82.1毫米汞柱；除20~24岁、55~59岁年龄组外，女性各年龄组舒张压平均数随年龄增加而增大，分布区间为71.2~79.1毫米汞柱。男性各年龄组收缩压和舒张压平均数均大于同龄女性（表26、表27）。

表26　湖州市成年人收缩压平均数　　　　　　　　　　单位：毫米汞柱

年龄组（岁）	男				女			
	合计	农民	城镇体力	城镇非体力	合计	农民	城镇体力	城镇非体力
20~24	126.3	125.0	126.4	127.6	120.3	119.3	123.6	118.0
25~29	124.3	124.1	125.8	123.0	116.6	117.4	117.0	115.4
30~34	124.1	123.0	124.7	124.6	116.1	119.4	113.2	115.9
35~39	128.0	127.6	125.7	130.6	119.4	125.0	116.7	116.4
40~44	127.9	127.5	128.7	127.3	121.6	122.0	119.6	123.4
45~49	130.7	127.4	132.9	131.7	123.6	123.0	122.6	125.2
50~54	130.8	130.5	132.4	129.5	130.1	129.9	132.8	127.6
55~59	132.3	129.7	135.2	132.1	129.8	128.4	133.6	127.3
合计	128.0	126.9	128.9	128.4	122.2	123.0	122.3	121.1

表27　湖州市成年人舒张压平均数　　　　　　　　　　单位：毫米汞柱

年龄组（岁）	男				女			
	合计	农民	城镇体力	城镇非体力	合计	农民	城镇体力	城镇非体力
20~24	73.3	72.3	74.3	73.3	73.1	72.6	74.6	72.0
25~29	74.3	74.0	73.0	76.0	71.2	71.3	72.6	69.7
30~34	76.0	74.1	77.6	76.2	71.3	72.5	69.1	72.3
35~39	79.8	79.8	77.6	82.0	73.1	74.9	73.8	70.6
40~44	80.2	79.6	81.8	79.2	74.4	73.4	73.2	76.5

年龄组（岁）	男				女			
	合计	农民	城镇体力	城镇非体力	合计	农民	城镇体力	城镇非体力
45~49	82.1	79.9	81.8	84.5	75.9	75.8	75.3	76.6
50~54	81.2	80.3	80.9	82.2	79.1	79.4	80.0	77.7
55~59	81.2	77.8	81.3	84.1	77.4	77.1	78.6	76.4
合计	78.5	77.2	78.5	79.7	74.4	74.6	74.6	74.0

（3）肺活量

男女成年人肺活量的平均数分别为4043.6毫升、2815.1毫升，除30~34岁年龄组外，男性肺活量随年龄增长而下降，分布区间为3541.9~4361.1毫升；女性肺活量随年龄增长先上升后下降，分布区间为2494.7~3030.9毫升。男性各年龄组肺活量平均数均大于同龄女性。除20~24岁、30~34岁年龄组外，女性肺活量平均数表现为农民最大（表28）。

表28　湖州市成年人肺活量平均数　　　　　　　　　　　　　　　　　　单位：毫升

年龄组（岁）	男				女			
	合计	农民	城镇体力	城镇非体力	合计	农民	城镇体力	城镇非体力
20~24	4361.1	4316.2	4241.4	4522.6	2891.5	2951.2	2768.0	2954.1
25~29	4270.7	4180.6	4292.3	4337.3	2949.8	3030.3	2875.4	2937.4
30~34	4303.2	4171.8	4395.3	4333.3	3030.9	2978.8	3034.8	3073.5
35~39	4242.5	4238.7	4097.7	4394.0	2953.4	2987.7	2946.1	2926.3
40~44	4001.5	4113.6	3894.5	3994.0	2869.1	2949.3	2781.8	2873.0
45~49	3970.0	4209.5	3953.5	3747.1	2755.6	2894.4	2671.7	2698.0
50~54	3656.6	3889.3	3564.5	3506.6	2571.9	2672.9	2454.0	2582.8
55~59	3541.9	3809.7	3594.2	3245.4	2494.7	2594.5	2407.5	2482.4
合计	4043.6	4115.0	4012.7	4003.7	2815.1	2882.7	2743.5	2817.7

3.身体素质

（1）力量素质

握力测试反映受试者前臂及手部肌肉的最大力量，从一个侧面反映受试者的最大肌力。

男女成年人握力平均数分别为42.3千克、27.8千克，随年龄增长而呈波动变化。分布区间，男性为40.1~44.1千克，女性为27.0~28.6千克。男性各年龄组握力平均数明显大于同龄女性。除25~29岁、30~34岁、50~54岁年龄组，男性握力平均数表现为城镇体力劳动者最大；除40~44岁、45~49岁年龄组，女性握力平均数表现为城镇非体力劳动者最大（表29）。

表29　湖州市成年人握力平均数　　　　　　　　　　　　　　　　　　单位：千克

年龄组（岁）	男				女			
	合计	农民	城镇体力	城镇非体力	合计	农民	城镇体力	城镇非体力
20~24	41.4	40.6	43.1	40.3	28.2	26.1	29.1	29.5
25~29	44.1	42.4	44.4	45.4	27.6	27.3	27.5	28.0
30~34	43.4	41.4	43.4	45.4	27.7	26.5	27.4	29.1
35~39	42.9	40.8	45.3	42.7	28.6	28.5	28.6	28.6
40~44	42.3	43.1	43.3	40.5	28.5	28.2	29.0	28.4
45~49	43.1	40.2	45.2	44.0	27.5	26.6	28.0	27.9
50~54	41.2	40.2	40.9	42.6	27.4	26.8	27.5	28.0
55~59	40.1	39.1	41.4	39.8	27.0	26.8	26.0	28.2
合计	42.3	41.0	43.4	42.5	27.8	27.1	27.9	28.5

背力测试反映受试者腰背部伸展动作的最大肌力，从一个侧面反映受试者的最大肌力。

男女成年人背力平均数分别为119.8千克、76.1千克。男女性背力平均数随着年龄增长而呈波动变化。分布区间，男性为114.1~124.3千克，女性为74.0~78.4千克。男性各年龄组背力平均数均大于同龄女性。除40~44岁年龄组，女性背力平均数表现为城镇非体力劳动者最大（表30）。

表30　湖州市成年人背力平均数　　　　　　　　　　　　　　　单位：千克

年龄组（岁）	男				女			
	合计	农民	城镇体力	城镇非体力	合计	农民	城镇体力	城镇非体力
20~24	123.7	124.1	125.1	121.8	75.4	68.8	74.5	83.3
25~29	121.4	117.7	118.2	128.4	74.8	76.1	70.8	77.4
30~34	121.2	123.0	122.3	118.1	75.5	72.4	76.6	77.2
35~39	124.3	127.0	122.9	123.0	78.1	77.5	77.3	79.5
40~44	116.8	118.0	119.7	112.8	77.3	74.4	80.3	77.4
45~49	121.6	113.6	127.9	123.2	78.4	75.1	77.3	83.0
50~54	115.4	113.9	112.7	119.7	74.9	71.7	73.0	80.3
55~59	114.1	114.6	115.2	112.8	74.0	71.4	70.4	80.2
合计	119.8	119.0	120.5	119.9	76.1	73.4	75.1	79.8

纵跳测试反映受试者的下肢爆发力和全身协调用力的能力，从一个侧面反映受试者力量素质。

男女成年人纵跳平均数分别为33.0厘米、22.3厘米，除女性30~34岁年龄组，随着年龄的增长而下降。分布区间，男性为26.3~39.0厘米，女性为18.1~25.8厘米。男性各年龄组纵跳平均数均大于同龄女性。除20~24岁年龄组，男性纵跳平均数表现为城镇体力劳动者最大；除45~49岁、50~54岁、55~59岁年龄组，女性纵跳平均数表现为城镇非体力劳动者最大（表31）。

表31　湖州市成年人纵跳平均数　　　　　　　　　　　　　　　单位：厘米

年龄组（岁）	男				女			
	合计	农民	城镇体力	城镇非体力	合计	农民	城镇体力	城镇非体力
20~24	39.0	38.3	39.1	39.5	25.8	25.3	25.3	27.0
25~29	37.2	35.5	38.5	37.5	25.0	23.1	25.8	26.2
30~34	36.6	34.9	38.1	36.7	25.1	23.6	25.4	26.2
35~39	33.7	31.3	35.2	34.5	23.4	22.9	23.5	23.8
40~44	31.9	29.4	33.9	32.3	21.8	20.5	21.9	23.2
45~49	30.9	29.3	32.5	30.9	19.9	17.9	21.2	20.5
50~54	28.1	25.2	29.9	29.3	18.9	17.1	20.3	19.2
55~59	26.3	25.3	27.7	26.0	18.1	16.6	18.9	18.8
合计	33.0	31.1	34.4	33.3	22.3	20.9	22.8	23.1

1分钟仰卧起坐和俯卧撑（男）/跪卧撑（女）测试反映受试者的肌肉耐力，从一个侧面反映人体的力量素质。

男女成年人1分钟仰卧起坐平均数分别为28.6次、24.8次，除女性30~34岁年龄组，随年龄增加而减少。分布区间，男性为22.4~32.8次，女性为20.4~30.0次。男性各年龄组1分钟仰卧起坐平均数均大于同龄女性（表32）。

表32　湖州市成年人1分钟仰卧起坐平均数　　　　　　　　　　单位：次

年龄组（岁）	男				女			
	合计	农民	城镇体力	城镇非体力	合计	农民	城镇体力	城镇非体力
20~24	32.8	32.0	31.7	34.7	30.0	28.8	29.1	32.0
25~29	32.6	32.7	33.8	31.3	26.9	25.0	28.3	27.6

续表

年龄组	男				女			
（岁）	合计	农民	城镇体力	城镇非体力	合计	农民	城镇体力	城镇非体力
30~34	31.3	31.6	31.1	31.3	27.3	24.6	28.0	29.0
35~39	29.3	29.0	28.5	30.5	26.3	24.5	26.8	27.7
40~44	28.9	27.0	29.2	30.5	24.5	21.3	26.8	25.5
45~49	26.4	24.4	27.7	26.9	21.6	18.9	23.6	22.5
50~54	25.4	24.3	27.7	24.3	21.4	18.0	23.9	22.4
55~59	22.4	22.2	24.4	20.6	20.4	19.2	21.2	20.9
合计	28.6	27.9	29.4	28.7	24.8	22.5	26.0	26.0

男女成年人俯卧撑（男）/跪卧撑（女）平均数分别为28.2次、27.4次，男性俯卧撑平均数随年龄增加而下降，分布区间为23.1~31.3次；女性跪卧撑平均数随年龄增加而波动变化，分布区间为26.5~28.3次。在20~49岁年龄段，男性各年龄组俯卧撑平均数大于女性跪卧撑平均数（表33）。

表33　湖州市成年人俯卧撑（男）/跪卧撑（女）平均数　　　　　　单位：次

年龄组	男				女			
（岁）	合计	农民	城镇体力	城镇非体力	合计	农民	城镇体力	城镇非体力
20~24	31.3	30.9	29.8	33.1	27.9	27.6	28.0	28.2
25~29	30.2	29.3	31.2	29.9	26.7	27.6	24.8	27.4
30~34	29.8	30.3	28.5	30.5	28.0	27.7	28.4	28.0
35~39	29.8	29.1	30.7	29.6	28.2	29.3	27.2	28.1
40~44	29.3	29.7	28.9	29.1	28.3	27.5	30.4	27.1
45~49	27.0	26.4	26.1	28.5	26.9	25.8	28.8	26.1
50~54	24.8	24.7	26.7	22.9	27.1	23.9	29.5	28.0
55~59	23.1	23.1	25.0	21.4	26.5	23.0	28.0	28.5
合计	28.2	28.0	28.4	28.1	27.4	26.5	28.2	27.7

（2）柔韧素质

坐位体前屈测试反映受试者的柔韧素质。

男女成年人坐位体前屈平均数分别为2.9厘米、8.4厘米，随年龄增长呈波动变化。分布区间，男性为1.1~4.3厘米，女性为6.9~10.1厘米。女性各年龄组坐位体前屈平均数大于同龄男性。除30~34岁、50~54岁年龄组外，男性成年人坐位体前屈平均数表现为城镇非体力劳动者最大（表34）。

表34　湖州市成年人坐位体前屈平均数　　　　　　单位：厘米

年龄组	男				女			
（岁）	合计	农民	城镇体力	城镇非体力	合计	农民	城镇体力	城镇非体力
20~24	4.3	3.3	4.1	5.5	10.1	8.9	10.9	10.6
25~29	3.3	3.0	3.3	3.7	6.9	6.5	7.1	7.0
30~34	3.0	4.4	2.3	2.4	8.6	6.9	9.5	9.3
35~39	1.9	1.8	0.0	3.9	8.2	7.0	8.8	8.7
40~44	3.8	4.0	2.6	4.8	7.9	6.8	7.8	9.2
45~49	3.3	3.1	3.1	3.6	8.5	7.7	9.2	8.5
50~54	2.3	2.1	3.1	1.6	8.6	9.3	8.5	8.1
55~59	1.1	1.0	0.6	1.7	8.1	9.0	6.0	9.3
合计	2.9	2.8	2.4	3.4	8.4	7.8	8.5	8.8

（3）平衡能力

闭眼单脚站立测试反映受试者的平衡能力。

男女成年人闭眼单脚站立平均数分别为30.4秒、33.2秒，除25~29岁、30~34岁年龄组男性以及20~24岁、25~29岁年龄组女性外，闭眼单脚站立平均数随年龄增长而降低。分布区间，男性为20.5~37.3秒，女性为22.2~41.0秒。除20~24岁年龄组，女性成年人各年龄组闭眼单脚站立平均数均大于同龄男性。25~29岁年龄组男性成年人闭眼单脚站立时长最长，30~34岁年龄组女性成年人闭眼单脚站立时长最长（表35）。整体上，城镇男女性闭眼单脚站立时长更长，男女性城镇体力劳动者闭眼单脚站立平均数在多数年龄组中较高。

表35 湖州市成年人闭眼单脚站立平均数　　　　　　　　　　　单位：秒

年龄组（岁）	男				女			
	合计	农民	城镇体力	城镇非体力	合计	农民	城镇体力	城镇非体力
20~24	36.6	36.2	36.8	37.0	35.4	29.4	33.6	43.2
25~29	37.3	32.0	39.5	40.3	39.0	33.3	48.0	36.2
30~34	32.8	27.9	36.5	33.8	41.0	30.9	47.2	44.2
35~39	34.7	35.6	33.8	34.6	38.2	33.0	41.5	39.9
40~44	30.8	27.7	36.4	28.3	37.5	34.3	38.8	39.5
45~49	26.7	22.7	30.8	26.7	28.1	24.7	31.4	28.1
50~54	23.8	23.0	26.2	22.3	24.5	26.9	22.8	23.5
55~59	20.5	18.9	23.3	19.3	22.2	20.6	23.9	22.1
合计	30.4	28.0	33.0	30.1	33.2	29.2	35.9	34.6

（4）反应能力

选择反应时测试反映受试者的反应能力。

男女成年人选择反应时平均数分别为0.50秒、0.53秒。分布区间，男性为0.48~0.56秒，女性为0.50~0.59秒。除35~39岁年龄组男性外，成年人的选择反应时平均数随年龄增长而增加，男性成年人各年龄组反应能力均好于同龄女性。男性反应能力表现为城镇体力劳动者最好；除20~24岁年龄组，女性反应能力表现为城镇体力劳动者最好（表36）。

表36 湖州市成年人选择反应时平均数　　　　　　　　　　　单位：秒

年龄组（岁）	男				女			
	合计	农民	城镇体力	城镇非体力	合计	农民	城镇体力	城镇非体力
20~24	0.48	0.47	0.46	0.50	0.50	0.51	0.50	0.49
25~29	0.48	0.48	0.46	0.50	0.51	0.51	0.50	0.53
30~34	0.49	0.48	0.48	0.50	0.51	0.50	0.50	0.53
35~39	0.48	0.48	0.48	0.49	0.52	0.52	0.51	0.52
40~44	0.50	0.50	0.48	0.50	0.52	0.53	0.51	0.53
45~49	0.52	0.54	0.50	0.51	0.55	0.56	0.53	0.55
50~54	0.53	0.54	0.52	0.52	0.56	0.57	0.55	0.56
55~59	0.56	0.55	0.55	0.58	0.59	0.61	0.58	0.58
合计	0.50	0.51	0.49	0.51	0.53	0.54	0.52	0.54

（三）老年人（60~79岁）

1.身体形态

（1）身高

男女老年人身高平均数分别为166.5厘米、155.2厘米。分布区间，男性为165.6~167.4厘米，女性为154.5~155.7厘米。男性各年龄组身高平均数均大于同龄女性。女性身高平均数表现为城镇小于乡村（表37）。

表37　湖州市老年人身高平均数　　　　　　　　　　　　　　　单位：厘米

年龄组（岁）	男			女		
	合计	乡村	城镇	合计	乡村	城镇
60~64	166.6	166.2	166.9	155.7	155.8	155.6
65~69	167.4	167.7	167.1	155.5	155.7	155.3
70~74	165.6	165.5	165.7	154.5	154.7	154.2
75~79	166.5	166.9	166.0	155.0	155.6	154.5
合计	166.5	166.6	166.4	155.2	155.4	154.9

（2）体重与BMI

男女老年人体重平均数分别为67.8千克、57.5千克。分布区间，男性为67.2~68.8千克，女性为56.0~59.3千克。男性各年龄组体重平均数均大于同龄女性。除60~64岁年龄组外，男性体重平均数均表现为城镇小于乡村；除70~74岁年龄组，女性体重平均数表现为城镇小于乡村（表38）。

表38　湖州市老年人体重平均数　　　　　　　　　　　　　　　单位：千克

年龄组（岁）	男			女		
	合计	乡村	城镇	合计	乡村	城镇
60~64	68.8	66.7	70.9	58.6	59.0	58.2
65~69	68.0	68.1	67.9	59.3	60.1	58.4
70~74	67.2	68.7	65.7	56.2	55.8	56.6
75~79	67.3	68.1	66.5	56.0	56.1	55.9
合计	67.8	67.9	67.8	57.5	57.7	57.3

男女老年人BMI［体重（千克）/身高^2（米^2）］平均数分别为24.5千克/米^2、23.9千克/米^2。除65~69岁年龄组外，男性BMI平均数随年龄增长而下降，在60~64岁年龄组达到最大（表39）。女性老年人BMI平均数随年龄增长波动下降。70岁以下老年人的BMI平均数，男性为城镇老年人大于乡村，女性则为乡村老年人大于城镇。

表39　湖州市老年人BMI平均数　　　　　　　　　　　　　　单位：千克/米^2

年龄组（岁）	男			女		
	合计	乡村	城镇	合计	乡村	城镇
60~64	24.8	24.2	25.5	24.2	24.4	24.0
65~69	24.2	24.2	24.3	24.5	24.8	24.2
70~74	24.5	25.0	23.9	23.5	23.3	23.7
75~79	24.3	24.5	24.2	23.4	23.3	23.5
合计	24.5	24.5	24.5	23.9	23.9	23.9

（3）腰围

男女老年人腰围平均数分别为87.8厘米、83.6厘米。除75~79岁年龄组外，男性腰围平均数随年龄增长而降低。分布区间，男性为86.3~90.2厘米，女性为82.6~85.9厘米。男性各年龄组腰围平均数均大于同龄女性。男性与女性腰围平均数均表现为城镇小于乡村（表40）。

表40　湖州市老年人腰围平均数　　　　　　　　　　　　　　　单位：厘米

年龄组（岁）	男			女		
	合计	乡村	城镇	合计	乡村	城镇
60~64	90.2	92.9	87.5	83.0	86.0	80.3
65~69	86.9	88.5	85.3	83.0	85.8	80.1
70~74	86.3	87.9	84.8	82.6	84.5	80.6
75~79	87.8	92.2	83.5	85.9	90.1	81.9
合计	87.8	90.3	85.3	83.6	86.5	80.7

（4）臀围

男女老年人臀围平均数分别为95.9厘米、94.2厘米。男性臀围平均数随年龄增长先降低后升高，除70~74岁年龄组，女性臀围平均数随年龄增长而增大。分布区间，男性为94.6~97.3厘米，女性为93.6~95.3厘米。男性各年龄组臀围平均数均大于同龄女性。男性、女性臀围平均数均表现为乡村大于城镇（表41）。

表41 湖州市老年人臀围平均数

单位：厘米

年龄组（岁）	男			女		
	合计	乡村	城镇	合计	乡村	城镇
60~64	96.6	97.8	95.4	93.8	94.7	93.0
65~69	94.6	95.7	93.5	94.1	95.7	92.6
70~74	95.1	95.6	94.6	93.6	94.9	92.2
75~79	97.3	98.6	96.1	95.3	96.0	94.5
合计	95.9	96.9	94.9	94.2	95.3	93.1

（5）腰臀比

男女老年人腰臀比平均数分别为0.91、0.89。男性腰臀比平均数随年龄增加而降低，女性腰臀比整体变化不大。分布区间，男性为0.90~0.93，女性为0.88~0.90。除75~79岁年龄组外，男性各年龄组腰臀比平均数均大于同龄女性。男性、女性腰臀比平均数均表现为乡村大于城镇（表42）。

表42 湖州市老年人腰臀比平均数

年龄组（岁）	男			女		
	合计	乡村	城镇	合计	乡村	城镇
60~64	0.93	0.95	0.92	0.88	0.91	0.86
65~69	0.92	0.92	0.91	0.88	0.90	0.87
70~74	0.91	0.92	0.90	0.88	0.89	0.87
75~79	0.90	0.93	0.87	0.90	0.94	0.87
合计	0.91	0.93	0.90	0.89	0.91	0.87

（6）体脂率

男女老年人体脂率平均数分别为23.9%、31.3%。女性体脂率平均数随年龄增长先增大后降低。分布区间，男性为23.7%~24.1%，女性为28.6%~33.3%。女性各年龄组体脂率平均数均大于同龄男性（表43）。

表43 湖州市老年人体脂率平均数

单位：%

年龄组（岁）	男			女		
	合计	乡村	城镇	合计	乡村	城镇
60~64	23.8	22.2	25.4	32.4	32.9	32.0
65~69	23.7	22.7	24.6	33.3	33.7	32.8
70~74	24.1	24.9	23.4	30.7	30.6	30.8
75~79	23.9	23.9	23.8	28.6	28.4	28.9
合计	23.9	23.4	24.3	31.3	31.4	31.2

2. 身体机能

（1）安静脉搏

男女老年人安静脉搏平均数分别为76.4次/分、77.5次/分，随年龄增长先增大后降低。分布区间，男性为76.0~76.7次/分，女性为77.1~78.0次/分。男性各年龄组安静脉搏平均数小于同龄女性（表44）。

表44 湖州市老年人安静脉搏平均数   单位：次/分

年龄组（岁）	男			女		
	合计	乡村	城镇	合计	乡村	城镇
60~64	76.6	75.0	78.2	77.3	76.6	77.8
65~69	76.7	75.7	77.8	78.0	76.5	79.5
70~74	76.1	77.2	75.0	77.8	78.6	77.0
75~79	76.0	76.4	75.5	77.1	77.4	76.7
合计	76.4	76.1	76.6	77.5	77.3	77.8

（2）血压

男女老年人收缩压平均数分别为134.5毫米汞柱、133.9毫米汞柱。除75~79岁年龄组，男性老年人收缩压平均数随年龄增长而增大，分布区间为129.6~137.5毫米汞柱；女性老年人除60~64岁年龄组外，收缩压平均数随年龄增大而降低，分布区间为132.2~136.7毫米汞柱。除60~64岁、65~69岁年龄组，男性各年龄组收缩压平均数均高于同龄女性。男性老年人收缩压平均数表现为城镇大于乡村；除70~74岁、75~79岁组外，女性老年人收缩压平均数表现为城镇小于乡村（表45）。

男女老年人舒张压平均数分别为78.1毫米汞柱、76.3毫米汞柱，随年龄增长先增大后减小，男性在65~69岁年龄组达到最大值，女性在65~69岁年龄组达到最大值。分布区间，男性为75.9~80.8毫米汞柱，女性为74.2~77.5毫米汞柱。除60~64岁年龄组外，男性各年龄组舒张压平均数均高于同龄女性（表46）。

表45 湖州市老年人收缩压平均数   单位：毫米汞柱

年龄组（岁）	男			女		
	合计	乡村	城镇	合计	乡村	城镇
60~64	129.6	123.9	135.3	132.4	135.3	129.8
65~69	135.5	132.0	138.9	136.7	137.9	135.4
70~74	137.5	136.3	138.6	134.3	132.6	136.1
75~79	135.5	131.4	139.6	132.2	126.9	137.2
合计	134.5	130.9	138.1	133.9	133.2	134.5

表46 湖州市老年人舒张压平均数   单位：毫米汞柱

年龄组（岁）	男			女		
	合计	乡村	城镇	合计	乡村	城镇
60~64	75.9	72.2	79.5	77.0	80.0	74.4
65~69	80.8	82.2	79.5	77.5	78.5	76.6
70~74	78.7	78.9	78.5	76.3	75.5	77.1
75~79	76.8	73.7	79.9	74.2	72.1	76.2
合计	78.1	76.8	79.3	76.3	76.5	76.0

（3）肺活量

男女老年人肺活量平均数分别为2487.3毫升、1923.3毫升，除65~69岁年龄组男性老年人外，男性和女性肺活量随年龄增长而减低。分布区间，男性为1937.4~2811.7毫升，女性为1643.1~2191.3毫升。男性各年龄组肺活量平均数均大于同龄女性。除75~79岁年龄组女性和70~74岁年龄组男性，男女性肺活量平均数表现为城镇大于乡村（表47）。

表47 湖州市老年人肺活量平均数   单位：毫升

年龄组（岁）	男			女		
	合计	乡村	城镇	合计	乡村	城镇
60~64	2791.0	2350.3	3231.6	2191.3	1978.7	2384.6
65~69	2811.7	2496.5	3120.7	2031.0	1920.4	2141.6

续表

年龄组（岁）	男			女		
	合计	乡村	城镇	合计	乡村	城镇
70~74	2394.8	2463.0	2328.0	1809.0	1711.4	1912.4
75~79	1937.4	1838.6	2034.2	1643.1	1684.3	1605.1
合计	2487.3	2290.4	2681.3	1923.3	1824.2	2019.5

（4）2分钟原地高抬腿

男女老年人2分钟原地高抬腿平均数分别为78.2次、78.7次，随年龄增长而降低。分布区间，男性为66.8~87.9次，女性为68.0次~85.7次。男女性2分钟原地高抬腿平均数均表现为城镇大于乡村（表48）。

表48　湖州市老年人2分钟原地高抬腿平均数　　　　　单位：次

年龄组（岁）	男			女		
	合计	乡村	城镇	合计	乡村	城镇
60~64	87.9	87.8	87.9	85.7	82.2	88.7
65~69	80.7	77.4	83.6	83.9	79.5	88.1
70~74	77.5	70.2	84.5	76.3	61.6	91.3
75~79	66.8	53.3	79.9	68.0	50.1	83.0
合计	78.2	72.1	84.0	78.7	68.8	87.8

3. 身体素质

（1）力量素质

握力反映受试者前臂及手部肌肉的最大力量，从一个侧面反映受试者的最大肌力。

男女老年人握力平均数分别为31.1千克、23.8千克，随年龄增长而减小。分布区间，男性为27.6~33.8千克，女性为22.6~25.5千克。男性各年龄组握力平均数均高于同龄女性，男女性握力平均数均表现为城镇大于乡村（表49）。

表49　湖州市老年人握力平均数　　　　　单位：千克

年龄组（岁）	男			女		
	合计	乡村	城镇	合计	乡村	城镇
60~64	33.8	30.2	37.4	25.5	24.9	26.0
65~69	32.8	29.9	35.6	23.8	22.1	25.6
70~74	30.1	27.9	32.2	23.3	21.0	25.7
75~79	27.6	24.9	30.2	22.6	20.2	24.9
合计	31.1	28.3	33.9	23.8	22.0	25.6

30秒坐站反映受试者的下肢力量，从一个侧面反映受试者的力量素质。

男女老年人30秒坐站平均数分别为12.5次、12.4次，随年龄增加而降低。分布区间，男性为11.3~13.4次，女性为11.8~13.0次。男女性30秒坐站平均数均表现为城镇大于乡村（表50）。

表50　湖州市老年人30秒坐站平均数　　　　　单位：次

年龄组（岁）	男			女		
	合计	乡村	城镇	合计	乡村	城镇
60~64	13.4	12.6	14.1	13.0	11.5	14.3
65~69	13.2	12.8	13.5	12.4	11.0	13.8
70~74	12.2	10.6	13.7	12.2	10.6	14.0
75~79	11.3	9.7	12.8	11.8	11.1	12.4
合计	12.5	11.4	13.5	12.4	11.1	13.6

（2）柔韧素质

坐位体前屈测试反映受试者的柔韧素质。

男女老年人坐位体前屈平均数分别为−2.0厘米、2.1厘米，除65~69岁年龄组女性老年人外，随年龄增长而降低。分布区间，男性为−4.2~−0.3厘米，女性为−3.3~5.0厘米。女性各年龄组坐位体前屈平均数均大于同龄男性，女性坐位体前屈平均数表现为城镇大于农村（表51）。

表51　湖州市老年人坐位体前屈平均数　　　　　　　　　　　　　单位：厘米

年龄组（岁）	男			女		
	合计	乡村	城镇	合计	乡村	城镇
60~64	−0.3	−0.1	−0.6	4.7	3.2	6.0
65~69	−0.7	−1.5	0.0	5.0	2.7	7.3
70~74	−2.9	−5.0	−0.9	1.9	0.4	3.5
75~79	−4.2	−4.1	−4.3	−3.3	−4.7	−2.1
合计	−2.0	−2.6	−1.4	2.1	0.5	3.7

（3）平衡能力

闭眼单脚站立测试反映受试者的平衡能力。

男女老年人闭眼单脚站立平均数分别为12.4秒、12.0秒，随年龄增长而降低。分布区间，男性为10.1~13.9秒，女性为9.1~14.4秒。男女性闭眼单脚站立平均数均表现为城镇大于乡村（表52）。

表52　湖州市老年人闭眼单脚站立平均数　　　　　　　　　　　　单位：秒

年龄组（岁）	男			女		
	合计	乡村	城镇	合计	乡村	城镇
60~64	13.9	12.0	15.8	14.4	12.8	15.9
65~69	13.3	12.6	14.0	13.3	12.1	14.4
70~74	12.1	10.6	13.6	11.2	9.8	12.8
75~79	10.1	9.3	10.8	9.1	8.5	9.6
合计	12.4	11.1	13.6	12.0	10.8	13.3

（4）反应能力

选择反应时测试反映受试者的反应能力。

男女老年人选择反应时平均数分别为0.66秒、0.70秒，随年龄增长而增大。分布区间，男性为0.62~0.70秒，女性为0.65~0.75秒。男性各年龄组选择反应时平均数均小于同龄女性。男女性老年人选择反应时平均数均表现为城镇小于乡村（表53）。

表53　湖州市老年人选择反应时平均数　　　　　　　　　　　　　单位：秒

年龄组（岁）	男			女		
	合计	乡村	城镇	合计	乡村	城镇
60~64	0.62	0.65	0.59	0.65	0.68	0.61
65~69	0.64	0.68	0.60	0.70	0.75	0.65
70~74	0.67	0.72	0.61	0.71	0.76	0.65
75~79	0.70	0.77	0.64	0.75	0.81	0.70
合计	0.66	0.70	0.61	0.70	0.75	0.65

四、2020年与2014年监测结果比较

（一）幼儿（3~6岁）

从身体形态指标来看，与2014年相比，2020年男幼儿身高、坐高、体重和胸围平均数无明显差异，表明

6年来男幼儿生长发育速度基本不变。

身体机能指标方面，与2014年相比，2020年城镇男幼儿安静心率降低，且存在显著性差异（$p<0.05$）。

身体素质指标方面，与2014年相比，2020年乡村男幼儿双脚连续跳、立定跳远和走平衡木平均数无显著性差异；城镇男幼儿立定跳远平均数明显下降（$p<0.01$），乡村男幼儿坐位体前屈平均数明显上升（$p<0.05$）。这说明6年时间里，乡村男幼儿的灵敏素质、力量素质和平衡能力无明显变化，但柔韧素质有所提高；而城镇男幼儿的力量素质有所下降（表54）。

表54 2020年、2014年湖州市男性幼儿体质指标比较

指标	2020年		2014年	
	乡村	城镇	乡村	城镇
身高（厘米）	111.1	111.5	112.0	111.6
坐高（厘米）	62.5	63.0	63.2	63.1
体重（千克）	20.6	20.3	20.1	19.8
胸围（厘米）	55.0	55.1	55.1	54.5
安静心率（次/分）	99.3	99.0*	98.7	101.0
双脚连续跳（秒）	5.9	6.6	5.9	6.4
立定跳远（厘米）	95.6	90.5**	98.9	97.9
坐位体前屈（厘米）	11.2*	10.6	10.1	9.8
走平衡木（秒）	6.9	6.8	7.1	7.6

注：*代表$p<0.05$，**代表$p<0.01$。

从身体形态指标来看，与2014年相比，2020年女幼儿身高、坐高、体重和胸围平均数无明显差异，表明6年来女幼儿生长发育速度基本不变。

身体机能指标方面，与2014年相比，2020年城镇女幼儿安静心率平均数减小，且存在显著性差异（$p<0.05$）。

身体素质指标方面，与2014年相比，2020年乡村女幼儿双脚连续跳、立定跳远和走平衡木平均数无显著性差异；城镇女幼儿立定跳远平均数明显下降（$p<0.01$），乡村女幼儿坐位体前屈平均数明显上升（$p<0.01$）。这说明6年时间里，乡村女幼儿的灵敏素质、力量素质和平衡能力无明显变化，但柔韧素质有所提高；而城镇女幼儿的力量素质有所下降（表55）。

表55 2020年、2014年湖州市女性幼儿体质指标比较

指标	2020年		2014年	
	乡村	城镇	乡村	城镇
身高（厘米）	110.2	110.2	111.3	110.2
坐高（厘米）	62.4	62.6	62.4	62.1
体重（千克）	19.7	19.2	19.1	18.7
胸围（厘米）	53.4	53.1	53.4	52.9
安静心率（次/分）	100.4	99.8*	99.7	102.1
双脚连续跳（秒）	6.0	6.4	6.0	6.3
立定跳远（厘米）	90.0	86.5**	92.8	93.5
坐位体前屈（厘米）	13.8**	12.1	11.4	11.8
走平衡木（秒）	7.0	7.2	7.2	7.7

（二）成年人（20~59岁）

身体形态指标方面，与2014年相比，2020年成年男性不同工作种类人群的身高和体重平均数有所上升，其中城镇体力劳动者的身高与体重平均数均显著上升（$p<0.01$），城镇非体力劳动者的身高平均数增加（$p<0.05$），体重平均数也显著增加（$p<0.01$），农民的体重平均数也明显增加（$p<0.01$）。同时，2020年成年男性不同工作种类人群的腰围平均数呈上升趋势且均呈显著性差异（农民、城镇非体力劳动者$p<0.01$，

城镇体力劳动者 $p<0.05$ ），农民的臀围平均数增加（ $p<0.05$ ）。这说明6年时间里，男性成年人的身高、体重和腰围均有所增加。

身体机能指标方面，与2014年相比，2020年农民的安静脉搏平均数显著增加（ $p<0.01$ ），城镇非体力劳动者的则显著下降（ $p<0.05$ ）。2020年成年男性不同工作种类人群收缩压平均数均有所上升，农民存在显著差异（ $p<0.01$ ），城镇体力劳动者存在显著差异（ $p<0.05$ ），同时农民舒张压平均数显著降低（ $p<0.01$ ），城镇非体力劳动者舒张压平均数显著增加（ $p<0.01$ ）。此外，2020年不同工作种类人群的肺活量平均数与2014年相比均上升，且存在显著性差异（ $p<0.01$ ）。这说明6年时间里成年男性的身体机能有明显变化。

身体素质指标方面，与2014年相比，2020年不同工作种类人群的握力平均数均有所下降，且存在显著性差异（ $p<0.01$ ）。2020年城镇体力劳动者背力平均数明显下降（ $p<0.01$ ），纵跳平均数明显增加（ $p<0.01$ ）。城镇非体力劳动者的纵跳平均数在2020年明显下降（ $p<0.01$ ）。不同工作种类人群的坐位体前屈平均数均明显下降（ $p<0.01$ ）。2020年农民闭眼单脚站立平均数明显增加（ $p<0.01$ ），而城镇非体力劳动者闭眼单脚站立平均数显著减少（ $p<0.01$ ）。与2014年相比，2020年不同工作种类人群的选择反应时平均数均减小，其中农民和城镇体力劳动者显著缩短（ $p<0.01$ ）。上述表明在6年时间里男性成年人的柔韧素质和上肢力量素质明显下降，反应能力有所提升（表56）。

表56　2020年、2014年湖州市成年男性体质指标比较

指标	2020年			2014年		
	农民	城镇体力	城镇非体力	农民	城镇体力	城镇非体力
身高（厘米）	170.5	170.8**	171.0*	169.9	168.9	170.1
体重（千克）	73.0**	72.7**	72.8**	69.7	68.0	69.9
腰围（厘米）	87.3**	84.9*	85.9**	84.7	83.3	84.2
臀围（厘米）	96.1*	96.0	96.1	95.0	96.2	96.5
安静脉搏（次/分）	79.3**	80.2	80.8*	76.6	80.4	82.4
收缩压（毫米汞柱）	126.9**	128.9*	128.4	123.7	126.5	126.7
舒张压（毫米汞柱）	77.2**	78.5	79.7**	79.9	78.0	77.3
肺活量（毫升）	4115.0**	4012.7**	4003.7**	3029.6	3178.9	3589.0
握力（千克）	41.0**	43.4**	42.5**	46.7	47.3	48.1
背力（千克）	123.0	122.0**	122.8	117.2	128.3	121.7
纵跳（厘米）	35.0	37.7**	37.1**	36.2	35.1	40.1
俯卧撑（个）	29.9	30.1	30.8	23.8	27.4	33.6
坐位体前屈（厘米）	2.8**	2.4**	3.4**	5.8	9.0	10.3
闭眼单脚站立（秒）	28.0**	33.0	30.1**	15.0	35.5	47.8
选择反应时（秒）	0.51**	0.49**	0.51	0.62	0.56	0.52

注：*代表 $p<0.05$ ，**代表 $p<0.01$ ；背力、纵跳、俯卧撑三项指标只包括20~39岁成年人的。

身体形态指标方面，与2014年相比，2020年女性城镇体力劳动者的身高平均数显著上升（ $p<0.01$ ），不同工作种类人群的体重平均数均有所上升，其中农民（ $p<0.05$ ）和城镇非体力劳动者（ $p<0.01$ ）呈显著性差异，而女性城镇体力劳动者的臀围平均数显著下降（ $p<0.05$ ）。

身体机能指标方面，2020年女性农民安静脉搏平均数显著增加（ $p<0.01$ ），与2014年相比，2020年成年女性不同工作种类人群的收缩压和舒张压平均数均呈上升趋势，收缩压平均数均存在显著性差异（ $p<0.01$ ），城镇体力劳动者（ $p<0.01$ ）和城镇非体力劳动者（ $p<0.05$ ）的舒张压平均数也存在显著性差异。2020年不同工作种类的女性肺活量平均数均有所上升，且存在显著性差异（ $p<0.01$ ）。这说明6年时间里成年女性的身体机能有明显变化。

身体素质方面，与2014年相比，女性农民的握力平均数显著增加（ $p<0.05$ ），而女性城镇体力劳动者的握力平均数显著下降（ $p<0.01$ ）。2020年不同工作种类人群的背力平均数均上升，且均存在显著性差异（ $p<0.01$ ）。2020年农民的纵跳平均数显著上升（ $p<0.01$ ），城镇体力劳动者和非体力劳动者的坐位体前屈平均

数显著下降（*p*<0.01）。2020年农民闭眼单脚站立平均数显著增加（*p*<0.01），而城镇非体力劳动者的显著下降（*p*<0.01）。与2014年相比，2020年农民和城镇体力劳动者（*p*<0.01）以及城镇非体力劳动者（*p*<0.05）选择反应时平均数均显著减小。这说明6年时间里成年女性的腰背部力量和反应能力有所提升，柔韧素质有所下降（表57）。

表57　2020年、2014年湖州市成年女性体质指标比较

指标	2020年			2014年		
	农民	城镇体力	城镇非体力	农民	城镇体力	城镇非体力
身高（厘米）	158.6	159.1**	158.9	158.1	157.5	159.2
体重（千克）	58.4*	56.1	57.1**	56.9	55.7	55.3
腰围（厘米）	77.8	74.5	75.0	78.2	75.7	74.4
臀围（厘米）	92.4	91.8*	91.5	92.4	92.8	91.9
安静脉搏（次/分）	79.2**	79.1	79.9	76.5	79.7	79.1
收缩压（毫米汞柱）	123.0**	122.3**	121.1**	116.4	115.8	115.5
舒张压（毫米汞柱）	74.6	74.6**	74.0*	73.8	72.7	72.6
肺活量（毫升）	2882.7**	2743.5**	2817.7**	1924.5	2294.9	2491.1
握力（千克）	27.1*	27.9**	28.5	26.3	29.4	29.2
背力（千克）	73.7**	74.8**	79.3**	63.0	64.3	65.0
纵跳（厘米）	23.7**	25.0	25.8	21.7	25.6	26.5
1分钟仰卧起坐（个）	25.7	28.0	29.1	19.2	24.7	26.4
坐位体前屈（厘米）	7.8	8.5**	8.8**	8.1	12.0	12.5
闭眼单脚站立（秒）	29.2**	35.9	34.6**	14.5	38.8	48.2
选择反应时（秒）	0.54**	0.52**	0.54*	0.69	0.59	0.55

注：*代表*p*<0.05，**代表*p*<0.01；背力、纵跳、1分钟仰卧起坐三项指标只包括20~39岁成年人的。

（三）老年人（60~69岁）

身体形态指标方面，与2014年相比，2020年男性老年人身高、体重、腰围和臀围平均数均有所上升，其中体重、臀围平均数存在显著性差异（*p*<0.01），乡村男性老年人（*p*<0.01）和城镇男性老年人（*p*<0.05）的腰围平均数也存在显著性差异。

身体机能指标方面，与2014年相比，2020年城镇老年人收缩压平均数显著上升（*p*<0.01），而肺活量平均数显著下降（*p*<0.01）。

身体素质指标方面，与2014年相比，2020年乡村男性老年人的握力和坐位体前屈平均数均下降，且存在显著性差异（*p*<0.01），城镇老年人的闭眼单脚站时长显著下降（*p*<0.01）。此外，乡村和城镇的男性老年人选择反应时平均数均有所下降，且均存在显著性差异（*p*<0.01）。这说明6年时间里男性老年人的力量素质、平衡素质和柔韧素质均有所下降，而反应能力有所上升（表58）。

表58　2020年、2014年湖州市老年男性体质指标比较

指标	2020年		2014年	
	乡村	城镇	乡村	城镇
身高（厘米）	167.0	167.0	165.8	166.8
体重（千克）	67.4**	69.4**	64.0	65.5
腰围（厘米）	90.7**	86.4*	84.0	84.1
臀围（厘米）	96.7**	94.4**	93.7	92.0
安静脉搏（次/分）	75.4	78.0	76.9	75.3
收缩压（毫米汞柱）	128.0	137.1**	128.6	128.2
舒张压（毫米汞柱）	77.3	79.5	79.2	79.2

指标	2020年		2014年	
	乡村	城镇	乡村	城镇
肺活量（毫升）	2424.1	3175.1**	2662.3	3431.1
握力（千克）	30.1**	36.5**	41.4	44.0
坐位体前屈（厘米）	−0.8**	−0.3**	3.0	12.9
闭眼单脚站立（秒）	12.3	14.9**	15.8	23.8
选择反应时（秒）	0.67**	0.59**	0.87	0.67

注：* 代表 $p < 0.05$，** 代表 $p < 0.01$。

身体形态指标方面，与2014年相比，2020年女性老年人体重平均数有所上升，其中乡村女性老年人体重平均数存在显著性差异（$p < 0.05$）。2020年乡村女性老年人的腰围平均数显著增加（$p < 0.05$），而城镇女性老年人的腰围平均数显著下降（$p < 0.01$）。

身体机能指标方面，与2014年相比，2020年城镇女性老年人的安静脉搏平均数有所上升，存在显著性差异（$p < 0.01$）。2020年乡村（$p < 0.01$）和城镇（$p < 0.05$）女性老年人的收缩压平均数有所上升，且均存在显著性差异。此外，城镇女性老年人的肺活量平均数显著下降（$p < 0.01$）。

身体素质指标方面，与2014年相比，2020年女性老年人握力和坐位体前屈平均数有所下降，且均存在显著性差异（$p < 0.01$）。2020年城镇女性老年人的闭眼单脚站立平均数有所下降，且存在显著性差异（$p < 0.01$）。与2014年相比，2020年乡村（$p < 0.01$）和城镇（$p < 0.05$）女性老年人的选择反应时平均数显著减少。这说明6年来女性老年人的力量素质、平衡素质和柔韧素质均有所下降，反应能力则有所提升（表59）。

表59　2020年、2014年湖州市老年女性体质指标比较

指标	2020年		2014年	
	乡村	城镇	乡村	城镇
身高（厘米）	155.7	155.5	155.0	154.7
体重（千克）	59.6*	58.3	57.2	57.5
腰围（厘米）	85.9*	80.2**	83.1	83.7
臀围（厘米）	95.2	92.8	93.9	92.6
安静脉搏（次/分）	76.5	78.6**	77.5	74.2
收缩压（毫米汞柱）	136.6**	132.5*	128.7	126.9
舒张压（毫米汞柱）	79.2	75.4	77.8	75.8
肺活量（毫升）	1949.6	2268.9**	1910.4	2868.6
握力（千克）	23.5**	25.8**	28.0	33.7
坐位体前屈（厘米）	3.0**	6.6**	7.5	13.7
闭眼单脚站立（秒）	12.5	15.2**	14.6	21.8
选择反应时（秒）	0.72**	0.63*	0.87	0.66

五、小结

2020年，湖州市国民体质监测4067人，整体达到合格及以上的比例（合格率）为93.8%，比2014年上升0.6个百分点，高于全省平均比例3.2个百分点。

男女幼儿身高、体重、胸围平均数随年龄增长而增大；胸围指数平均数随年龄增长而降低，表明围度增长速度小于身高增长速度；坐高指数平均数随年龄增长而降低，表明躯干增长速度小于下肢增长速度。男女幼儿身体形态存在性别差异，男幼儿的长度、围度和重量指标平均数均大于女幼儿，体脂率平均数小于女幼儿。除6岁组，男幼儿的安静心率平均数要低于女幼儿。男女幼儿速度、灵敏、力量素质和平衡能力随年龄增

长而提升；男幼儿速度、灵敏和力量素质好于女幼儿，女幼儿柔韧素质好于男幼儿；乡村幼儿的速度与灵敏素质、力量素质、柔韧素质和平衡能力好于城镇幼儿。

成年人身高平均数大体随年龄增长而降低，腰围、腰臀比平均数大体随年龄增长而增大，体重、BMI、臀围平均数随年龄增长而波动变化，除体脂率外的各项形态指标平均数，男性均大于同龄女性。体脂率平均数大体随年龄增长而增大，且女性体脂率平均数大于男性。成年人的身体机能随年龄增长而降低，主要表现为舒张压平均数升高，肺活量平均数下降。身体机能有明显的性别差异，男性收缩压、舒张压和肺活量平均数大于同龄女性。成年人的身体素质基本趋势为随年龄增长而下降，各项指标因年龄、性别、工作种类表现出不同的变化特征。成年人下肢力量、平衡能力和反应能力随年龄增长而下降；上肢力量、腰背力量和柔韧素质随年龄增长呈波动变化。身体素质有明显的性别差异，男性力量素质和反应能力好于女性，女性柔韧素质、平衡能力好于男性。不同工作种类人群的身体素质表现不同，男性城镇体力劳动者的上下肢力量最大，女性城镇非体力劳动者的上下肢力量及腰背力量最大。

老年人身高、体重平均数均表现为男性老年人大于女性老年人。老年人的BMI平均数大体表现为随年龄增加而减小。男性老年人的腰围和腰臀比平均数大体随年龄增长而降低，臀围平均数随年龄增长先降低后升高；女性臀围平均数表现为随年龄增长而增大。身高、体重、腰围、臀围和腰臀比平均数均表现为男性老年人大于女性老年人，体脂率平均数表现为女性老年人大于男性老年人。城乡比较，老年人腰围、臀围、腰臀比平均数均表现为乡村大于城镇。身体机能指标，男女性老年人安静脉搏和舒张压平均数均为随年龄先增大后减小，收缩压平均数表现为男性随年龄增加波动增大，女性则随年龄增长而降低，男女老年人的肺活量和心肺耐力平均数均随年龄增加而降低。老年人的收缩压和舒张压平均数为男性老年人大于女性老年人，肺活量和心肺耐力平均数为城镇大于乡村，其中心肺耐力平均数表现为城镇明显大于乡村。老年人身体素质均随年龄增加而下降。男性老年人上肢力量和反应能力好于女性老年人，女性老年人柔韧素质好于男性老年人。城镇老年人力量素质、平衡能力和反应能力好于乡村老年人。

六、建议

（1）加强健康生活方式的宣传和引导。与2014年相比，幼儿、成年人的力量素质和成年人的柔韧素质均有所下降，老年人则出现了多项素质的下降。因此，相关职能部门需增强民众在日常活动中进行体育锻炼的意识，并关注老年人群的运动健康需求，为老年人健身服务提供坚实政策保障。

（2）科技赋能，数字体育助力全民健身。推动公共体育场馆服务数字化，完善湖州数字体育网络，推进"运动码"的发展与使用。通过对与人、运动场所等相关的大量运动数据的追踪，形成全民智慧健身支撑体系，实现科学、快乐、有效健身，不断提高全民身体素养和健康水平。

（3）体育赛事融入长三角一体化发展。深入挖掘和发挥本地优势资源，以户外运动为主要抓手开展户外赛事活动、竞赛表演活动，如环太湖国际公路自行车赛（湖州赛区）、南浔古镇桨板公开赛等，突出一体化、特色化，形成赛事集聚效应，提升居民自豪感与认同感，调动居民参与体育的积极性。

（4）推进体旅融合，打造长三角地区最佳体育旅游目的地、户外运动新高地。充分发挥太湖湾滨湖运动集聚区、浙北山地户外运动带、江南水乡户外运动带的驱动作用，进一步完善步道骑行、汽车自驾、航空飞行等网络，推进"环浙步道"建设，丰富休闲运动形式，创造多元化体育参与方式。

（5）加强体育文化建设。保护与传承传统体育文化，讲好体育故事，办好德清木兰系列、长兴百叶龙、安吉竹叶龙、吴兴风筝、练市船拳等具有地方特色的民间传统体育项目。同时还要不断创新、不断拓展，将南太湖体育高峰论坛打造成长三角重要的体育交流平台。

（6）加快体卫融合发展。大力增强广大群众"主动健康"意识，推动从"治已病"向"治未病"转变，重视健身对身体状况的积极影响，形成新型健康理念。建立体育和卫生健康部门协同、全社会共同参与的运动促进健康新模式。

（执笔人：王萍）

2020年绍兴市国民体质监测报告

一、前言

国民体质是社会生产力和综合国力的重要组成部分，是国家经济建设和社会发展的物质基础。根据《全民健身计划（2016—2020年）》和《"健康中国2030"规划纲要》，按照《浙江省体育局关于开展浙江省第五次国民体质监测的通知》要求，绍兴市在全市范围内开展了第五次国民体质监测工作，旨在完善和充实绍兴市国民体质监测系统和数据库，掌握绍兴市国民体质状况，研究分析其变化规律，为长期动态观察居民体质状况奠定基础，进而推动绍兴市群众体育事业健康发展，最终提升绍兴市城乡居民体质健康水平，进一步加快绍兴市经济建设和社会发展。

二、监测对象与方法

调查对象为3~79岁绍兴市健康国民（7~19岁在校学生除外），根据分层随机整群抽样原则，共监测有效样本3984人，包括幼儿（3~6岁）801人，成年人（20~59岁）2381人，老年人（60~79岁）802人（表1~表3）。使用SPSS25.0软件对数据进行统计分析。

表1　幼儿各组别人数统计表　　　　　　　　　　　　　　　　单位：人

年龄组（岁）	男			女		
	合计	乡村	城镇	合计	乡村	城镇
3	100	50	50	96	49	47
4	100	49	51	98	51	47
5	100	49	51	105	50	55
6	104	51	53	98	49	49
合计	404	199	205	397	199	198

表2　成年人各组别人数统计表　　　　　　　　　　　　　　　单位：人

年龄组（岁）	男				女			
	合计	农民	城镇体力	城镇非体力	合计	农民	城镇体力	城镇非体力
20~24	152	50	50	52	151	50	51	50
25~29	147	49	45	53	139	46	47	46
30~34	146	45	50	51	147	49	48	50
35~39	148	46	50	52	158	54	53	51
40~44	144	47	50	47	147	46	49	52
45~49	139	46	47	46	160	55	50	55
50~54	147	48	53	46	153	55	46	52
55~59	148	48	46	54	155	53	50	52
合计	1171	379	391	401	1210	408	394	408

表3　老年人各组别人数统计表　　　　　　　　　　　　　　　单位：人

年龄组（岁）	男			女		
	合计	乡村	城镇	合计	乡村	城镇
60~64	89	44	45	106	51	55
65~69	104	55	49	102	55	47
70~74	95	49	46	110	55	55
75~79	101	50	51	95	45	50
合计	389	198	191	413	206	207

三、体质监测结果概述

（一）幼儿（3~6岁）

1.身体形态

（1）身高与坐高指数

男女幼儿身高平均数分别为112.2厘米、111.0厘米，随年龄增长而增大。变化范围，男幼儿为102.0~121.3厘米，女幼儿为101.1~119.8厘米。男幼儿身高平均数均大于同龄女幼儿。除5岁组男幼儿、5岁组和6岁组女幼儿外，乡村幼儿身高平均数大于同龄城镇幼儿（表4）。

表4 绍兴市幼儿身高平均数　　　　　　　　　　　　　　　　　　　　　单位：厘米

年龄组（岁）	男			女		
	合计	乡村	城镇	合计	乡村	城镇
3	102.0	102.0	101.9	101.1	101.2	101.1
4	108.4	108.5	108.4	107.8	108.2	107.3
5	116.6	116.5	116.6	114.9	114.5	115.2
6	121.3	121.4	121.1	119.8	119.6	119.9
合计	112.2	112.2	112.1	111.0	110.8	111.2

男女幼儿坐高指数［坐高（厘米）/身高（厘米）×100］平均数均为56.0，随年龄增长而减小。变化范围，男幼儿为55.3~56.6，女幼儿55.2~56.4。除3岁组幼儿外，各年龄组城镇幼儿坐高指数平均数小于同龄乡村幼儿（表5）。

表5 绍兴市幼儿坐高指数平均数

年龄组（岁）	男			女		
	合计	乡村	城镇	合计	乡村	城镇
3	56.6	56.5	56.6	56.4	56.3	56.5
4	56.5	56.7	56.2	56.4	56.6	56.2
5	55.8	55.8	55.7	56.2	56.2	56.1
6	55.3	55.5	55.2	55.2	55.4	54.9
合计	56.0	56.1	55.9	56.0	56.1	55.9

（2）体重与BMI

男女幼儿体重平均数分别为20.3千克、19.3千克，均随年龄增长而增大。变化范围，男幼儿为16.8~23.7千克，女幼儿为16.2~22.3千克。男幼儿体重平均数大于同龄女幼儿。除4岁组男幼儿外，各年龄组城镇男幼儿体重平均数大于同龄乡村男幼儿；而除5岁组女幼儿外，各年龄组城镇女幼儿体重平均数均小于同龄乡村女幼儿（表6）。

表6 绍兴市幼儿体重平均数　　　　　　　　　　　　　　　　　　　　　单位：千克

年龄组（岁）	男			女		
	合计	乡村	城镇	合计	乡村	城镇
3	16.8	16.7	16.8	16.2	16.3	16.1
4	18.7	18.8	18.7	18.1	18.3	17.8
5	21.8	21.6	22.0	20.6	20.5	20.7
6	23.7	23.5	23.8	22.3	22.6	22.0
合计	20.3	20.2	20.4	19.3	19.4	19.2

男女幼儿BMI［体重（千克）/身高²（米²）］平均数分别为16.0千克/米²、15.6千克/米²。变化范围，男幼儿为15.9~16.1千克/米²，女幼儿为15.5~15.8千克/米²。男幼儿BMI平均数均大于同龄女幼儿。除4岁组男幼儿外，各年龄组城镇男幼儿BMI平均数均大于同龄乡村男幼儿；而城镇女幼儿BMI平均数均小于同龄乡村女幼儿（表7）。

表7　绍兴市幼儿BMI平均数　　　　　　　　　　　单位：千克/米²

年龄组（岁）	男			女		
	合计	乡村	城镇	合计	乡村	城镇
3	16.1	16.0	16.2	15.8	15.9	15.7
4	15.9	15.9	15.9	15.5	15.6	15.4
5	16.0	15.8	16.1	15.6	15.6	15.5
6	16.0	15.9	16.1	15.5	15.7	15.2
合计	16.0	15.9	16.1	15.6	15.7	15.5

（3）胸围与胸围指数

男女幼儿胸围平均数分别为54.2厘米、52.7厘米，随年龄增长而增大。变化范围，男幼儿为51.4~57.5厘米，女幼儿为50.4~56.1厘米。男幼儿胸围平均数均大于同龄女幼儿。除3岁组幼儿外，各年龄组城镇幼儿胸围平均数均大于同龄乡村幼儿（表8）。

表8　绍兴市幼儿胸围平均数　　　　　　　　　　　单位：厘米

年龄组（岁）	男			女		
	合计	乡村	城镇	合计	乡村	城镇
3	51.4	51.5	51.2	50.4	50.6	50.1
4	52.7	52.4	53.0	50.9	50.8	51.1
5	55.3	54.6	56.0	53.4	53.1	53.7
6	57.5	56.9	58.0	56.1	56.0	56.1
合计	54.2	53.8	54.6	52.7	52.6	52.8

男女幼儿胸围指数［胸围（厘米）/身高（厘米）×100］平均数分别为48.5、47.6，整体上随年龄增长而减小。变化范围，男幼儿为47.4~50.4，女幼儿为46.5~49.8。男幼儿胸围指数平均数均大于同龄女幼儿。除3岁组男幼儿、3岁组和6岁组女幼儿外，城镇幼儿胸围指数平均数均大于乡村幼儿（表9）。

表9　绍兴市幼儿胸围指数平均数

年龄组（岁）	男			女		
	合计	乡村	城镇	合计	乡村	城镇
3	50.4	50.5	50.3	49.8	50.0	49.6
4	48.6	48.3	48.9	47.3	46.9	47.6
5	47.5	46.9	48.1	46.5	46.4	46.6
6	47.4	46.8	47.9	46.8	46.8	46.8
合计	48.5	48.1	48.8	47.6	47.6	47.6

（4）体脂率

男女幼儿体脂率平均数分别为20.0%、23.0%，男幼儿体脂率平均数随年龄增长波动，女幼儿体脂率平均数则呈下降趋势。变化范围，男幼儿为19.4%~20.4%，女幼儿为22.2%~24.2%。男幼儿体脂率平均数均小于同龄女幼儿。在3岁组、4岁组和5岁组中，城镇男幼儿体脂率平均数高于同龄乡村男幼儿；而在6岁组男幼儿和所有年龄组女幼儿中，乡村幼儿体脂率平均数高于同龄城镇幼儿（表10）。

表10　绍兴市幼儿体脂率平均数　　　　　　　　　　　单位：%

年龄组（岁）	男			女		
	合计	乡村	城镇	合计	乡村	城镇
3	20.2	20.0	20.4	24.2	24.5	23.9
4	19.4	19.2	19.5	22.8	23.1	22.6
5	20.4	20.2	20.6	22.8	22.9	22.7

年龄组（岁）	男			女		
	合计	乡村	城镇	合计	乡村	城镇
6	20.0	20.0	19.9	22.2	22.8	21.5
合计	20.0	19.9	20.1	23.0	23.3	22.7

2. 身体机能

男女幼儿安静心率平均数分别为98.5次/分、97.6次/分。变化范围，男幼儿为94.5~101.0次/分，女幼儿为92.4~100.3次/分。男幼儿安静心率平均数均高于同龄女幼儿。3岁组和6岁组男女幼儿安静心率平均数表现为城镇大于乡村，其余组别男女幼儿安静心率平均数表现为乡村大于城镇（表11）。

表11　绍兴市幼儿安静心率平均数　　　　　　　　　　　　　　　　　　　单位：次/分

年龄组（岁）	男			女		
	合计	乡村	城镇	合计	乡村	城镇
3	101.0	99.8	102.2	100.3	99.8	100.9
4	99.4	99.8	99.0	98.8	100.6	96.9
5	99.1	101.6	96.8	98.9	102.4	95.6
6	94.5	92.9	96.0	92.4	90.3	94.5
合计	98.5	98.5	98.5	97.6	98.4	96.9

3. 身体素质

（1）速度、灵敏素质

15米绕障碍跑和双脚连续跳分别反映幼儿速度和灵敏素质。

男女幼儿15米绕障碍跑平均数分别为7.5秒、7.8秒，双脚连续跳平均数分别为6.7秒、6.5秒。变化范围，15米绕障碍跑男幼儿为6.9~8.6秒，女幼儿为7.3~8.9秒；双脚连续跳男幼儿为5.0~10.2秒，女幼儿为5.3~8.7秒。各年龄组15米绕障碍跑和双脚连续跳平均数均大致随年龄增长而缩短，表明整体上幼儿速度和灵敏素质随年龄增长而提高。除3岁、4岁组外，各年龄组男幼儿15米绕障碍跑和双脚连续跳平均数小于同龄女幼儿。除6岁组幼儿外，城镇幼儿15米绕障碍跑平均数大于同龄乡村幼儿；除3岁组男幼儿和3岁组、6岁组女幼儿外，城镇幼儿双脚连续跳平均数大于同龄乡村幼儿（表12、表13）。

表12　绍兴市幼儿15米绕障碍跑平均数　　　　　　　　　　　　　　　　单位：秒

年龄组（岁）	男			女		
	合计	乡村	城镇	合计	乡村	城镇
3	8.6	8.2	9.0	8.9	8.6	9.1
4	7.6	7.5	7.7	7.9	7.8	8.0
5	6.9	6.7	7.0	7.3	7.0	7.5
6	7.1	7.2	7.0	7.3	7.6	7.1
合计	7.5	7.4	7.7	7.8	7.8	7.9

表13　绍兴市幼儿双脚连续跳平均数　　　　　　　　　　　　　　　　　单位：秒

年龄组（岁）	男			女		
	合计	乡村	城镇	合计	乡村	城镇
3	10.2	10.9	9.4	8.7	9.5	7.9
4	6.4	6.2	6.7	6.3	6.2	6.4
5	5.4	5.3	5.6	5.6	5.5	5.7
6	5.0	5.0	5.1	5.3	5.6	5.0
合计	6.7	6.9	6.6	6.5	6.7	6.2

（2）力量素质

握力和立定跳远反映幼儿的力量素质。

男女幼儿握力平均数分别为6.5千克、5.7千克，立定跳远平均数分别为89.1厘米、85.4厘米。变化范围，握力男幼儿为4.0～8.7千克，女幼儿为3.4～7.9千克；立定跳远男幼儿为62.2～112.1厘米，女幼儿为62.3～104.7厘米。各年龄组握力和立定跳远平均数均随年龄增长而增大，表明幼儿力量素质随年龄增长而提高。无论是握力还是立定跳远项目，除3岁组外，各年龄组男幼儿表现均好于同龄女幼儿。除3岁组和6岁组幼儿外，城镇幼儿握力平均数小于同龄乡村幼儿；除6岁组幼儿外，城镇幼儿立定跳远平均数小于同龄乡村幼儿（表14、表15）。

表14　绍兴市幼儿握力平均数　　　　　　　　　　　　　　　　单位：千克

年龄组（岁）	男			女		
	合计	乡村	城镇	合计	乡村	城镇
3	4.0	3.9	4.0	3.4	3.1	3.7
4	5.9	6.3	5.6	5.3	5.6	4.9
5	7.4	8.2	6.7	6.2	7.1	5.3
6	8.7	8.6	8.8	7.9	7.8	7.9
合计	6.5	6.8	6.3	5.7	5.9	5.5

表15　绍兴市幼儿立定跳远平均数　　　　　　　　　　　　　　单位：厘米

年龄组（岁）	男			女		
	合计	乡村	城镇	合计	乡村	城镇
3	62.2	63.2	61.3	62.3	62.5	62.0
4	83.5	86.8	80.3	81.4	82.1	80.7
5	98.4	99.5	97.3	92.2	96.7	88.0
6	112.1	110.8	113.3	104.7	102.9	106.5
合计	89.1	89.9	88.4	85.4	86.1	84.7

（3）柔韧素质

坐位体前屈反映幼儿的柔韧素质。

男女幼儿坐位体前屈平均数分别为10.8厘米、12.0厘米。变化范围，男幼儿为8.9～11.8厘米；女幼儿为11.2～12.5厘米。女幼儿坐位体前屈平均数均大于或等于同龄男幼儿。除6岁组男幼儿和4岁组、6岁组女幼儿外，乡村幼儿坐位体前屈表现好于同龄城镇幼儿（表16）。

表16　绍兴市幼儿坐位体前屈平均数　　　　　　　　　　　　　单位：厘米

年龄组（岁）	男			女		
	合计	乡村	城镇	合计	乡村	城镇
3	11.8	12.8	10.7	12.1	12.3	11.8
4	11.2	12.0	10.4	11.2	10.0	12.4
5	11.4	15.4	7.9	12.5	13.2	11.9
6	8.9	7.7	10.1	12.4	11.9	13.0
合计	10.8	11.9	9.8	12.0	11.8	12.3

（4）平衡能力

走平衡木反映幼儿的平衡能力。

男女幼儿走平衡木平均数分别为6.9秒、7.3秒，随年龄增长呈减小趋势，表明幼儿平衡能力随年龄增长而提高。变化范围，男幼儿为4.8～8.0秒，女幼儿为4.9～8.4秒。女幼儿走平衡木平均用时长于男幼儿。3岁和6岁组城镇幼儿走平衡木平均用时短于同龄乡村幼儿，而4岁和5岁组城镇幼儿走平衡木平均用时长于同龄乡村幼儿（表17）。

表17　绍兴市幼儿走平衡木平均数　　　　　　　　　　单位：秒

年龄组（岁）	男			女		
	合计	乡村	城镇	合计	乡村	城镇
3	8.0	8.7	7.3	8.4	9.6	7.1
4	7.7	6.4	8.8	8.0	6.5	9.5
5	6.9	6.3	7.4	7.4	6.3	8.4
6	4.8	5.2	4.3	4.9	5.4	4.4
合计	6.9	6.7	7.2	7.3	6.9	7.6

（二）成年人（20~59岁）

1. 身体形态

（1）身高

男女成年人身高平均数分别为171.5厘米、159.1厘米。男女成年人身高平均数随年龄增长呈波动变化。变化范围，男性为169.5~174.5厘米，女性为157.7~161.1厘米。男性各年龄组身高平均数均大于同龄女性。男性25~29岁城镇体力劳动者身高平均数最大，为175.7厘米，50~54岁城镇体力劳动者身高平均数最小，为167.6厘米；女性30~34岁城镇体力劳动者身高平均数最大，为162.3厘米，55~59岁城镇体力劳动者身高平均数最小，为156.8厘米（表18）。

表18　绍兴市成年人身高平均数　　　　　　　　　　单位：厘米

年龄组（岁）	男				女			
	合计	农民	城镇体力	城镇非体力	合计	农民	城镇体力	城镇非体力
20~24	172.7	171.8	174.0	172.4	160.7	161.3	161.8	158.9
25~29	174.5	173.0	175.7	175.0	161.1	161.1	160.0	162.1
30~34	173.1	173.9	173.0	172.6	160.2	159.2	162.3	159.3
35~39	171.5	170.3	172.5	171.4	157.7	157.1	157.7	158.3
40~44	170.0	170.9	170.5	168.6	158.9	159.3	159.6	157.8
45~49	169.5	169.8	170.1	168.4	157.9	158.4	157.9	157.5
50~54	169.6	168.5	167.6	173.0	158.5	157.6	158.1	159.7
55~59	170.6	169.1	169.2	173.0	158.1	157.3	156.8	160.2
合计	171.5	170.9	171.5	171.9	159.1	158.8	159.3	159.2

（2）体重与BMI

男女成年人体重平均数分别为72.0千克、57.1千克。男性成年人体重平均数随年龄增长呈波动变化；除45~49岁组外，女性成年人体重平均数随年龄增加而增加。男性各年龄组体重平均数变化范围为68.6~73.4千克，在30~34岁、45~49岁时达到最大值；女性各年龄组体重平均数变化范围为53.7~61.0千克。男性各年龄组体重平均数均大于同龄女性。男性45~49岁农民体重平均数最大，为75.9千克，20~24岁农民体重平均数最小，为66.9千克；女性55~59岁城镇体力劳动者体重平均数最大，为61.5千克，20~24岁城镇非体力劳动者体重平均数最小，为51.6千克（表19）。

表19　绍兴市成年人体重平均数　　　　　　　　　　单位：千克

年龄组（岁）	男				女			
	合计	农民	城镇体力	城镇非体力	合计	农民	城镇体力	城镇非体力
20~24	68.6	66.9	70.8	68.0	53.7	55.0	54.5	51.6
25~29	72.7	71.1	77.6	70.1	54.6	54.3	55.6	53.8
30~34	73.4	74.2	73.3	72.8	56.1	55.6	55.1	57.6
35~39	72.3	70.7	74.0	72.2	56.4	55.9	56.9	56.2
40~44	72.5	72.3	73.8	71.5	58.1	60.1	55.4	58.8
45~49	73.4	75.9	72.8	71.6	58.0	60.2	56.2	57.4

续表

年龄组	男				女			
（岁）	合计	农民	城镇体力	城镇非体力	合计	农民	城镇体力	城镇非体力
50~54	72.7	71.7	71.9	74.5	58.9	58.7	59.6	58.7
55~59	70.8	68.0	70.9	73.1	61.0	60.5	61.5	61.1
合计	72.0	71.3	73.1	71.7	57.1	57.6	56.8	57.0

男女成年人BMI［体重（千克）/身高²（米²）］平均数分别为24.5千克/米²、22.6千克/米²。男性成年人BMI平均数随年龄增长先增加后降低，变化范围为23.0~25.5千克/米²，在45~49岁时达到最大值；女性成年人BMI平均数随年龄增长而增大，变化范围为20.8~24.4千克/米²。除55~59岁组外，男性各年龄组BMI平均数均高于同龄女性。男性45~49岁农民BMI平均数最大，为26.3千克/米²；20~24岁农民BMI平均数最小，为22.6千克/米²。女性55~59岁城镇体力劳动者BMI平均数最大，为25.0千克/米²；20~24岁、25~29岁城镇非体力劳动者BMI平均数最小，为20.4千克/米²（表20）。

表20 绍兴市成年人BMI平均数　　　　　　　　　　　　　　　　　单位：千克/米²

年龄组	男				女			
（岁）	合计	农民	城镇体力	城镇非体力	合计	农民	城镇体力	城镇非体力
20~24	23.0	22.6	23.4	22.9	20.8	21.1	20.8	20.4
25~29	23.9	23.8	25.1	22.9	21.0	21.0	21.7	20.4
30~34	24.4	24.5	24.4	24.4	21.9	21.9	21.0	22.7
35~39	24.6	24.4	24.8	24.6	22.7	22.7	22.9	22.4
40~44	25.1	24.7	25.3	25.1	23.0	23.6	21.8	23.6
45~49	25.5	26.3	25.1	25.2	23.2	24.0	22.5	23.1
50~54	25.3	25.2	25.6	24.9	23.5	23.6	23.8	23.0
55~59	24.3	23.7	24.8	24.4	24.4	24.4	25.0	23.8
合计	24.5	24.4	24.8	24.3	22.6	22.8	22.4	22.5

（3）腰围

男女成年人腰围平均数分别为86.4厘米、76.7厘米。男性各年龄组腰围平均数随年龄增长呈波动变化，变化范围为77.2~89.2厘米，在40~44岁时达到最大值；除45~49岁组外，女性各年龄组腰围平均数随年龄增长而增大，变化范围为65.7~83.5厘米。男性各年龄组腰围平均数均大于同龄女性。男性50~54岁城镇体力劳动者腰围平均数最大，为91.0厘米；20~24岁农民腰围平均数最小，为75.8厘米。女性55~59岁农民腰围平均数最大，为86.4厘米；20~24岁城镇非体力劳动者腰围平均数最小，为63.8厘米（表21）。

表21 绍兴市成年人腰围平均数　　　　　　　　　　　　　　　　　　单位：厘米

年龄组	男				女			
（岁）	合计	农民	城镇体力	城镇非体力	合计	农民	城镇体力	城镇非体力
20~24	77.2	75.8	79.0	77.0	65.7	66.8	66.5	63.8
25~29	83.6	86.4	84.4	80.3	72.6	76.8	70.5	70.6
30~34	87.7	86.6	89.8	86.5	76.7	75.0	77.8	77.3
35~39	88.0	86.9	87.9	89.1	77.1	76.1	78.0	77.2
40~44	89.2	88.8	89.7	89.1	78.8	79.4	77.7	79.2
45~49	88.9	89.7	88.1	88.7	78.5	80.9	76.9	77.6
50~54	89.1	90.9	91.0	85.0	80.3	82.3	82.6	76.1
55~59	87.9	87.7	89.6	86.6	83.5	86.4	85.2	78.7
合计	86.4	86.5	87.5	85.2	76.7	78.1	76.9	75.2

（4）臀围

男女成年人臀围平均数分别为96.2厘米、91.0厘米，随年龄增长呈波动变化。变化范围，男性为94.8~97.3

厘米，女性为89.0~92.5厘米。男性各年龄组臀围平均数均大于同龄女性。男性25~29岁农民臀围平均数最大，为99.2厘米，25~29岁城镇非体力劳动者臀围平均数最小，为92.4厘米；女性55~59岁农民臀围平均数最大，为94.7厘米，25~29岁城镇非体力劳动者臀围平均数最小，为87.1厘米（表22）。

表22　绍兴市成年人臀围平均数　　　　　　　　　　　　　　　　　　单位：厘米

年龄组（岁）	男				女			
	合计	农民	城镇体力	城镇非体力	合计	农民	城镇体力	城镇非体力
20~24	94.8	93.7	96.7	94.2	89.2	90.1	90.1	87.2
25~29	96.2	99.2	97.5	92.4	89.0	91.5	88.3	87.1
30~34	96.9	97.9	97.5	95.4	90.7	90.4	90.6	91.0
35~39	97.3	96.8	97.7	97.2	91.5	91.5	92.7	90.1
40~44	97.1	97.3	97.5	96.6	91.2	92.4	89.9	91.6
45~49	96.0	96.3	96.0	95.6	91.3	93.2	90.3	90.3
50~54	96.4	97.8	97.3	93.9	92.5	93.3	93.7	90.7
55~59	95.3	95.2	95.6	95.1	92.1	94.7	92.5	89.1
合计	96.2	96.7	97.0	95.0	91.0	92.2	91.0	89.7

（5）腰臀比

男女成年人腰臀比平均数分别为0.90、0.84。男性各年龄组腰臀比平均数随年龄增长先增加后减小，变化范围为0.81~0.93，在45~49岁时达到最大值；除35~39岁组外，女性各年龄组腰臀比平均数随年龄增长而增加，变化范围为0.74~0.91。男性各年龄组腰臀比平均数均大于同龄女性（表23）。

表23　绍兴市成年人腰臀比平均数

年龄组（岁）	男				女			
	合计	农民	城镇体力	城镇非体力	合计	农民	城镇体力	城镇非体力
20~24	0.81	0.81	0.81	0.81	0.74	0.74	0.74	0.73
25~29	0.87	0.87	0.87	0.87	0.82	0.84	0.80	0.81
30~34	0.91	0.88	0.92	0.91	0.85	0.83	0.86	0.85
35~39	0.91	0.90	0.90	0.92	0.84	0.83	0.84	0.86
40~44	0.92	0.91	0.92	0.92	0.86	0.86	0.87	0.87
45~49	0.93	0.93	0.92	0.93	0.86	0.87	0.85	0.86
50~54	0.92	0.93	0.94	0.91	0.87	0.86	0.85	0.84
55~59	0.92	0.92	0.94	0.91	0.91	0.91	0.86	0.88
合计	0.90	0.89	0.90	0.90	0.84	0.85	0.84	0.84

（6）体脂率

男女成年人体脂率平均数分别为23.3%、28.3%。男性各年龄组体脂率平均数随年龄增长先增加后减小，变化范围为19.5%~25.5%，在45~49岁时达到最大值；女性各年龄组体脂率平均数随年龄增加而增大，变化范围为24.3%~32.7%。女性各年龄组体脂率平均数均大于同龄男性。男性45~49岁农民体脂率平均数最大，为26.7%，20~24岁农民体脂率平均数最小，为18.4%；女性55~59岁城镇体力劳动者体脂率平均数最大，为33.6%，30~34岁城镇体力劳动者体脂率平均数最小，为22.7%（表24）。

表24　绍兴市成年人体脂率平均数　　　　　　　　　　　　　　　　　　单位：%

年龄组（岁）	男				女			
	合计	农民	城镇体力	城镇非体力	合计	农民	城镇体力	城镇非体力
20~24	19.5	18.4	20.7	19.3	24.3	24.9	24.5	23.3
25~29	22.1	20.6	24.2	21.6	24.5	23.0	26.0	24.5

续表

年龄组	男				女			
（岁）	合计	农民	城镇体力	城镇非体力	合计	农民	城镇体力	城镇非体力
30~34	22.9	23.9	21.0	24.0	26.3	26.5	22.7	29.5
35~39	24.0	23.8	23.5	24.6	28.2	28.8	28.0	27.7
40~44	24.0	23.4	23.0	25.7	28.9	30.7	25.1	30.8
45~49	25.5	26.7	24.9	25.0	30.2	31.4	28.9	30.3
50~54	24.8	23.0	26.4	24.8	30.8	29.8	32.6	30.3
55~59	23.6	21.3	25.4	24.0	32.7	31.8	33.6	32.6
合计	23.3	22.6	23.6	23.6	28.3	28.5	27.7	28.7

2. 身体机能

（1）安静脉搏

男女成年人安静脉搏平均数分别为82.6次/分、83.6次/分，随年龄增长而呈波动变化。变化范围，男性为79.5~84.8次/分，女性为79.1~88.1次/分。男性50~54岁农民安静脉搏平均数最高，为85.8次/分，25~29岁城镇体力劳动者安静脉搏平均数最小，为75.8次/分；女性35~39岁城镇非体力劳动者安静脉搏平均数最高，为90.5次/分，55~59岁农民安静脉搏平均数最小，为77.4次/分（表25）。

表25 绍兴市成年人安静脉搏平均数　　　　　　　　　　　　　单位：次/分

年龄组	男				女			
（岁）	合计	农民	城镇体力	城镇非体力	合计	农民	城镇体力	城镇非体力
20~24	81.8	80.0	82.0	83.3	84.6	85.9	84.4	83.4
25~29	79.5	82.0	75.8	80.3	88.1	89.3	88.4	86.5
30~34	84.1	83.8	83.0	85.4	85.0	82.1	86.3	86.6
35~39	84.8	84.6	85.1	84.7	86.2	82.5	85.9	90.5
40~44	83.0	83.4	81.8	84.0	84.4	85.5	80.8	86.9
45~49	82.5	85.0	78.8	83.8	80.5	81.1	79.2	81.1
50~54	82.8	85.8	83.8	78.7	81.2	80.5	81.3	81.8
55~59	82.6	82.8	83.3	81.7	79.1	77.4	81.4	78.6
合计	82.6	83.4	81.8	82.8	83.6	82.9	83.5	84.3

（2）血压

男女成年人收缩压平均数分别为134.2毫米汞柱、128.4毫米汞柱，舒张压平均数分别为82.9毫米汞柱、78.5毫米汞柱。男性各年龄组收缩压平均数随年龄增长呈波动变化，变化范围为126.1~140.8毫米汞柱；除30~34岁组外，女性各年龄组收缩压平均数随年龄增长而增大，变化范围为121.5~140.7毫米汞柱。男性各年龄组舒张压平均数随年龄增加呈波动变化，变化范围为76.3~88.3毫米汞柱；除25~29岁、45~49岁组外，女性各年龄组舒张压平均数随年龄增加而增大，变化范围为72.4~85.0毫米汞柱。除55~59岁组外，男性各年龄组收缩压平均数均大于同龄女性；男性各年龄组舒张压平均数均大于同龄女性。男性50~54岁城镇体力劳动者收缩压平均数最高，为146.5毫米汞柱，25~29岁农民收缩压平均数最小，为119.8毫米汞柱；女性55~59岁城镇体力劳动者收缩压平均数最高，为144.0毫米汞柱，30~34岁农民收缩压平均数最小，为116.9毫米汞柱。男性45~49岁城镇非体力劳动者舒张压平均数最高，为94.0毫米汞柱，25~29岁农民舒张压平均数最小，为72.0毫米汞柱；女性55~59岁城镇体力劳动者舒张压平均数最高，为88.0毫米汞柱，20~24岁城镇非体力劳动者舒张压平均数最小，为70.3毫米汞柱（表26、表27）。

表26 绍兴市成年人收缩压平均数　　　　　　　　　　　　单位：毫米汞柱

年龄组	男				女			
（岁）	合计	农民	城镇体力	城镇非体力	合计	农民	城镇体力	城镇非体力
20~24	132.7	131.9	133.3	133.0	121.5	125.8	120.4	118.2

续表

年龄组（岁）	男				女			
	合计	农民	城镇体力	城镇非体力	合计	农民	城镇体力	城镇非体力
25~29	126.1	119.8	126.5	131.6	122.7	120.5	123.0	124.7
30~34	129.8	127.9	123.3	137.9	121.9	116.9	123.4	125.4
35~39	133.1	130.4	128.6	139.8	123.6	125.5	119.9	125.6
40~44	134.1	134.0	128.6	140.0	130.4	132.7	122.8	135.5
45~49	138.0	136.3	135.7	142.2	131.6	135.4	124.7	134.1
50~54	140.8	135.5	146.5	139.7	133.9	130.9	136.2	135.0
55~59	139.4	137.3	142.9	138.4	140.7	137.5	144.0	140.8
合计	134.2	131.6	133.3	137.7	128.4	128.4	126.7	130.1

表27　绍兴市成年人舒张压平均数　　　　　　　　　　　　　　　单位：毫米汞柱

年龄组（岁）	男				女			
	合计	农民	城镇体力	城镇非体力	合计	农民	城镇体力	城镇非体力
20~24	77.9	77.6	77.9	78.2	73.5	77.1	73.1	70.3
25~29	76.3	72.0	77.3	79.3	72.4	70.4	73.9	72.8
30~34	80.3	77.4	77.4	85.5	75.4	71.9	75.2	78.9
35~39	84.7	83.8	79.8	90.2	75.7	75.0	73.6	78.8
40~44	82.7	78.8	80.9	88.4	81.7	81.9	77.1	85.9
45~49	88.3	84.0	87.0	94.0	81.3	81.9	76.6	84.9
50~54	87.9	83.9	92.6	86.5	82.2	79.3	85.1	82.6
55~59	85.3	84.5	87.3	84.4	85.0	83.8	88.0	83.5
合计	82.9	80.2	82.6	85.6	78.5	77.8	77.8	79.9

（3）肺活量

男女成年人肺活量平均数分别为3662.4毫升、2521.5毫升。除男性45~49岁、55~59岁组外，男女成年人肺活量平均数随年龄增长而下降。变化范围，男性为3164.1~4194.6毫升，女性为2097.1~2882.1毫升。男性各年龄组肺活量平均数均大于同龄女性。男性25~29岁城镇体力劳动者肺活量平均数最大，为4341.9毫升，55~59岁农民肺活量平均数最小，为2910.4毫升；女性20~24岁城镇体力劳动者肺活量平均数最大，为2945.4毫升，55~59岁农民肺活量平均数最小，为1900.0毫升（表28）。

表28　绍兴市成年人肺活量平均数　　　　　　　　　　　　　　　　单位：毫升

年龄组（岁）	男				女			
	合计	农民	城镇体力	城镇非体力	合计	农民	城镇体力	城镇非体力
20~24	4194.6	4130.4	4190.1	4260.8	2882.1	2878.3	2945.4	2821.2
25~29	4009.9	3708.7	4341.9	4006.6	2862.2	2818.3	2832.9	2936.0
30~34	3867.0	4073.9	3515.7	4029.0	2776.4	2904.7	2826.6	2602.4
35~39	3806.3	3695.5	3752.1	3956.3	2575.8	2504.7	2585.0	2641.5
40~44	3424.2	3293.6	3528.1	3444.2	2478.7	2327.6	2639.6	2460.9
45~49	3562.4	3328.3	3749.5	3605.3	2338.9	2166.8	2562.1	2308.0
50~54	3164.1	3031.1	3058.1	3425.1	2214.2	2130.0	2122.4	2384.5
55~59	3245.1	2910.4	3177.6	3600.2	2097.1	1900.0	2060.1	2329.8
合计	3662.4	3521.5	3655.1	3802.5	2521.5	2440.6	2573.9	2551.5

3.身体素质

（1）力量素质

握力主要反映受试者前臂及手部肌肉的最大力量，从一个侧面反映受试者的最大肌力。

男女成年人握力平均数分别为44.0千克、26.9千克，男性握力平均数随年龄增长呈波动变化，女性握力平均数随年龄增长先增大后减小。变化范围，男性为41.6~46.4千克，女性为24.1~28.3千克。男性各年龄组握力平均数明显大于同龄女性。男性45~49岁农民握力平均数最大，为48.0千克，20~24岁城镇非体力劳动者握力平均数最小，为40.9千克；女性25~29岁农民、40~44岁城镇体力劳动者握力平均数最大，为28.9千克，20~24岁城镇非体力劳动者握力平均数最小，为22.9千克（表29）。

表29 绍兴市成年人握力平均数　　　　　　　　　　　　　　　　单位：千克

年龄组（岁）	男				女			
	合计	农民	城镇体力	城镇非体力	合计	农民	城镇体力	城镇非体力
20~24	41.6	42.4	41.5	40.9	24.1	24.0	25.4	22.9
25~29	43.4	44.4	44.0	41.9	26.8	28.9	26.1	25.5
30~34	43.9	45.0	42.0	45.0	27.5	27.4	26.9	28.3
35~39	45.1	44.1	45.2	45.9	27.9	27.0	28.4	28.4
40~44	44.6	45.6	43.6	44.6	28.3	28.5	28.9	27.6
45~49	46.4	48.0	45.8	45.6	28.1	27.9	28.1	28.3
50~54	43.7	41.7	43.9	45.5	27.0	27.5	26.3	27.3
55~59	43.5	42.1	43.4	44.8	25.6	24.2	26.1	26.4
合计	44.0	44.1	43.6	44.2	26.9	26.9	27.0	26.9

背力反映的是受试者腰背部伸展动作的最大肌力，从一个侧面反映受试者的最大肌力。

男女成年人背力平均数分别为118.5千克、63.8千克，随年龄增长而呈波动变化。变化范围，男性为110.2~123.2千克，女性为54.5~68.9千克。男性各年龄组背力平均数均大于同龄女性。男性45~49岁农民背力平均数最大，为146.7千克，30~34岁城镇体力劳动者背力平均数最小，为102.7千克；女性55~59岁城镇非体力劳动者背力平均数最大，为76.4千克，20~24岁城镇非体力劳动者背力平均数最小，为52.4千克（表30）。

表30 绍兴市成年人背力平均数　　　　　　　　　　　　　　　　单位：千克

年龄组（岁）	男				女			
	合计	农民	城镇体力	城镇非体力	合计	农民	城镇体力	城镇非体力
20~24	110.2	110.7	113.9	106.2	54.5	54.5	56.4	52.4
25~29	117.3	103.9	123.7	124.5	66.9	73.7	61.4	66.1
30~34	114.5	124.3	102.7	117.2	60.0	58.9	62.4	58.9
35~39	123.1	121.2	127.3	120.8	63.5	61.5	64.9	64.2
40~44	120.6	132.8	112.5	117.2	66.0	73.2	61.6	63.8
45~49	123.2	146.7	112.8	110.4	66.5	73.4	58.7	66.7
50~54	123.1	123.7	115.1	132.0	68.9	73.7	61.6	70.3
55~59	116.2	112.0	108.1	126.7	64.0	56.3	58.8	76.4
合计	118.5	121.7	114.5	119.3	63.8	65.6	60.7	64.9

纵跳主要反映受试者的下肢爆发力和全身协调用力的能力，从一个侧面反映受试者的力量素质。

男女成年人纵跳平均数分别为35.2厘米、23.6厘米，随着年龄的增长而减小。变化范围，男性为28.0~42.4厘米，女性为19.1~27.5厘米。男性各年龄组纵跳表现好于同龄女性。男性20~24岁城镇体力劳动者纵跳距离最长，为43.9厘米，55~59岁城镇体力劳动者纵跳距离最短，为26.0厘米；女性20~24岁城镇体力劳动者纵跳距离最长，为29.9厘米，55~59岁农民纵跳距离最短，为17.4厘米（表31）。

表31 绍兴市成年人纵跳平均数　　　　　　　　　　　　　　　　单位：厘米

年龄组（岁）	男				女			
	合计	农民	城镇体力	城镇非体力	合计	农民	城镇体力	城镇非体力
20~24	42.4	41.8	43.9	41.5	27.5	26.1	29.9	26.4

年龄组 （岁）	男				女			
	合计	农民	城镇体力	城镇非体力	合计	农民	城镇体力	城镇非体力
25~29	39.7	37.2	42.8	39.3	27.3	27.4	27.6	26.9
30~34	38.0	39.1	36.3	38.8	25.8	25.9	26.9	24.7
35~39	37.5	38.8	36.4	37.3	24.4	24.1	24.1	25.0
40~44	34.0	32.2	36.6	33.1	23.5	21.6	25.3	23.4
45~49	31.7	30.4	33.5	31.2	21.0	19.8	21.8	21.6
50~54	29.8	28.1	28.4	33.2	20.6	19.4	18.8	23.6
55~59	28.0	26.4	26.0	31.0	19.1	17.4	18.4	21.6
合计	35.2	34.2	35.4	35.8	23.6	22.5	24.1	24.1

1分钟仰卧起坐和俯卧撑（男）/跪卧撑（女）反映的是受试者的肌肉耐力，从一个侧面反映人体的力量素质。

男女成年人1分钟仰卧起坐平均数分别为27.1次、22.5次，随年龄增加而减少。变化范围，男性为18.1~36.3次，女性为13.7~30.7次。男性各年龄组1分钟仰卧起坐平均数均大于同龄女性。男性20~24岁农民1分钟仰卧起坐平均数最多，为36.9次，55~59岁农民1分钟仰卧起坐平均数最少，为16.0次。除25~29岁、50~54岁组外，女性城镇体力劳动者1分钟仰卧起坐平均数最多（表32）。

表32　绍兴市成年人1分钟仰卧起坐平均数　　　　　　　　　　　　　　单位：次

年龄组 （岁）	男				女			
	合计	农民	城镇体力	城镇非体力	合计	农民	城镇体力	城镇非体力
20~24	36.3	36.9	35.7	36.3	30.7	29.1	32.3	30.8
25~29	32.8	34.9	34.9	29.0	28.1	31.3	30.1	22.8
30~34	30.5	32.8	29.7	29.4	25.8	25.8	28.0	23.8
35~39	30.1	28.3	31.0	30.8	25.2	24.0	27.1	24.5
40~44	24.7	20.8	27.9	25.2	21.4	13.8	26.1	23.5
45~49	22.9	18.3	26.5	23.8	18.6	11.4	24.1	20.9
50~54	21.1	23.5	18.8	21.4	17.4	17.8	17.3	17.0
55~59	18.1	16.0	17.9	20.3	13.7	8.7	17.1	15.7
合计	27.1	26.5	27.8	27.2	22.5	20.0	25.3	22.3

男女成年人俯卧撑（男）/跪卧撑（女）平均数分别为24.7次、21.8次，随年龄增加呈波动减小趋势。变化范围，男性为18.0~32.6次，女性为15.4~28.8次。除35~39岁、45~49岁和50~54岁组外，男性各年龄组俯卧撑平均数大于女性跪卧撑平均数。男性35~39岁城镇体力劳动者俯卧撑平均数最多，为33.4次，55~59岁城镇体力劳动者俯卧撑平均数最少，为13.6次；女性35~39岁城镇体力劳动者跪卧撑平均数最多，为38.8次，55~59岁农民跪卧撑平均数最少，为8.8次（表33）。

表33　绍兴市成年人俯卧撑（男）/跪卧撑（女）平均数　　　　　　　　单位：次

年龄组 （岁）	男				女			
	合计	农民	城镇体力	城镇非体力	合计	农民	城镇体力	城镇非体力
20~24	32.6	33.2	31.6	32.8	23.0	20.8	26.9	21.1
25~29	30.2	31.1	29.2	30.3	23.8	22.6	27.3	21.5
30~34	25.3	25.6	26.5	24.0	22.6	29.0	23.2	15.6
35~39	27.5	24.6	33.4	24.2	28.8	29.6	38.8	17.2
40~44	22.4	17.6	26.6	22.8	17.6	17.5	21.9	13.8
45~49	20.1	15.9	25.0	19.3	21.2	19.1	30.0	15.2

续表

年龄组（岁）	男				女			
	合计	农民	城镇体力	城镇非体力	合计	农民	城镇体力	城镇非体力
50~54	21.5	27.8	15.4	21.8	21.9	26.5	10.9	27.2
55~59	18.0	18.1	13.6	21.6	15.4	8.8	13.4	24.0
合计	24.7	24.3	25.2	24.7	21.8	21.7	24.3	19.3

（2）柔韧素质

坐位体前屈反映的是受试者的柔韧素质。

男女成年人坐位体前屈平均数分别为7.2厘米、10.4厘米，男性坐位体前屈平均数随年龄增长呈减小趋势，女性坐位体前屈平均数随年龄增长呈波动变化。变化范围，男性为4.7~11.4厘米，女性为9.1~14.1厘米。女性各年龄组坐位体前屈平均数大于同龄男性。男性坐位体前屈平均数表现为20~24岁农民最大，为11.5厘米，55~59岁城镇体力劳动者最小，为1.5厘米；女性坐位体前屈平均数表现为20~24岁农民最大，15.3厘米，50~54岁城镇体力劳动者最小，为4.7厘米（表34）。

表34 绍兴市成年人坐位体前屈平均数　　　　　　　　　　　　单位：厘米

年龄组（岁）	男				女			
	合计	农民	城镇体力	城镇非体力	合计	农民	城镇体力	城镇非体力
20~24	11.4	11.5	11.4	11.4	14.1	15.3	13.9	13.0
25~29	10.5	11.1	9.4	10.9	12.3	13.0	11.8	12.2
30~34	6.7	7.1	9.8	3.4	9.8	7.6	12.7	9.3
35~39	5.8	5.6	5.5	6.2	9.3	8.7	10.2	9.1
40~44	7.5	9.6	10.5	2.2	9.7	8.5	12.2	8.3
45~49	5.1	5.4	6.9	2.9	9.1	9.3	11.0	7.3
50~54	5.9	6.3	1.7	10.3	9.4	10.5	4.7	12.3
55~59	4.7	3.0	1.5	9.1	9.4	9.9	6.5	11.7
合计	7.2	7.5	7.1	7.2	10.4	10.3	10.4	10.4

（3）平衡能力

闭眼单脚站立反映的是受试者的平衡能力。

男女成年人闭眼单脚站立平均数分别为38.2秒、41.5秒，随年龄增长而波动减少。变化范围，男性为24.4~56.2秒，女性为22.5~64.5秒。除30~34岁、55~59岁组外，女性各年龄组闭眼单脚站立时间均长于同龄男性。男性20~24岁城镇非体力劳动者闭眼单脚站立时间最长，为57.6秒，55~59岁农民最短，为17.9秒；女性20~24岁农民闭眼单脚站立时间最长，为67.2秒，55~59岁农民最短，为14.4秒（表35）。

表35 绍兴市成年人闭眼单脚站立平均数　　　　　　　　　　　　单位：秒

年龄组（岁）	男				女			
	合计	农民	城镇体力	城镇非体力	合计	农民	城镇体力	城镇非体力
20~24	56.2	54.9	56.1	57.6	64.5	67.2	61.9	64.4
25~29	48.2	36.4	53.0	55.1	51.1	44.9	46.6	62.0
30~34	42.5	46.0	36.2	45.6	40.3	41.2	35.5	44.0
35~39	39.5	39.0	42.2	37.4	41.0	43.9	36.6	42.4
40~44	31.2	29.7	32.6	31.2	42.5	45.7	41.4	40.7
45~49	31.3	33.7	28.9	31.3	36.0	34.7	29.0	43.7
50~54	31.8	27.2	30.5	38.0	35.9	28.1	30.6	49.0
55~59	24.4	17.9	23.1	31.2	22.5	14.4	20.5	33.0
合计	38.2	35.5	37.8	41.2	41.5	39.5	37.8	47.1

（4）反应能力

选择反应时反映的是受试者的反应能力。

男女成年人选择反应时平均数分别为0.56秒、0.60秒，随年龄增长呈增加趋势。变化范围，男性为0.48～0.63秒，女性为0.52～0.67秒。男性各年龄组反应能力均好于同龄女性。男性55～59岁农民选择反应时最长，为0.67秒，20～24岁城镇体力劳动者选择反应时最短，为0.46秒；女性55～59岁农民选择反应时最长，为0.75秒，20～24岁城镇体力劳动者选择反应时最短，为0.49秒（表36）。

表36　绍兴市成年人选择反应时平均数　　　　　　　　　　单位：秒

年龄组（岁）	男				女			
	合计	农民	城镇体力	城镇非体力	合计	农民	城镇体力	城镇非体力
20～24	0.48	0.50	0.46	0.47	0.52	0.57	0.49	0.51
25～29	0.50	0.50	0.51	0.49	0.52	0.52	0.52	0.53
30～34	0.54	0.51	0.55	0.55	0.57	0.53	0.59	0.60
35～39	0.54	0.53	0.53	0.56	0.58	0.57	0.57	0.61
40～44	0.58	0.59	0.55	0.60	0.63	0.63	0.63	0.62
45～49	0.60	0.63	0.57	0.61	0.63	0.64	0.61	0.63
50～54	0.60	0.61	0.64	0.56	0.62	0.64	0.66	0.57
55～59	0.63	0.67	0.63	0.59	0.67	0.75	0.67	0.59
合计	0.56	0.57	0.55	0.55	0.60	0.61	0.59	0.59

（三）老年人（60～79岁）

1. 身体形态

（1）身高

男女老年人身高平均数分别为166.4厘米、155.2厘米，随年龄增长而波动减小。变化范围，男性为165.4～168.9厘米，女性为154.4～155.8厘米。男性各年龄组身高平均数均大于同龄女性。除70～74岁组外，乡村男性身高平均数均大于城镇男性；除70～74岁组外，城镇女性身高平均数大于乡村女性（表37）。

表37　绍兴市老年人身高平均数　　　　　　　　　　单位：厘米

年龄组（岁）	男			女		
	合计	乡村	城镇	合计	乡村	城镇
60～64	168.9	170.1	167.7	155.6	153.0	158.1
65～69	165.8	166.7	164.7	155.8	155.2	156.6
70～74	165.9	165.3	166.6	154.4	154.7	154.2
75～79	165.4	166.5	164.4	154.7	154.1	155.3
合计	166.4	167.0	165.8	155.2	154.3	156.0

（2）体重与BMI

男女老年人体重平均数分别为66.5千克、57.8千克，随年龄增长而波动变化。变化范围，男性为65.3～67.8千克，女性为56.6～58.9千克。男性各年龄组体重平均数均大于同龄女性。除75～79岁组外，乡村男性体重平均数均大于城镇男性；除65～69岁组外，城镇女性体重平均数均大于乡村女性（表38）。

表38　绍兴市老年人体重平均数　　　　　　　　　　单位：千克

年龄组（岁）	男			女		
	合计	乡村	城镇	合计	乡村	城镇
60～64	67.8	71.5	64.2	57.6	56.6	58.6
65～69	66.2	67.5	64.6	58.9	59.1	58.8
70～74	66.8	67.9	65.5	57.8	57.7	57.8

年龄组（岁）	男			女		
	合计	乡村	城镇	合计	乡村	城镇
75～79	65.3	64.7	65.9	56.6	56.5	56.7
合计	66.5	67.8	65.1	57.8	57.5	58.0

男女老年人BMI［体重（千克)/身高²（米²）］平均数均为24.0千克/米²。男女BMI平均数随年龄增长先增长后减小，男性在70～74岁时达到最大，女性在65～69岁时达到最大。除75～79岁组外，乡村男性BMI平均数大于城镇男性；除70～74岁组外，城镇女性BMI平均数小于乡村女性（表39）。

表39　绍兴市老年人BMI平均数　　　　　　　　　　　　　　单位：千克/米²

年龄组（岁）	男			女		
	合计	乡村	城镇	合计	乡村	城镇
60～64	23.8	24.8	22.8	23.8	24.2	23.5
65～69	24.1	24.3	23.9	24.3	24.5	24.0
70～74	24.2	24.8	23.5	24.2	24.1	24.3
75～79	23.8	23.3	24.4	23.6	23.8	23.5
合计	24.0	24.3	23.7	24.0	24.1	23.8

（3）腰围

男女老年人腰围平均数分别为88.1厘米、86.1厘米。男性腰围平均数随年龄增长先增大后减小，女性腰围平均数随年龄增长而增大。变化范围，男性为86.9～88.9厘米，女性为84.4～87.5厘米。男性各年龄组腰围平均数均大于同龄女性。除60～64岁组外，城镇老年人腰围平均数均大于乡村老年人（表40）。

表40　绍兴市老年人腰围平均数　　　　　　　　　　　　　　　　单位：厘米

年龄组（岁）	男			女		
	合计	乡村	城镇	合计	乡村	城镇
60～64	86.9	87.2	86.7	84.4	86.3	82.6
65～69	87.6	87.3	87.9	85.5	85.1	85.9
70～74	88.9	87.4	90.6	87.1	85.9	88.4
75～79	88.8	85.8	91.7	87.5	86.2	88.6
合计	88.1	86.9	89.3	86.1	85.8	86.3

（4）臀围

男女老年人臀围平均数分别为95.3厘米、93.4厘米。除70～74岁组外，男性臀围平均数随年龄增长而减小；女性臀围平均数随年龄增长而增大。变化范围，男性为93.4～95.8厘米，女性为92.0～94.5厘米。除75～79岁组外，男性各年龄组臀围平均数均大于同龄女性。除60～64岁组外，城镇老年人臀围平均数大于乡村老年人（表41）。

表41　绍兴市老年人臀围平均数　　　　　　　　　　　　　　　　单位：厘米

年龄组（岁）	男			女		
	合计	乡村	城镇	合计	乡村	城镇
60～64	95.8	96.7	95.0	92.0	92.4	91.6
65～69	95.3	95.0	95.6	92.7	92.4	93.0
70～74	96.9	95.6	98.2	94.3	93.3	95.3
75～79	93.4	89.9	96.8	94.5	94.4	94.6
合计	95.3	94.2	96.4	93.4	93.1	93.6

（5）腰臀比

男女老年人腰臀比平均数分别为0.93、0.92。整体变化范围不大，男性为0.91～0.95，女性为0.92～0.93。除75～79岁组外，男性各年龄组腰臀比平均数均小于或等于同龄女性。除75～79岁组外，城镇男性腰臀比平均数大于或等于乡村男性；除60～64岁组外，城镇女性腰臀比平均数大于或等于乡村女性（表42）。

表42　绍兴市老年人腰臀比平均数

年龄组（岁）	男			女		
	合计	乡村	城镇	合计	乡村	城镇
60～64	0.91	0.90	0.91	0.92	0.93	0.90
65～69	0.92	0.92	0.92	0.92	0.92	0.92
70～74	0.92	0.91	0.93	0.93	0.92	0.93
75～79	0.95	0.96	0.95	0.93	0.91	0.94
合计	0.93	0.92	0.93	0.92	0.92	0.92

（6）体脂率

男女老年人体脂率平均数分别为23.6%、32.3%。除75～79岁组外，男女体脂率平均数随年龄增长而增大。变化范围，男性为22.8%～24.5%，女性为31.4%～33.0%。女性各年龄组体脂率平均数均大于同龄男性。除75～79岁组外，乡村男性体脂率平均数大于城镇男性；除60～64岁组外，乡村女性体脂率平均数大于城镇女性（表43）。

表43　绍兴市老年人体脂率平均数　　　　　　　　　　　　　　　单位：%

年龄组（岁）	男			女		
	合计	乡村	城镇	合计	乡村	城镇
60～64	22.8	24.7	20.9	31.4	30.9	31.8
65～69	23.2	24.0	22.3	32.7	33.0	32.2
70～74	24.5	25.2	23.8	33.0	33.2	32.9
75～79	23.7	22.4	25.0	32.0	33.0	31.2
合计	23.6	24.0	23.1	32.3	32.5	32.0

2. 身体机能

（1）安静脉搏

男女老年人安静脉搏平均数分别为80.8次/分、81.0次/分，男女性安静脉搏平均数随年龄增长呈波动变化。变化范围，男性为77.5～85.3次/分，女性为80.0～82.2次/分。60～64岁、70～74岁组乡村男性安静脉搏平均数大于城镇；65～69岁、75～79岁组城镇男性安静脉搏平均数大于乡村。60～64岁、75～79岁组城镇女性安静脉搏平均数大于乡村；65～69岁、70～74岁组乡村女性安静脉搏平均数大于城镇（表44）。

表44　绍兴市老年人安静脉搏平均数　　　　　　　　　　　　　单位：次/分

年龄组（岁）	男			女		
	合计	乡村	城镇	合计	乡村	城镇
60～64	85.3	88.8	81.9	82.2	80.4	83.9
65～69	79.4	78.0	81.0	80.7	81.6	79.7
70～74	77.5	80.1	74.7	80.8	81.1	80.5
75～79	81.3	79.8	82.8	80.0	76.3	83.3
合计	80.8	81.4	80.2	81.0	80.0	81.9

（2）血压

男女老年人收缩压平均数分别为143.3毫米汞柱、145.2毫米汞柱。除女性70～74岁年龄组，男女性老年人收缩压平均数随年龄增长而增大。变化范围，男性为136.6～149.3毫米汞柱，女性为142.5～148.4毫米汞柱。

60~64岁、65~69岁组女性收缩压平均数高于同龄男性；70~74岁、75~79岁组男性收缩压平均数高于同龄女性。除男性75~79岁组外，乡村老年人收缩压平均数大于城镇老年人。

男女老年人舒张压平均数分别为83.9毫米汞柱、82.5毫米汞柱，随年龄增长呈波动变化。变化范围，男性为82.4~85.9毫米汞柱，女性为80.8~83.2毫米汞柱。除60~64岁组外，男性各年龄组舒张压平均数均高于同龄女性。除75~79岁组外，乡村男性舒张压平均数大于或等于城镇男性；除65~69岁组外，城镇女性舒张压平均数大于或等于乡村女性（表45、表46）。

表45 绍兴市老年人收缩压平均数　　　　　　　　　　　　　　单位：毫米汞柱

年龄组（岁）	男			女		
	合计	乡村	城镇	合计	乡村	城镇
60~64	136.6	138.0	135.2	142.5	142.9	142.2
65~69	141.5	145.3	137.3	146.5	148.2	144.6
70~74	145.3	151.4	138.8	144.0	144.7	143.3
75~79	149.3	147.2	151.2	148.4	149.8	147.1
合计	143.3	145.7	140.9	145.2	146.3	144.2

表46 绍兴市老年人舒张压平均数　　　　　　　　　　　　　　单位：毫米汞柱

年龄组（岁）	男			女		
	合计	乡村	城镇	合计	乡村	城镇
60~64	82.4	82.4	82.4	83.1	82.8	83.4
65~69	83.6	85.7	81.2	80.8	82.5	78.9
70~74	85.9	89.8	81.8	83.2	82.3	84.2
75~79	83.8	82.4	85.1	82.9	80.4	85.2
合计	83.9	85.2	82.7	82.5	82.0	83.0

（3）肺活量

男女老年人肺活量平均数分别为2487.9毫升、1804.5毫升，大致随年龄增长而减小。变化范围，男性为2256.0~2773.2毫升，女性为1679.0~1913.9毫升。男性各年龄组肺活量平均数均大于同龄女性。除男性70~74岁组和女性60~64岁组外，乡村老年人肺活量平均数大于城镇老年人（表47）。

表47 绍兴市老年人肺活量平均数　　　　　　　　　　　　　　单位：毫升

年龄组（岁）	男			女		
	合计	乡村	城镇	合计	乡村	城镇
60~64	2773.2	2787.5	2759.2	1856.3	1791.9	1916.1
65~69	2591.0	2798.1	2358.5	1913.9	1943.8	1878.9
70~74	2352.9	2350.3	2355.8	1761.6	1927.2	1596.0
75~79	2256.0	2521.5	1995.8	1679.0	1771.3	1595.9
合计	2487.9	2615.1	2355.4	1804.5	1864.1	1745.2

（4）2分钟原地高抬腿

男女老年人2分钟原地高抬腿平均数分别为118.6次、131.3次，男性随年龄增长先降低后升高，女性则呈波动降低的趋势。变化范围，男性为103.5~134.4次，女性为118.4~151.0次。除75~79岁组外，女性各年龄组2分钟原地高抬腿平均数均大于或等于同龄男性。除女性65~69岁组外，乡村老年人2分钟原地高抬腿平均数大于城镇老年人（表48）。

表48 绍兴市老年人2分钟原地高抬腿平均数　　　　　　　　　　　　　　单位：次

年龄组（岁）	男			女		
	合计	乡村	城镇	合计	乡村	城镇
60~64	119.3	122.8	116.0	151.0	155.9	146.4
65~69	103.5	111.1	95.2	131.8	117.8	147.9

续表

年龄组（岁）	男			女		
	合计	乡村	城镇	合计	乡村	城镇
70~74	117.5	159.9	71.4	118.4	154.4	82.4
75~79	134.4	142.0	126.9	123.7	150.2	99.9
合计	118.6	133.7	103.0	131.3	144.2	118.5

3.身体素质

（1）力量素质

握力主要反映受试者前臂及手部肌肉的最大力量，从一个侧面反映受试者的最大肌力。

男女老年人握力平均数分别为35.7千克、23.5千克，随年龄增长而减小。变化范围，男性为32.5~38.9千克，女性为22.6~24.0千克。男性各年龄组握力平均数均高于同龄女性。乡村男性握力平均数大于城镇男性；城镇女性握力平均数大于乡村女性（表49）。

表49 绍兴市老年人握力平均数　　　　单位：千克

年龄组（岁）	男			女		
	合计	乡村	城镇	合计	乡村	城镇
60~64	38.9	39.0	38.8	24.0	22.3	25.6
65~69	37.1	37.7	36.5	23.8	23.7	23.9
70~74	34.4	35.1	33.6	23.5	23.4	23.6
75~79	32.5	33.3	31.7	22.6	22.1	23.1
合计	35.7	36.2	35.1	23.5	22.9	24.1

30秒坐站主要反映受试者的下肢力量，从一个侧面反映受试者力量素质。

男女老年人30秒坐站平均数分别为15.4次、15.3次，大致随年龄增加而减少。变化范围，男性为14.6~16.4次，女性为13.9~16.4次。除60~64岁组外，男性各年龄组30秒坐站平均数均大于或等于同龄女性。除男性60~64岁组和女性60~64岁、65~69岁组外，乡村老年人30秒坐站平均数大于城镇老年人（表50）。

表50 绍兴市老年人30秒坐站平均数　　　　单位：次

年龄组（岁）	男			女		
	合计	乡村	城镇	合计	乡村	城镇
60~64	15.8	14.6	16.8	16.1	15.4	16.7
65~69	16.4	17.0	15.7	16.4	15.6	17.2
70~74	14.9	16.3	13.4	14.6	15.8	13.4
75~79	14.6	16.3	12.9	13.9	15.3	12.7
合计	15.4	16.1	14.6	15.3	15.5	15.0

（2）柔韧素质

坐位体前屈反映的是受试者的柔韧素质。

男女老年人坐位体前屈平均数分别为3.7厘米、7.6厘米，随年龄增长而减小。变化范围，男性为1.3~6.7厘米，女性为2.6~11.4厘米。女性各年龄组坐位体前屈平均数均大于同龄男性。乡村男性坐位体前屈平均数表现好于城镇老年人。60~64岁、65~69岁组城镇女性坐位体前屈表现好于乡村女性；70~74岁、75~79岁组乡村女性坐位体前屈表现好于城镇女性（表51）。

表51 绍兴市老年人坐位体前屈平均数　　　　单位：厘米

年龄组（岁）	男			女		
	合计	乡村	城镇	合计	乡村	城镇
60~64	6.7	7.4	6.1	11.4	10.0	12.8

续表

年龄组（岁）	男			女		
	合计	乡村	城镇	合计	乡村	城镇
65~69	3.5	4.1	2.9	8.2	7.4	9.2
70~74	3.4	4.2	2.6	7.7	9.5	5.8
75~79	1.3	3.4	-0.8	2.6	7.3	-1.6
合计	3.7	4.7	2.6	7.6	8.6	6.6

（3）平衡能力

闭眼单脚站立反映的是受试者的平衡能力。

男女老年人闭眼单脚站立平均数分别为18.6秒、18.8秒，随年龄增长呈波动变化。变化范围，男性为15.5~21.6秒，女性为17.8~19.4秒。60~64岁、75~79岁组男性闭眼单脚站立时间长于同龄女性；65~69岁、70~74岁组女性闭眼单脚站立时间长于同龄男性。男性70~74岁、75~79岁组和女性75~79岁组的乡村老年人闭眼单脚站立时间长于城镇老年人，而其他组别表现为城镇老年人闭眼单脚站立时间长于乡村老年人（表52）。

表52　绍兴市老年人闭眼单脚站立平均数　　　　　　　　　　单位：秒

年龄组（岁）	男			女		
	合计	乡村	城镇	合计	乡村	城镇
60~64	20.3	19.2	21.4	18.4	16.2	20.5
65~69	17.1	16.0	18.4	19.4	15.2	24.5
70~74	15.5	15.6	15.4	19.4	18.1	20.7
75~79	21.6	27.0	16.3	17.8	21.3	14.7
合计	18.6	19.4	17.8	18.8	17.6	20.0

（4）反应能力

选择反应时反映的是受试者的反应能力。

男女老年人选择反应时平均数分别为0.70秒、0.72秒，随年龄增长呈先增大后减小的趋势。变化范围，男性为0.64~0.76秒，女性为0.70~0.75秒。除70~74岁组外，男性各年龄组选择反应时平均数均小于同龄女性。除60~64岁组外，城镇男性选择反应时平均数大于乡村男性。60~64岁、75~79岁组乡村女性选择反应时平均数大于城镇；65~69岁、70~74岁组城镇女性选择反应时平均数大于乡村（表53）。

表53　绍兴市老年人选择反应时平均数　　　　　　　　　　单位：秒

年龄组（岁）	男			女		
	合计	乡村	城镇	合计	乡村	城镇
60~64	0.64	0.64	0.63	0.71	0.79	0.63
65~69	0.69	0.64	0.76	0.70	0.69	0.72
70~74	0.76	0.71	0.80	0.75	0.72	0.79
75~79	0.70	0.67	0.72	0.72	0.72	0.71
合计	0.70	0.66	0.73	0.72	0.73	0.71

四、2020年与2014年监测结果比较

（一）幼儿（3~6岁）

从身体形态指标来看，与2014年相比，2020年乡村男幼儿身高平均数增加，且存在显著性差异（$p<0.01$）；2020年男幼儿坐高和体重平均数无明显差异。2020年乡村男幼儿和城镇男幼儿胸围平均数均小于2014年，且存在显著性差异（$p<0.01$），表明6年内男幼儿胸围明显减少。

身体机能指标方面，与2014年相比，2020年男幼儿安静心率平均数均增加，但不存在显著性差异。

身体素质指标方面，与2014年相比，2020年男幼儿双脚连续跳和走平衡木平均数均有所下降，且存在显著性差异（$p<0.01$）；男幼儿立定跳远平均数显著提高（$p<0.01$）；城镇男幼儿坐位体前屈平均数明显下降（$p<0.01$）。这说明6年时间里，男幼儿的灵敏素质、平衡能力和力量素质有所提高，城镇男幼儿的柔韧素质有所下降（表54）。

表54　2020年、2014年绍兴市男性幼儿体质指标比较

指标	2020年		2014年	
	乡村	城镇	乡村	城镇
身高（厘米）	112.2**	112.1	109.0	110.5
坐高（厘米）	62.9	62.7	62.4	63.1
体重（千克）	20.2	20.4	19.9	20.4
胸围（厘米）	53.8**	54.6**	55.0	56.4
安静心率（次/分）	98.5	98.5	97.3	97.8
双脚连续跳（秒）	6.9**	6.6**	8.8	9.2
立定跳远（厘米）	89.9**	88.4**	80.6	77.4
坐位体前屈（厘米）	11.9	9.8**	11.3	12.8
走平衡木（秒）	6.7**	7.2**	13.8	15.6

注：*代表$p<0.05$，**代表$p<0.01$，下同。

从身体形态指标来看，与2014年相比，2020年乡村女幼儿（$p<0.01$）、城镇女幼儿（$p<0.05$）身高平均数增加，且存在显著性差异；2020年乡村女幼儿坐高平均数增加，且存在显著性差异（$p<0.05$）；2020年女幼儿体重平均数无明显差异；2020年乡村女幼儿和城镇女幼儿胸围平均数均小于2014年，且存在显著性差异（$p<0.01$），表明6年内女幼儿胸围明显减少。

身体机能指标方面，与2014年相比，2020年女幼儿安静心率平均数不存在显著性差异。

身体素质指标方面，与2014年相比，2020年女幼儿双脚连续跳、坐位体前屈和走平衡木的平均数有所下降，立定跳远平均数有所上升，且存在显著性差异（$p<0.01$），表明6年内女幼儿的灵敏素质、平衡能力和下肢力量均有所提升，柔韧素质有所下降（表55）。

表55　2020年、2014年绍兴市女性幼儿体质指标比较

指标	2020年		2014年	
	乡村	城镇	乡村	城镇
身高（厘米）	110.8**	111.2*	107.3	109.0
坐高（厘米）	62.2*	62.1	61.2	62.1
体重（千克）	19.4	19.2	19.2	19.8
胸围（厘米）	52.6**	52.8**	53.6	55.1
安静心率（次/分）	98.4	96.9	96.9	98.5
双脚连续跳（秒）	6.7**	6.2**	9.6	8.7
立定跳远（厘米）	86.1**	84.7**	76.7	72.4
坐位体前屈（厘米）	11.8**	12.3**	13.1	14.3
走平衡木（秒）	6.9**	7.6**	14.9	15.3

（二）成年人（20~59岁）

身体形态指标方面，与2014年相比，2020年成年男性不同工作种类人群的身高和体重平均数均有所上升，且存在显著性差异（$p<0.01$）。同时，2020年成年男性不同工作种类人群的腰围和臀围平均数呈上升趋势，除城镇非体力劳动者的腰围平均数和臀围平均数外均存在显著性差异（$p<0.01$）。这说明6年时间里，男性成年人的高度、围度和重量均有所增加。

身体机能指标方面，与2014年相比，2020年农民、城镇非体力劳动者的安静脉搏、收缩压和舒张压平均

数均显著上升（$p<0.01$），城镇体力劳动者的收缩压（$p<0.05$）、舒张压（$p<0.01$）平均数显著上升。此外，2020年成年男性不同工作种类人群的肺活量平均数与2014年相比有所上升，且存在显著性差异（$p<0.01$）。这说明6年时间里成年男性的身体机能有明显变化。

身体素质指标方面，与2014年相比，2020年农民（$p<0.01$）和城镇体力劳动者（$p<0.05$）的握力平均数有所上升，且存在显著性差异。同时，2020年成年男性不同工作种类人群的背力平均数不存在显著性差异，坐位体前屈和闭眼单脚站立平均数明显上升（$p<0.01$）。与2014年相比，2020年成年男性不同工作种类人群的选择反应时平均数显著下降（$p<0.01$）。这表明在6年时间里男性成年人的力量素质、平衡能力、柔韧素质和反应能力明显上升（表56）。

表56　2020年、2014年绍兴市成年男性体质指标比较

指标	2020年			2014年		
	农民	城镇体力	城镇非体力	农民	城镇体力	城镇非体力
身高（厘米）	170.9**	171.5**	171.9**	168.9	169.4	169.6
体重（千克）	71.3**	73.1**	71.7**	67.8	69.4	68.8
腰围（厘米）	86.5**	87.5**	85.2	84.3	85.0	85.0
臀围（厘米）	96.7**	97.0**	95.0	94.7	95.3	95.1
安静脉搏（次/分）	83.4**	81.8	82.8**	78.7	80.4	76.6
收缩压（毫米汞柱）	131.6**	133.3*	137.7**	125.6	131.6	129.0
舒张压（毫米汞柱）	80.2**	82.6**	85.6**	73.6	78.04	77.8
肺活量（毫升）	3521.5**	3655.1**	3802.5**	3134.1	3099.0	3138.1
握力（千克）	44.1**	43.6*	44.2	41.2	42.2	43.2
背力（千克）	114.7	116.8	117.2	110.6	121.5	119.4
纵跳（厘米）	39.2**	39.7**	39.2**	33.9	33.9	33.5
俯卧撑（个）	28.8	30.2	27.8	23.1	23.9	24.6
坐位体前屈（厘米）	7.5**	7.1**	7.2**	4.0	3.5	4.3
闭眼单脚站立（秒）	35.5**	37.8**	41.2**	20.0	21.1	24.6
选择反应时（秒）	0.57**	0.55**	0.55**	0.61	0.59	0.58

注：* 代表 $p<0.05$，** 代表 $p<0.01$；背力、纵跳、俯卧撑三项指标只包括20~39岁成年人的。

身体形态指标方面，与2014年相比，2020年成年女性不同工作种类人群的身高、体重平均数有所上升，其中农民的身高平均数（$p<0.01$）、体重平均数（$p<0.05$）存在显著性差异。同时，2020年农民和城镇体力劳动者的腰围平均数显著上升（$p<0.01$），农民和城镇非体力劳动者的臀围平均数显著下降（$p<0.01$）。

身体机能指标方面，与2014年相比，2020年成年女性不同工作种类人群的安静脉搏、收缩压和舒张压平均数均有所上升，且存在显著性差异（$p<0.01$）。2020年成年女性不同工作种类人群的肺活量平均数均上升，且存在显著性差异（$p<0.01$）。这说明6年时间里成年女性的身体机能有明显变化。

身体素质方面，与2014年相比，2020年成年女性不同工作种类人群的握力平均数有所上升，且均存在显著性差异（$p<0.01$）；2020年农民的背力平均数显著上升（$p<0.01$）；2020年三种工作种类人群的纵跳平均数显著上升（$p<0.01$）；2020年三种工作种类人群的坐位体前屈平均数和闭眼单脚站立平均数显著上升（$p<0.01$）。与2014年相比，2020年三种工作种类人群的选择反应时平均数显著下降（$p<0.01$）。这说明6年时间里成年女性的力量素质、柔韧素质、平衡能力和反应能力有所提升（表57）。

表57　2020年、2014年绍兴市成年女性体质指标比较

指标	2020年			2014年		
	农民	城镇体力	城镇非体力	农民	城镇体力	城镇非体力
身高（厘米）	158.8**	159.3	159.2	157.5	158.3	158.4
体重（千克）	57.6*	56.8	57.0	56.4	55.9	56.3

指标	2020年			2014年		
	农民	城镇体力	城镇非体力	农民	城镇体力	城镇非体力
腰围（厘米）	78.1**	76.9**	75.2	75.3	74.0	73.8
臀围（厘米）	92.2**	91.0	89.7**	92.6	91.4	91.8
安静脉搏（次/分）	82.9**	83.5**	84.3**	79.2	80.0	79.6
收缩压（毫米汞柱）	128.4**	126.7**	130.1**	118.0	116.3	119.1
舒张压（毫米汞柱）	77.8**	77.8**	79.9**	70.5	70.9	72.9
肺活量（毫升）	2440.6**	2573.9**	2551.5**	2067.6	2192.4	2233.2
握力（千克）	26.9**	27.0**	26.9**	23.6	23.6	24.4
背力（千克）	61.8**	61.3	60.3	56.6	60.4	62.2
纵跳（厘米）	25.8**	27.1**	25.7**	23.6	21.9	23.0
1分钟仰卧起坐（个）	27.4	29.3	25.5	24.6	23.6	26.8
坐位体前屈（厘米）	10.3**	10.4**	10.4**	7.5	5.9	7.9
闭眼单脚站立（秒）	39.5**	37.8**	47.1**	20.5	22.1	26.9
选择反应时（秒）	0.61**	0.59**	0.59**	0.65	0.63	0.61

注：*代表 $p < 0.05$，**代表 $p < 0.01$；背力、纵跳、1分钟仰卧起坐三项指标只包括20~39岁成年人的。

（三）老年人（60~69岁）

身体形态指标方面，与2014年相比，2020年乡村男性老年人的身高平均数增加，且存在显著性差异（$p < 0.01$）；2020年男性老年人的腰围和臀围平均数不存在显著性差异。

身体机能指标方面，与2014年相比，2020年男性老年人安静脉搏平均数有所上升，且存在显著性差异（$p < 0.01$）。同时，2020年男性老年人的收缩压和舒张压平均数有所上升，除城镇男性老年人的收缩压外均存在显著性差异（$p < 0.01$）。2020年乡村男性老年人的肺活量平均数有所上升，且存在显著性差异（$p < 0.01$）。

身体素质指标方面，与2014年相比，2020年乡村男性老年人的握力平均数有所上升，且存在显著性差异（$p < 0.01$）。2020年男性老年人的坐位体前屈平均数有所上升，且存在显著性差异（$p < 0.01$）。2020年男性老年人的闭眼单脚站立平均数有所上升，城镇男性的选择反应时平均数有所上升，且均存在显著性差异（$p < 0.01$）。这说明6年时间里男性老年人的柔韧素质、平衡能力有所上升，乡村男性老年人力量素质有所增强，城镇男性老年人的反应能力有所下降（表58）。

表58　2020年、2014年绍兴市老年男性体质指标比较

指标	2020年		2014年	
	乡村	城镇	乡村	城镇
身高（厘米）	168.2**	166.1	165.6	167.7
体重（千克）	69.3	64.4	66.8	66.8
腰围（厘米）	87.3	87.3	87.3	85.9
臀围（厘米）	95.7	95.3	94.8	94.3
安静脉搏（次/分）	82.8**	81.4**	76.7	77.0
收缩压（毫米汞柱）	142.0**	136.3	133.6	134.1
舒张压（毫米汞柱）	84.2**	81.8**	78.8	76.7
肺活量（毫升）	2793.4**	2550.3	2405.6	2642.3
握力（千克）	38.3**	37.6	35.3	38.3
坐位体前屈（厘米）	5.6**	4.4**	-0.1	2.1
闭眼单脚站立（秒）	17.4**	19.8**	9.1	9.9
选择反应时（秒）	0.64	0.70**	0.65	0.64

注：*代表 $p < 0.05$，**代表 $p < 0.01$。

身体形态指标方面，与2014年相比，2020年城镇女性老年人身高平均数有所上升，且存在显著性差异（$p<0.01$）。2020年女性老年人的腰围平均数有所增加，且存在显著性差异（$p<0.01$），这说明6年时间里，女性老年人的腰围有所增加。

身体机能指标方面，与2014年相比，2020年城镇女性老年人的安静脉搏平均数有所上升，且存在显著性差异（$p<0.01$）。2020年女性老年人的收缩压和舒张压平均数均有所上升，且均存在显著性差异（$p<0.01$）。

身体素质指标方面，与2014年相比，2020年城镇女性老年人握力平均数有所上升，且存在显著性差异（$p<0.05$）。2020年女性老年人的闭眼单脚站立平均数有所上升，且存在显著性差异（$p<0.01$）。与2014年相比，2020年城镇女性老年人的选择反应时平均数显著下降（$p<0.05$）。这说明6年来女性老年人的力量素质和平衡能力均有所提升，城镇女性老年人的反应能力有所提升。（表59）。

表59 2020年、2014年绍兴市老年女性体质指标比较

指标	2020年		2014年	
	乡村	城镇	乡村	城镇
身高（厘米）	154.1	157.4**	155.6	155.3
体重（千克）	57.9	58.7	57.1	58.1
腰围（厘米）	85.7**	84.1**	81.6	80.1
臀围（厘米）	92.4	92.3	92.7	93.7
安静脉搏（次/分）	81.0	82.0**	78.5	76.0
收缩压（毫米汞柱）	145.6**	143.3**	128.6	131.7
舒张压（毫米汞柱）	82.6**	81.3**	72.5	74.7
肺活量（毫升）	1870.7	1898.9	1782.5	1793.0
握力（千克）	23.0	24.8*	22.2	23.0
坐位体前屈（厘米）	8.6	11.1	8.2	9.2
闭眼单脚站立（秒）	15.7**	22.3**	9.8	8.4
选择反应时（秒）	0.74	0.67*	0.73	0.72

五、小结

2020年，绍兴市国民体质监测3984人，整体达到合格及以上的比例（合格率）为93.8%，比2014年上升7.5个百分点，达到全省平均水平。

幼儿身高、体重、胸围平均数随年龄增长而增大，胸围指数平均数基本随年龄增长而减小，表明围度增长速度小于身高增长速度。坐高指数平均数随年龄增长而减小，表明躯干增长速度小于下肢增长速度。男女幼儿身体形态存在性别和城乡差异，男幼儿的长度、围度和重量指标平均数均大于女幼儿，体脂率平均数小于女幼儿。幼儿形态指标城乡差异不大。各年龄组男幼儿的安静心率平均数高于女幼儿。男女幼儿速度、灵敏、力量素质和平衡能力随年龄增长而提高；男幼儿速度、灵敏素质和力量素质好于女幼儿，而女幼儿柔韧素质好于男幼儿；乡村幼儿力量素质和柔韧素质好于城镇幼儿，速度、灵敏素质城乡差距较小。

成年男性身高、体重、腰围、臀围平均数随年龄增长呈波动变化，BMI、腰臀比、体脂率平均数随年龄增长先增加后减小；成年女性体重、BMI、腰围、腰臀比、体脂率平均数随年龄增长而增加，身高、臀围平均数随年龄增长呈波动变化。身高、体重、BMI、腰围、臀围和腰臀比平均数均表现为男性大于女性，体脂率平均数表现为女性大于男性。成年人的身体机能随年龄增长呈下降趋势，主要表现在收缩压和舒张压平均数升高，肺活量平均数下降。身体机能有明显的性别差异，大部分年龄组男性收缩压、舒张压和肺活量平均数大于同龄女性。男女城镇体力劳动者收缩压平均数最大；男性城镇非体力劳动者舒张压平均数最大，女性城镇体力劳动者舒张压平均数最大；男女城镇体力劳动者肺活量平均数最大。成年人的身体素质基本趋势为随年龄增长而下降，各项指标因年龄、性别、工作种类表现出不同的变化特征。成年人下肢力量、肌肉耐力、平衡能力和反应能力随年龄增长而下降；上肢力量、腰背力量和柔韧素质随年龄增长呈波动变化。身体素质有明显的

性别差异，男性力量素质和反应能力好于女性，女性柔韧素质和平衡能力好于男性。不同工作种类人群的身体素质表现不同，男性上肢力量、腰背力量、肌肉耐力和柔韧素质表现为农民最好，下肢力量和反应能力表现为城镇体力劳动者最好，平衡能力表现为城镇非体力劳动者最好；女性成年人上肢力量、下肢力量、肌肉耐力和反应能力表现为城镇体力劳动者最好，腰背力量表现为城镇非体力劳动者最好，柔韧素质和平衡能力表现为农民最好。

老年人身高平均数随年龄增长而波动减小，体重平均数随年龄呈波动变化，BMI平均数随年龄增长先增长后减小；男性老年人的腰围平均数随年龄增长先增大后减小，臀围平均数随年龄增长而减小；女性老年人的腰围和臀围平均数表现为随年龄增长而增大。男女老年人体脂率平均数基本随年龄增长增大。身高、体重、腰围、臀围和腰臀比平均数均表现为男性老年人大于女性老年人，体脂率平均数表现为女性老年人大于男性老年人。城乡比较，男性老年人身高、体重、BMI和体脂率平均数表现为乡村大于城镇，腰围、臀围和腰臀比平均数表现为城镇大于乡村；女性老年人身高、体重、腰围、臀围和腰臀比平均数表现为城镇大于或等于乡村，BMI、体脂率平均数表现为乡村大于城镇。身体机能指标，男女性老年人的收缩压平均数基本随年龄增长而增大，而肺活量平均数随年龄增长而减小。收缩压平均数表现为70岁以下女性老年人大于男性，舒张压平均数表现为65岁以下女性老年人大于男性，肺活量平均数表现为男性老年人均大于女性老年人，心肺耐力平均数表现为女性老年人大于男性老年人。男性老年人安静脉搏整体上城乡差异不大，75岁以下男性老年人收缩压和舒张压平均数表现为乡村大于城镇。除70~74岁年龄组，乡村男性老年人的肺活量平均数高于城镇。各年龄组男性老年人的心肺耐力水平均表现为乡村大于城镇。女性乡村老年人的收缩压、肺活量和心肺耐力平均数大于城镇老年人，而安静脉搏、舒张压平均数小于城镇老年人。老年人身体素质均随年龄增加而下降。男性老年人上肢力量、下肢力量好于女性。60~64岁年龄组和75~79岁年龄组男性老年人的平衡能力更好，女性老年人柔韧素质好于男性。除70~74岁年龄组，男性老人的反应能力更好。男性乡村老年人上肢力量、下肢力量、柔韧素质和反应能力好于城镇老年人，70岁以下男性城镇老年人的平衡能力更好；女性城镇老年人上肢力量和平衡能力好于乡村老年人，70岁以下城镇老年女性的柔韧性更好。反应能力方面，60~64岁年龄组和75~79岁年龄组城镇女性老年人更好。

六、建议

（1）通过科学宣传和政策鼓励的方式，强化所有年龄组居民健康生活观念和体育锻炼意识。在可行范围内落实社会体育指导员职能，为群众提供针对性体育行为的指导，帮助群众养成科学的运动和体力活动习惯，并初步掌握正确、科学、有效的健身方法，以实现身体的综合健康发展，减少不必要的运动损伤。

（2）坚持以人民为中心，坚持新发展理念，不断完善绍兴市全民健身公共服务体系。建设公共体育设施建设和管理的现代治理体系，打造专业健康管理服务平台，实现运动康复医疗、体质体能测试、运动能力评估、科学健身指导、疾病预防保健一体化服务，并在服务过程中充分考虑不同群体、年龄、性别居民，提升体质健康过程中的差异性。推进公共体育设施建设与管理科学化、法治化、规范化，满足人民群众多元化需求。

（3）2020年与2014年相比，大部分群体的体质有显著提升，但仍然存在明显的城乡差异。体质状况的城乡差异受工作形式、生活方式、锻炼习惯等多种因素影响。在统筹推动城乡一体化发展的过程中，通过科学监测、数据分析，全方位了解城乡居民体质健康状况，保证城乡居民的体质共同提高，根据城乡居民的体质差异，有针对性地对其进行运动健身的指导。

（执笔人：金汀舟）

2020年金华市国民体质监测报告

一、前言

为了解金华市国民体质现状和变化规律，长期动态地观察金华市国民体质健康状况，推动全民健身活动的开展，从而促进金华市经济建设和社会发展，金华市根据浙江省体育局关于开展第五次浙江省国民体质监测工作的技术标准，于2020年开展了国民体质监测工作。

二、监测对象与方法

调查对象为3~79岁的健康国民（7~19岁在校学生除外），采取分层随机整群抽样的原则，共监测有效样本4127人，其中幼儿（3~6岁）852人，成年人（20~59岁）2449人，老年人（60~79岁）826人（表1~表3）。使用SPSS25.0对数据进行统计分析。

表1　幼儿各组别人数统计表　　　　　　　　　　　　　单位：人

年龄组（岁）	男			女		
	合计	乡村	城镇	合计	乡村	城镇
3	107	55	52	110	55	55
4	107	54	53	108	55	53
5	110	55	55	108	53	55
6	102	51	51	100	52	48
合计	426	215	211	426	215	211

表2　成年人各组别人数统计表　　　　　　　　　　　　单位：人

年龄组（岁）	男				女			
	合计	农民	城镇体力	城镇非体力	合计	农民	城镇体力	城镇非体力
20~24	152	52	50	50	150	50	50	50
25~29	155	54	50	51	149	50	49	50
30~34	151	50	51	50	158	55	52	51
35~39	153	50	53	50	151	50	51	50
40~44	150	50	50	50	154	52	52	50
45~49	153	50	53	50	155	52	50	53
50~54	150	50	50	50	159	55	53	51
55~59	154	52	52	50	155	55	50	50
合计	1218	408	409	401	1231	419	407	405

表3　老年人各组别人数统计表　　　　　　　　　　　　单位：人

年龄组（岁）	男			女		
	合计	乡村	城镇	合计	乡村	城镇
60~64	102	50	52	102	53	49
65~69	101	49	52	107	53	54
70~74	105	55	50	109	55	54
75~79	100	50	50	100	50	50
合计	408	204	204	418	211	207

三、体质监测结果概述

（一）幼儿（3~6岁）

1.身体形态

（1）身高与坐高指数

男女幼儿身高平均数分别为109.7厘米、108.9厘米，随年龄增长而增大。变化范围，男幼儿为101.1~117.6

厘米，女幼儿为99.8~117.6厘米。男幼儿各年龄组身高平均数均大于等于同龄女幼儿。除6岁组女幼儿外，幼儿身高平均数均表现为城镇大于乡村（表4）。

表4　金华市幼儿身高平均数　　　　　　　　　　　　单位：厘米

年龄组（岁）	男			女		
	合计	乡村	城镇	合计	乡村	城镇
3	101.1	99.8	102.5	99.8	99.0	100.6
4	106.1	105.8	106.4	105.9	105.5	106.4
5	114.4	113.1	115.6	113.0	112.3	113.6
6	117.6	117.3	117.8	117.6	117.7	117.5
合计	109.7	108.9	110.6	108.9	108.5	109.3

男女幼儿坐高指数［坐高（厘米）/身高（厘米）×100］平均数分别为56.3、56.5，随年龄增长而减小。变化范围，男幼儿为55.6~57.1，女幼儿为55.8~57.1。除6岁组女幼儿外，幼儿坐高指数平均数均表现为城镇大于乡村（表5）。

表5　金华市幼儿坐高指数平均数

年龄组（岁）	男			女		
	合计	乡村	城镇	合计	乡村	城镇
3	57.1	56.9	57.3	57.1	56.9	57.4
4	56.4	56.0	56.8	56.6	56.3	57.0
5	56.2	56.1	56.3	56.4	56.3	56.5
6	55.6	55.5	55.8	55.8	55.8	55.8
合计	56.3	56.1	56.5	56.5	56.3	56.7

（2）体重与BMI

男女幼儿体重平均数分别为19.6千克、18.7千克，随年龄增长而增大。变化范围，男幼儿为16.7~22.5千克，女幼儿为15.9~21.5千克。男幼儿各年龄组体重平均数大于同龄女幼儿；各年龄组幼儿体重平均数均表现为城镇大于等于乡村（表6）。

表6　金华市幼儿体重平均数　　　　　　　　　　　　单位：千克

年龄组（岁）	男			女		
	合计	乡村	城镇	合计	乡村	城镇
3	16.7	16.2	17.1	15.9	15.6	16.3
4	18.2	17.8	18.6	17.7	17.5	17.9
5	21.1	20.8	21.4	20.1	19.7	20.4
6	22.5	21.9	23.1	21.5	21.5	21.5
合计	19.6	19.1	20.0	18.7	18.5	18.9

男女幼儿BMI［体重（千克）/身高^2（米^2）］平均数分别为16.2千克/米^2、15.7千克/米^2。变化范围，男幼儿为16.0~16.3千克/米^2，女幼儿为15.5~15.9千克/米^2。男幼儿各年龄组BMI平均数均大于同龄女幼儿。除3岁组和5岁组男幼儿、4岁组和6岁组女幼儿，幼儿BMI平均数表现为城镇大于乡村（表7）。

表7　金华市幼儿BMI平均数　　　　　　　　　　　　单位：千克/米^2

年龄组（岁）	男			女		
	合计	乡村	城镇	合计	乡村	城镇
3	16.3	16.3	16.3	15.9	15.8	16.0
4	16.1	15.9	16.3	15.7	15.7	15.7

年龄组（岁）	男			女		
	合计	乡村	城镇	合计	乡村	城镇
5	16.0	16.1	15.9	15.7	15.6	15.8
6	16.2	15.9	16.5	15.5	15.5	15.5
合计	16.2	16.0	16.3	15.7	15.7	15.8

（3）胸围与胸围指数

男女幼儿胸围平均数分别为55.3厘米、54.2厘米，基本随年龄增长呈增大趋势。变化范围，男幼儿为53.8~57.1厘米，女幼儿为52.7~56.2厘米。男幼儿各年龄组胸围平均数均大于同龄女幼儿。除3岁、5岁组男幼儿外，男幼儿胸围平均数表现为城镇大于乡村；除3岁、4岁组女幼儿外，女幼儿胸围平均数均表现为城镇大于乡村（表8）。

表8　金华市幼儿胸围平均数　　　　　　　　单位：厘米

年龄组（岁）	男			女		
	合计	乡村	城镇	合计	乡村	城镇
3	54.2	54.3	54.1	52.7	52.8	52.6
4	53.8	53.1	54.5	53.2	53.7	52.7
5	56.1	56.1	56.1	54.9	54.6	55.2
6	57.1	56.5	57.8	56.2	56.1	56.3
合计	55.3	55.0	55.6	54.2	54.3	54.1

男女幼儿胸围指数［胸围（厘米）/身高（厘米）×100］平均数分别为50.5、49.9，随年龄增长而减小。变化范围，男幼儿为48.6~53.6，女幼儿为47.8~52.9。男幼儿各年龄组胸围指数平均数均大于同龄女幼儿。除4岁、6岁组男幼儿外，男幼儿胸围指数平均数均表现为城镇小于乡村；除6岁组女幼儿外，女幼儿胸围指数平均数均表现为乡村大于等于城镇（表9）。

表9　金华市幼儿胸围指数平均数

年龄组（岁）	男			女		
	合计	乡村	城镇	合计	乡村	城镇
3	53.6	54.5	52.8	52.9	53.4	52.3
4	50.7	50.2	51.3	50.3	51.0	49.6
5	49.1	49.6	48.5	48.6	48.6	48.6
6	48.6	48.2	49.1	47.8	47.7	47.9
合计	50.5	50.7	50.4	49.9	50.2	49.7

（4）体脂率

男女幼儿体脂率平均数分别为19.2%、22.3%，基本随年龄增长而减小。变化范围，男幼儿为18.3%~20.4%，女幼儿为20.3%~23.9%。男幼儿各年龄组体脂率平均数均小于同龄女幼儿。除4岁组女幼儿外，幼儿体脂率平均数均表现为城镇大于等于乡村（表10）。

表10　金华市幼儿体脂率平均数　　　　　　　　单位：%

年龄组（岁）	男			女		
	合计	乡村	城镇	合计	乡村	城镇
3	20.4	19.7	21.0	23.9	23.5	24.3
4	18.9	18.2	19.6	22.5	22.7	22.4
5	19.3	18.8	19.9	22.1	21.8	22.5

年龄组（岁）	男			女		
	合计	乡村	城镇	合计	乡村	城镇
6	18.3	17.6	19.0	20.3	20.3	20.3
合计	19.2	18.6	19.9	22.3	22.1	22.4

2. 身体机能

男女幼儿安静心率平均数分别为100.8次/分、101.9次/分。变化范围，男幼儿为99.0~102.4次/分，女幼儿为99.9~104.6次/分。除4岁组幼儿外，男幼儿各年龄组安静心率平均数均低于同龄女幼儿。除3岁组幼儿和5岁组男幼儿外，幼儿安静心率平均数均表现为城镇大于等于乡村（表11）。

表11　金华市幼儿安静心率平均数　　　　　　　　　　　　　　单位：次/分

年龄组（岁）	男			女		
	合计	乡村	城镇	合计	乡村	城镇
3	102.4	103.5	101.2	104.6	104.7	104.5
4	102.4	101.7	103.0	102.2	101.3	103.2
5	99.0	99.5	98.6	100.5	100.5	100.6
6	99.3	98.5	100.1	99.9	99.8	100.1
合计	100.8	100.8	100.7	101.9	101.6	102.1

3. 身体素质

（1）速度、灵敏素质

15米绕障碍跑和双脚连续跳反映幼儿速度和灵敏素质。

男女幼儿15米绕障碍跑平均数分别为7.3秒、7.5秒，双脚连续跳的平均数分别为6.8秒、6.9秒。变化范围，15米绕障碍跑男幼儿为6.6~8.1秒，女幼儿为6.7~8.9秒；双脚连续跳男幼儿为5.8~7.8秒，女幼儿为5.8~8.3秒。除6岁组女幼儿外，各年龄组15米绕障碍跑平均数随年龄增长而减小；男女幼儿双脚连续跳平均数均随年龄增长而降低。幼儿的速度和灵敏素质随年龄增长而提高。幼儿15米绕障碍跑平均数均表现为城镇大于乡村；除4岁组男幼儿、6岁组男幼儿和3岁组女幼儿外，幼儿双脚连续跳平均数均表现为城镇小于乡村（表12、表13）。

表12　金华市幼儿15米绕障碍跑平均数　　　　　　　　　　　　单位：秒

年龄组（岁）	男			女		
	合计	乡村	城镇	合计	乡村	城镇
3	8.1	7.3	8.9	8.9	7.9	9.9
4	7.9	6.8	9.0	7.7	6.8	8.7
5	6.7	6.4	7.0	6.7	6.1	7.2
6	6.6	5.9	7.1	6.8	6.1	7.4
合计	7.3	6.6	8.0	7.5	6.8	8.3

表13　金华市幼儿双脚连续跳平均数　　　　　　　　　　　　单位：秒

年龄组（岁）	男			女		
	合计	乡村	城镇	合计	乡村	城镇
3	7.8	7.9	7.8	8.3	7.7	9.0
4	7.4	7.3	7.4	7.2	7.7	6.6
5	6.2	6.5	5.8	6.1	6.2	6.0
6	5.8	5.6	6.0	5.8	5.9	5.7
合计	6.8	6.9	6.7	6.9	6.9	6.8

（2）力量素质

握力和立定跳远反映幼儿的力量素质。

男女幼儿握力平均数分别为7.3千克、6.8千克，立定跳远平均数分别为81.8厘米、78.7厘米。变化范围，握力男幼儿为6.3~8.8千克，女幼儿为6.0~8.2千克；立定跳远男幼儿为65.7~99.5厘米，女幼儿为62.9~94.3厘米。各年龄组握力和立定跳远平均数均随年龄增长而增大，表明幼儿力量素质随年龄增长而提高。无论是握力还是立定跳远项目，男幼儿各年龄组指标平均数均大于同龄女幼儿。除5岁组男幼儿外，幼儿握力平均数均表现为城镇小于乡村；除6岁组男幼儿、4岁组女幼儿外，幼儿立定跳远平均数均表现为城镇大于乡村（表14、表15）。

表14　金华市幼儿握力平均数　　　　　　　　　　　　　　单位：千克

年龄组（岁）	男			女		
	合计	乡村	城镇	合计	乡村	城镇
3	6.3	6.9	5.6	6.0	6.5	5.5
4	6.4	6.5	6.2	6.1	6.4	5.9
5	7.8	7.4	8.2	6.8	7.1	6.6
6	8.8	9.2	8.3	8.2	8.6	7.7
合计	7.3	7.5	7.1	6.8	7.1	6.4

表15　金华市幼儿立定跳远平均数　　　　　　　　　　　　单位：厘米

年龄组（岁）	男			女		
	合计	乡村	城镇	合计	乡村	城镇
3	65.7	62.2	69.5	62.9	62.1	63.6
4	74.5	70.6	78.4	72.6	72.8	72.4
5	88.2	79.7	96.7	87.1	82.3	91.7
6	99.5	99.7	99.3	94.3	91.7	97.2
合计	81.8	77.5	86.2	78.7	76.9	80.6

（3）柔韧素质

坐位体前屈反映幼儿的柔韧素质。

男女幼儿坐位体前屈平均数分别为12.2厘米、12.8厘米。变化范围，男幼儿为11.5~12.5厘米，呈随年龄增大而下降的趋势；女幼儿为12.1~13.3厘米，呈随年龄增大先上升后下降的趋势。除3岁组幼儿外，女幼儿各年龄组坐位体前屈平均数均大于同龄男幼儿。除5岁组男幼儿外，幼儿坐位体前屈平均数均表现为城镇大于乡村（表16）。

表16　金华市幼儿坐位体前屈平均数　　　　　　　　　　　单位：厘米

年龄组（岁）	男			女		
	合计	乡村	城镇	合计	乡村	城镇
3	12.5	11.5	13.4	12.1	11.3	12.9
4	12.3	11.0	13.6	13.0	12.9	13.2
5	12.3	12.3	12.3	13.3	12.1	14.5
6	11.5	10.7	12.4	12.8	11.9	13.7
合计	12.2	11.4	13.0	12.8	12.0	13.5

（4）平衡能力

走平衡木反映幼儿的平衡能力。

男女幼儿走平衡木平均数分别为5.2秒、5.4秒，随年龄增长呈减小趋势，表明平衡能力随年龄增长而提高。变化范围，男幼儿为4.5~5.8秒，女幼儿为4.6~6.3秒。除5岁组幼儿外，幼儿走平衡木平均数均表现为城镇小于等于乡村（表17）。

表17 金华市幼儿走平衡木平均数　　　　单位：秒

年龄组（岁）	男			女		
	合计	乡村	城镇	合计	乡村	城镇
3	5.8	5.9	5.6	6.3	7.0	5.7
4	5.3	5.6	5.1	5.4	5.5	5.4
5	5.3	5.1	5.4	5.2	4.8	5.5
6	4.5	4.5	4.5	4.6	4.8	4.6
合计	5.2	5.3	5.1	5.4	5.6	5.3

（二）成年人（20~59岁）

1.身体形态

（1）身高

男女成年人身高平均数分别为169.7厘米、157.7厘米。除35~39岁、55~59岁年龄组，男女成年人身高平均数随年龄增加而减小。变化范围，男性为166.4~172.6厘米，女性为156.3~160.4厘米。男性各年龄组身高平均数均大于同龄女性。除50~54岁、55~59岁年龄组，男性身高平均数均为农民最大；女性身高平均数在三类人群中差异不大，城镇非体力劳动者的身高平均数在一半的年龄组中最高（表18）。

表18 金华市成年人身高平均数　　　　单位：厘米

年龄组（岁）	男				女			
	合计	农民	城镇体力	城镇非体力	合计	农民	城镇体力	城镇非体力
20~24	172.6	174.6	170.6	172.6	160.4	163.4	159.7	158.2
25~29	172.1	172.8	171.5	171.9	158.9	159.2	157.8	159.6
30~34	170.3	172.1	169.0	170.0	157.6	157.3	156.8	158.8
35~39	170.6	173.0	169.5	169.4	158.5	158.9	158.2	158.2
40~44	170.1	171.5	169.4	169.4	157.0	157.3	156.7	156.8
45~49	168.4	169.3	168.1	167.8	156.6	156.0	156.0	157.7
50~54	167.3	167.0	167.2	167.7	156.3	155.2	157.2	156.5
55~59	166.4	165.0	166.1	168.1	156.5	156.0	156.3	157.3
合计	169.7	170.7	168.9	169.6	157.7	157.9	157.3	157.9

（2）体重与BMI

男女成年人体重平均数分别为71.8千克、57.4千克，随年龄增长呈波动变化。男性各年龄组体重平均数变化范围为68.6~73.8千克，在35~39岁年龄组达到最大值；女性各年龄组体重平均数变化范围为53.4~59.6千克，在55~59岁年龄组达到最大值。男性各年龄组体重平均数均大于同龄女性。除20~24岁、30~34岁、45~49岁、50~54岁年龄组，男性体重平均数表现为城镇非体力劳动者大于农民和城镇体力劳动者（表19）。

表19 金华市成年人体重平均数　　　　单位：千克

年龄组（岁）	男				女			
	合计	农民	城镇体力	城镇非体力	合计	农民	城镇体力	城镇非体力
20~24	71.4	74.7	67.8	71.4	53.4	53.1	53.9	53.1
25~29	72.4	72.0	71.7	73.5	55.3	56.2	52.1	57.4
30~34	72.8	72.9	72.9	72.5	57.1	56.7	57.1	57.4
35~39	73.8	73.5	72.7	75.4	57.6	58.0	56.7	58.0
40~44	72.5	71.6	71.7	74.2	58.7	59.3	58.6	58.0
45~49	71.9	71.3	72.7	71.8	58.9	59.3	60.3	57.1

续表

年龄组（岁）	男				女			
	合计	农民	城镇体力	城镇非体力	合计	农民	城镇体力	城镇非体力
50~54	68.6	67.9	69.0	68.8	58.9	60.2	59.4	56.9
55~59	70.8	67.9	71.4	73.2	59.6	59.2	59.3	60.5
合计	71.8	71.5	71.3	72.6	57.4	57.8	57.2	57.3

男女成年人BMI［体重（千克）/身高²（米²）］平均数分别为24.9千克/米²、23.1千克/米²。除40~44岁、45~49岁、50~54岁年龄组，男性各年龄组BMI平均数随年龄增长而增大，变化范围为23.9~25.6千克/米²，在55~59岁年龄组达到最大值；除35~39岁年龄组，女性各年龄组BMI平均数随年龄增长而增大，变化范围为20.8~24.3千克/米²，在55~59岁年龄组达到最大值。男性各年龄组BMI平均数均高于同龄女性。男性BMI平均数表现为35~39岁城镇非体力劳动者最大，为26.3千克/米²；20~24岁城镇体力劳动者最小，为23.3千克/米²。女性BMI平均数表现为50~54岁农民最大，为25.0千克/米²；20~24岁农民最小，为19.9千克/米²（表20）。

表20 金华市成年人BMI平均数 单位：千克/米²

年龄组（岁）	男				女			
	合计	农民	城镇体力	城镇非体力	合计	农民	城镇体力	城镇非体力
20~24	23.9	24.5	23.3	23.9	20.8	19.9	21.1	21.2
25~29	24.4	24.0	24.3	24.8	21.9	22.2	21.0	22.5
30~34	25.1	24.6	25.5	25.1	23.0	22.9	23.2	22.7
35~39	25.4	24.5	25.3	26.3	22.9	23.0	22.6	23.2
40~44	25.1	24.4	25.0	25.8	23.8	24.0	23.9	23.6
45~49	25.3	24.9	25.7	25.4	24.0	24.4	24.8	22.9
50~54	24.5	24.3	24.6	24.5	24.1	25.0	24.0	23.2
55~59	25.6	24.9	25.8	25.9	24.3	24.3	24.3	24.4
合计	24.9	24.5	25.0	25.2	23.1	23.3	23.1	23.0

（3）腰围

男女成年人腰围平均数分别为85.7厘米、75.9厘米。除40~44岁、50~54岁年龄组外，男性各年龄组腰围平均数随年龄增长而增大，变化范围为81.4~88.8厘米，在55~59岁年龄组达到最大值；女性各年龄组腰围平均数随年龄增长而增大，变化范围为68.6~82.1厘米，在55~59岁达到最大值。男性各年龄组腰围平均数均大于同龄女性。除30~34岁、45~49岁、50~54岁年龄组，男性腰围平均数表现为城镇非体力劳动者最大（表21）。

表21 金华市成年人腰围平均数 单位：厘米

年龄组（岁）	男				女			
	合计	农民	城镇体力	城镇非体力	合计	农民	城镇体力	城镇非体力
20~24	81.4	81.3	80.4	82.4	68.6	68.5	69.1	68.3
25~29	83.6	82.6	82.5	85.8	71.4	71.2	70.0	72.9
30~34	85.4	84.7	86.2	85.3	74.6	73.3	75.8	74.8
35~39	86.0	86.2	84.8	87.3	75.4	76.9	74.5	74.7
40~44	85.8	83.0	86.7	87.9	76.7	77.5	77.5	75.0
45~49	87.7	86.2	89.1	87.7	78.4	79.5	80.4	75.5
50~54	86.8	85.5	87.6	87.3	79.6	82.2	80.1	76.3
55~59	88.8	87.2	89.0	90.4	82.1	82.4	82.4	81.5
合计	85.7	84.5	85.8	86.8	75.9	76.5	76.3	74.9

（4）臀围

男女成年人臀围平均数分别为95.9厘米、91.7厘米，男性随年龄增长呈波动变化，女性随年龄增长而增大。变化范围，男性为95.0~96.5厘米，女性为88.8~93.3厘米。男性各年龄组臀围平均数均大于同龄女性。男性臀围平均数表现为40~44岁城镇非体力劳动者最大，为97.8厘米，25~29岁农民最小，为94.0厘米；女性臀围平均数表现为50~54岁农民最大，为94.3厘米，20~24岁城镇体力劳动者最小，为88.0厘米（表22）。

表22　金华市成年人臀围平均数　　　　　　　　　　　　　　　　单位：厘米

年龄组（岁）	男				女			
	合计	农民	城镇体力	城镇非体力	合计	农民	城镇体力	城镇非体力
20~24	96.1	96.4	95.3	96.7	88.8	88.7	88.0	89.7
25~29	96.0	94.0	96.4	97.6	90.1	89.2	88.4	92.6
30~34	96.5	95.5	96.7	97.3	91.4	90.1	91.5	92.6
35~39	96.0	96.9	94.2	97.0	91.7	92.0	91.2	91.8
40~44	96.2	94.1	96.8	97.8	92.7	92.5	92.8	92.6
45~49	95.4	94.2	95.9	96.1	92.8	92.7	93.8	91.9
50~54	95.0	94.2	95.0	95.7	93.0	94.3	93.1	91.5
55~59	95.7	94.1	96.5	96.4	93.3	92.7	93.4	93.6
合计	95.9	94.9	95.8	96.8	91.7	91.6	91.6	92.0

（5）腰臀比

男女成年人腰臀比平均数分别为0.89、0.83，除40~44岁、50~54岁男性外，随年龄增长而增大。变化范围，男性为0.85~0.93，女性为0.77~0.88。男性各年龄组腰臀比平均数均大于同龄女性，男性腰臀比平均数在三类人群中差距不大，女性城镇非体力劳动者腰臀比平均数在多数年龄组中较小（表23）。

表23　金华市成年人腰臀比平均数

年龄组（岁）	男				女			
	合计	农民	城镇体力	城镇非体力	合计	农民	城镇体力	城镇非体力
20~24	0.85	0.84	0.84	0.85	0.77	0.77	0.78	0.76
25~29	0.87	0.88	0.86	0.88	0.79	0.80	0.79	0.79
30~34	0.88	0.89	0.89	0.88	0.81	0.81	0.83	0.81
35~39	0.90	0.89	0.90	0.90	0.82	0.83	0.82	0.81
40~44	0.89	0.88	0.90	0.90	0.83	0.84	0.83	0.81
45~49	0.92	0.91	0.93	0.91	0.84	0.86	0.86	0.82
50~54	0.91	0.91	0.92	0.91	0.86	0.87	0.86	0.83
55~59	0.93	0.93	0.92	0.94	0.88	0.89	0.88	0.87
合计	0.89	0.89	0.90	0.89	0.83	0.83	0.83	0.81

（6）体脂率

男女成年人体脂率平均数分别为23.3%、28.9%。男性各年龄组体脂率平均数随年龄增长呈波动变化，变化范围为21.2%~24.7%；除35~39岁外，女性各年龄组体脂率平均数随年龄增加而增大，变化范围为23.6%~32.0%。女性各年龄组体脂率平均数均大于同龄男性。男性体脂率平均数表现为35~39岁城镇非体力劳动者最大，为25.9%，20~24岁城镇体力劳动者最小，为20.9%；女性体脂率平均数表现为55~59岁城镇体力劳动者最大，为32.2%，20~24岁农民最小，为20.5%（表24）。

表24　金华市成年人体脂率平均数　　　　　　　　　　　　　　　　单位：%

年龄组（岁）	男				女			
	合计	农民	城镇体力	城镇非体力	合计	农民	城镇体力	城镇非体力
20~24	21.2	21.6	20.9	21.0	23.6	20.5	24.8	25.4
25~29	22.3	21.5	22.5	23.1	25.5	24.4	24.4	27.8
30~34	24.3	23.7	25.3	23.9	28.6	28.6	28.6	28.6

续表

年龄组	男				女			
（岁）	合计	农民	城镇体力	城镇非体力	合计	农民	城镇体力	城镇非体力
35~39	23.7	21.3	23.7	25.9	28.4	28.3	27.9	29.0
40~44	23.2	21.1	23.8	24.7	30.2	29.9	30.6	30.2
45~49	24.2	23.4	24.7	24.3	30.8	30.0	32.0	29.5
50~54	22.9	22.0	23.6	23.0	31.4	32.0	32.1	30.0
55~59	24.7	23.4	25.5	25.2	32.0	31.8	32.2	32.1
合计	23.3	22.2	23.8	23.9	28.9	28.4	29.1	29.1

2.身体机能

（1）安静脉搏

男女成年人安静脉搏的平均数分别为83.4次/分、83.1次/分，男性随年龄增长而呈波动变化，女性随年龄增长呈减小趋势。变化范围，男性为79.3~87.3次/分，女性为78.8~87.6次/分。除25~29岁、35~39岁、40~44岁、45~49岁、50~54岁年龄组外，男性安静脉搏平均数表现为城镇体力劳动者最大；除20~24岁、30~34岁、35~39岁、40~44岁、55~59岁年龄组外，女性安静脉搏平均数表现为农民最大（表25）。

表25　金华市成年人安静脉搏平均数　　　　　　　　　　　　　　　　　　单位：次/分

年龄组	男				女			
（岁）	合计	农民	城镇体力	城镇非体力	合计	农民	城镇体力	城镇非体力
20~24	86.2	83.5	88.0	87.5	87.5	82.5	90.3	90.1
25~29	87.3	86.3	87.1	88.7	87.6	88.4	87.5	86.8
30~34	83.4	81.7	86.5	82.2	84.4	84.2	85.0	84.0
35~39	82.3	81.6	81.2	84.2	83.9	83.3	84.3	84.1
40~44	86.5	91.5	84.0	83.6	82.0	82.3	81.3	82.4
45~49	79.3	76.6	80.3	81.1	81.2	82.3	80.2	81.0
50~54	82.2	80.7	81.3	84.9	80.0	82.0	78.1	79.7
55~59	79.6	79.2	80.8	78.7	78.8	78.8	77.7	79.9
合计	83.4	82.6	83.6	83.9	83.1	82.9	83.0	83.5

（2）血压

男女成年人收缩压平均数分别为132.5毫米汞柱、125.5毫米汞柱，舒张压平均数分别为82.0毫米汞柱、75.9毫米汞柱。除35~39岁年龄组外，男性各年龄组收缩压平均数随年龄增长而增大，变化范围为127.2~142.8毫米汞柱；除30~34岁年龄组外，女性各年龄组收缩压平均数随年龄增长而增大，变化范围为119.6~134.3毫米汞柱。除40~44岁、50~54岁年龄组外，男性各年龄组舒张压平均数随年龄增加而增大，变化范围为72.6~89.2毫米汞柱；除50~54岁年龄组外，女性各年龄组舒张压平均数随年龄增加而增大，变化范围为71.7~80.6毫米汞柱。男性各年龄组收缩压和舒张压平均数均大于同龄女性。男性城镇非体力劳动者的收缩压平均数在3个年龄组中最大，女性城镇体力劳动者的收缩压平均数在5个年龄组中最大。男性农民和城镇体力劳动者的舒张压平均数在多数年龄组中最小，女性舒张压平均数在三类人群中差距不大，其中城镇体力劳动者的舒张压平均数在一半年龄组中最大（表26、表27）。

表26　金华市成年人收缩压平均数　　　　　　　　　　　　　　　　　　单位：毫米汞柱

年龄组	男				女			
（岁）	合计	农民	城镇体力	城镇非体力	合计	农民	城镇体力	城镇非体力
20~24	127.2	126.2	126.0	129.4	119.6	118.5	121.0	119.6
25~29	129.1	130.0	126.6	130.5	121.3	123.4	118.7	121.7
30~34	131.3	132.8	132.5	128.7	120.6	120.2	122.0	119.5
35~39	129.5	128.2	128.7	131.6	122.9	120.6	124.1	124.1

年龄组	男				女			
（岁）	合计	农民	城镇体力	城镇非体力	合计	农民	城镇体力	城镇非体力
40~44	131.8	131.5	132.1	131.8	125.1	123.8	127.1	124.5
45~49	134.0	131.3	136.0	134.7	129.2	128.9	129.9	128.7
50~54	134.4	135.8	132.6	134.6	131.1	133.0	128.9	131.3
55~59	142.8	143.7	141.7	143.0	134.3	137.5	134.3	130.2
合计	132.5	132.4	132.0	132.9	125.5	125.9	125.8	124.9

表27 金华市成年人舒张压平均数 单位：毫米汞柱

年龄组	男				女			
（岁）	合计	农民	城镇体力	城镇非体力	合计	农民	城镇体力	城镇非体力
20~24	72.6	71.0	72.2	74.6	71.7	68.6	73.6	73.2
25~29	77.7	79.4	76.1	77.3	72.2	72.6	72.1	71.8
30~34	81.1	81.1	83.5	78.6	72.8	72.7	74.6	71.1
35~39	81.5	78.1	83.7	82.7	75.4	72.8	78.4	74.9
40~44	81.2	78.5	82.3	83.1	76.0	75.8	76.3	76.1
45~49	87.1	86.7	86.3	88.4	79.3	80.4	78.8	78.6
50~54	85.9	86.9	85.5	85.2	79.2	79.4	77.1	81.2
55~59	89.2	89.9	87.7	90.0	80.6	82.7	79.9	78.7
合计	82.0	81.4	82.2	82.4	75.9	75.7	76.4	75.7

（3）肺活量

男女成年人肺活量的平均数分别为3516.2毫升、2794.0毫升。男性成年人肺活量平均数随年龄增长而下降，变化范围为3235.0~3889.4毫升；女性成年人肺活量平均数随年龄增长而呈波动变化，范围为2641.3~2951.2毫升。男性各年龄组肺活量平均数均大于同龄女性。除20~24岁、50~54岁、55~59岁年龄组外，男性肺活量平均数表现为城镇非体力劳动者最大；除20~24岁、25~29岁、40~44岁、45~49岁、50~54岁年龄组外，女性肺活量平均数表现为城镇非体力劳动者最大（表28）。

表28 金华市成年人肺活量平均数 单位：毫升

年龄组	男				女			
（岁）	合计	农民	城镇体力	城镇非体力	合计	农民	城镇体力	城镇非体力
20~24	3889.4	3980.3	3788.8	3895.5	2882.8	3014.1	2685.0	2949.3
25~29	3770.4	3616.4	3809.2	3895.5	2951.2	3088.0	2694.3	3068.5
30~34	3696.7	3618.2	3656.3	3816.5	2896.7	2874.0	2815.5	3003.9
35~39	3547.7	3507.3	3529.9	3607.1	2761.3	2709.7	2676.1	2900.0
40~44	3408.2	3270.5	3425.6	3531.0	2748.4	2556.2	2847.4	2845.1
45~49	3322.9	3208.7	3287.9	3474.0	2797.9	2751.6	2881.3	2764.6
50~54	3253.0	3086.6	3438.8	3230.3	2641.3	2578.7	2704.1	2643.7
55~59	3235.0	3148.3	3327.5	3229.0	2682.9	2664.4	2650.9	2735.2
合计	3516.2	3434.5	3530.5	3585.8	2794.0	2775.7	2744.9	2862.3

3.身体素质

（1）力量素质

握力主要反映受试者前臂及手部肌肉的最大力量，从一个侧面反映受试者的最大肌力。

男女成年人握力平均数分别为44.1千克、27.8千克，随年龄增长而呈波动变化。变化范围，男性为42.7~45.3千克，女性为26.9~28.6千克。男性各年龄组握力平均数明显大于同龄女性。男性握力平均数在一半年龄组中为城镇体力劳动者较大；除20~24岁、25~29岁、55~59岁年龄组，女性握力平均数表现为城镇体力劳动者最大（表29）。

表29　金华市成年人握力平均数　　　　　　　　　　　　　　　　　单位：千克

年龄组（岁）	男				女			
	合计	农民	城镇体力	城镇非体力	合计	农民	城镇体力	城镇非体力
20~24	45.3	47.4	43.0	45.3	27.0	28.3	26.8	25.9
25~29	43.2	42.3	44.5	42.7	26.9	28.3	26.0	26.6
30~34	45.0	44.9	45.7	44.3	27.1	26.5	27.6	27.2
35~39	45.3	44.7	46.1	45.0	28.0	27.2	28.7	28.2
40~44	44.2	41.4	45.5	45.6	28.2	27.8	28.7	28.1
45~49	44.6	44.3	45.0	44.4	28.6	28.1	30.0	27.7
50~54	42.7	41.8	42.6	43.6	28.0	27.1	28.7	28.3
55~59	42.8	40.7	42.9	45.0	28.1	27.9	27.9	28.5
合计	44.1	43.4	44.4	44.5	27.8	27.6	28.1	27.6

背力反映的是受试者腰背部伸展动作的最大肌力，从一个侧面反映受试者的最大肌力。

男女成年人背力平均数分别为111.8千克、62.8千克。男女性背力平均数随着年龄增长而波动变化。变化范围，男性为106.0~115.8千克，女性为60.5~66.1千克。男性各年龄组背力平均数均大于同龄女性。除25~29岁、30~34岁、35~39岁、45~49岁年龄组，男性背力平均数表现为城镇非体力劳动者最大；除30~34岁、35~39岁、45~49岁、55~59岁年龄组，女性背力平均数表现为农民最大（表30）。

表30　金华市成年人背力平均数　　　　　　　　　　　　　　　　　单位：千克

年龄组（岁）	男				女			
	合计	农民	城镇体力	城镇非体力	合计	农民	城镇体力	城镇非体力
20~24	112.7	109.5	106.7	121.9	61.7	67.0	58.4	59.8
25~29	111.7	112.8	111.9	110.5	60.5	65.3	58.5	57.7
30~34	111.6	111.6	112.1	111.1	62.1	58.6	64.2	63.6
35~39	115.8	118.6	114.5	114.3	62.5	63.0	60.6	63.9
40~44	112.5	109.4	111.9	116.2	62.1	63.6	59.9	62.9
45~49	114.1	113.9	115.5	113.0	66.1	68.5	69.6	60.5
50~54	110.3	109.8	106.0	115.1	64.7	66.3	64.7	62.9
55~59	106.0	103.1	105.4	109.5	62.3	59.9	62.8	64.4
合计	111.8	111.1	110.6	113.9	62.8	64.0	62.4	61.9

纵跳主要反映受试者的下肢爆发力和全身协调用力的能力，从一个侧面反映受试者力量素质。

男女成年人纵跳平均数分别为34.8厘米、23.3厘米，随着年龄的增长而减小。变化范围，男性为26.9~43.0厘米，女性为19.8~28.0厘米。男性各年龄组纵跳平均数均大于同龄女性。除20~24岁、25~29岁、30~34岁、35~39岁年龄组，女性纵跳平均数表现为城镇体力劳动者最大（表31）。

表31　金华市成年人纵跳平均数　　　　　　　　　　　　　　　　　单位：厘米

年龄组（岁）	男				女			
	合计	农民	城镇体力	城镇非体力	合计	农民	城镇体力	城镇非体力
20~24	43.0	42.8	42.4	43.8	28.0	30.5	26.5	27.0
25~29	39.4	38.6	40.3	39.3	26.0	27.4	26.0	24.5
30~34	36.9	36.4	36.2	38.2	24.2	24.0	24.1	24.6
35~39	36.9	37.7	36.7	36.4	23.9	24.4	23.2	24.3
40~44	34.3	35.4	33.4	34.2	21.9	21.1	22.3	22.3
45~49	31.9	32.1	32.7	30.8	21.6	19.9	23.1	21.8

年龄组 （岁）	男				女			
	合计	农民	城镇体力	城镇非体力	合计	农民	城镇体力	城镇非体力
50~54	29.0	28.9	29.5	28.5	21.0	20.3	21.8	20.8
55~59	26.9	25.7	27.9	27.1	19.8	19.7	19.9	19.7
合计	34.8	34.7	34.9	34.8	23.3	23.3	23.4	23.1

1分钟仰卧起坐和俯卧撑（男）/跪卧撑（女）反映的是受试者的肌肉耐力，从一个侧面反映人体的力量素质。

男女成年人1分钟仰卧起坐平均数分别为27.4次、23.8次。除45~49岁女性年龄组，男女成年人1分钟仰卧起坐平均数随年龄增加而减少。变化范围，男性为21.6~34.9次，女性为20.0~29.1次。男性各年龄组1分钟仰卧起坐平均数均大于同龄女性。除少数年龄组外，男女成年人1分钟仰卧起坐平均数表现为城镇非体力劳动者最大（表32）。

表32　金华市成年人1分钟仰卧起坐平均数　　　　　　　　　　单位：次

年龄组 （岁）	男				女			
	合计	农民	城镇体力	城镇非体力	合计	农民	城镇体力	城镇非体力
20~24	34.9	34.5	32.6	37.7	29.1	28.4	27.9	31.0
25~29	31.2	28.7	33.2	31.9	25.5	25.5	24.6	26.4
30~34	28.8	27.9	26.9	31.5	24.9	25.0	24.8	25.1
35~39	28.4	28.0	27.2	30.1	24.2	23.8	22.5	26.4
40~44	26.4	25.4	25.8	28.0	22.6	21.3	21.9	24.8
45~49	25.1	24.9	25.0	25.5	23.3	22.4	24.3	23.3
50~54	22.6	23.2	21.5	23.1	21.1	21.4	20.8	21.2
55~59	21.6	20.6	22.6	21.6	20.0	19.8	18.9	21.3
合计	27.4	26.7	26.9	28.7	23.8	23.4	23.2	25.0

男女成年人俯卧撑（男）/跪卧撑（女）平均数分别为30.3次、29.2次，除55~59岁年龄组，男性成年人俯卧撑平均数随年龄增加而减少，变化范围为26.8~35.3次；女性成年人跪卧撑平均数随年龄增加而波动变化，变化范围为27.7~30.6次。除35~39岁、45~49岁、50~54岁、55~59岁年龄组，男性各年龄组俯卧撑平均数大于女性跪卧撑平均数。除25~29岁、45~49岁年龄组，男性俯卧撑平均数表现为城镇非体力劳动者最大；除20~24岁、25~29岁、40~44岁年龄组，女性跪卧撑平均数表现为农民最大（表33）。

表33　金华市成年人俯卧撑（男）/跪卧撑（女）平均数　　　　　　单位：次

年龄组 （岁）	男				女			
	合计	农民	城镇体力	城镇非体力	合计	农民	城镇体力	城镇非体力
20~24	35.3	33.1	35.6	37.1	28.0	25.8	27.8	30.4
25~29	33.4	33.2	34.8	32.4	29.5	28.7	29.3	30.5
30~34	31.1	31.2	29.7	32.5	30.1	31.3	29.2	29.7
35~39	30.3	30.4	28.5	32.1	30.6	31.6	30.0	30.2
40~44	29.6	30.1	27.2	31.4	29.0	28.8	28.5	29.5
45~49	28.4	29.4	28.5	27.4	30.3	31.0	29.4	30.5
50~54	26.8	27.7	24.8	27.8	28.6	29.9	28.0	27.9
55~59	27.2	26.1	27.8	27.8	27.7	28.2	27.1	27.7
合计	30.3	30.2	29.6	31.1	29.2	29.4	28.7	29.5

（2）柔韧素质

坐位体前屈反映的是受试者的柔韧素质。

男女成年人坐位体前屈平均数分别为8.9厘米、11.7厘米，随年龄增长呈波动变化。变化范围，男性为

8.0~10.8厘米，女性为10.7~12.9厘米。女性各年龄组坐位体前屈平均数大于同龄男性。除20~24岁、25~29岁、35~39岁、40~44岁年龄组外，男性成年人坐位体前屈平均数表现为农民最大（表34）。

表34　金华市成年人坐位体前屈平均数　　　　　　　　　　　　　　单位：厘米

年龄组（岁）	男				女			
	合计	农民	城镇体力	城镇非体力	合计	农民	城镇体力	城镇非体力
20~24	10.8	9.9	10.9	11.7	12.9	10.9	12.5	15.3
25~29	8.9	8.4	9.9	8.4	12.6	11.4	13.2	13.2
30~34	9.2	9.6	8.9	9.1	11.8	12.0	11.5	11.9
35~39	8.8	7.0	8.6	10.6	11.5	10.1	12.1	12.4
40~44	8.5	7.6	9.1	8.9	10.7	10.8	10.6	10.7
45~49	8.3	9.0	8.0	7.9	11.1	11.5	10.5	11.3
50~54	8.0	9.2	7.7	7.2	11.2	12.1	10.3	11.0
55~59	8.8	9.3	9.1	7.9	11.6	10.7	12.2	12.0
合计	8.9	8.8	9.0	8.9	11.7	11.2	11.6	12.2

（3）平衡能力

闭眼单脚站立反映的是受试者的平衡能力。

男女成年人闭眼单脚站立平均数均为36.9秒，整体呈随年龄增长而减少的趋势。变化范围，男性为28.5~48.8秒，女性为27.8~42.2秒。除20~24岁、25~29岁、55~59岁年龄组外，女性成年人各年龄组闭眼单脚站立平均数均大于同龄男性。除25~29岁、30~34岁、35~39岁年龄组，男性成年人闭眼单脚站立平均数表现为城镇非体力劳动者最大；除30~34岁、35~39岁、50~54岁年龄组，女性成年人闭眼单脚站立平均数表现为城镇非体力劳动者最大（表35）。

表35　金华市成年人闭眼单脚站立平均数　　　　　　　　　　　　　　单位：秒

年龄组（岁）	男				女			
	合计	农民	城镇体力	城镇非体力	合计	农民	城镇体力	城镇非体力
20~24	48.8	42.8	51.4	52.7	42.0	29.9	46.8	49.2
25~29	43.3	37.7	46.5	46.2	40.6	31.1	44.5	46.6
30~34	37.7	30.9	42.3	39.8	42.2	37.9	45.0	43.9
35~39	38.9	33.1	41.8	41.7	39.4	40.2	39.3	38.7
40~44	32.3	25.1	35.6	36.4	37.1	31.5	33.5	46.6
45~49	33.0	29.6	30.8	38.8	34.0	28.4	35.3	38.4
50~54	32.5	29.5	31.7	36.3	32.7	28.9	34.9	34.7
55~59	28.5	26.4	29.3	29.8	27.8	24.9	25.8	32.9
合计	36.9	32.0	38.6	40.2	36.9	31.5	38.1	41.3

（4）反应能力

选择反应时反映的是受试者的反应能力。

男女成年人选择反应时平均数分别为0.56秒、0.58秒。变化范围，男性为0.54~0.58秒，女性为0.55~0.60秒。男性成年人各年龄组选择反应时平均数均小于等于同龄女性。男性反应能力表现为农民最好；女性反应能力表现为农民最好（表36）。

表36　金华市成年人选择反应时平均数　　　　　　　　　　　　　　单位：秒

年龄组（岁）	男				女			
	合计	农民	城镇体力	城镇非体力	合计	农民	城镇体力	城镇非体力
20~24	0.55	0.53	0.55	0.56	0.55	0.50	0.57	0.59
25~29	0.55	0.53	0.56	0.55	0.59	0.56	0.59	0.61
30~34	0.55	0.52	0.55	0.58	0.58	0.56	0.59	0.59

续表

年龄组（岁）	男				女			
	合计	农民	城镇体力	城镇非体力	合计	农民	城镇体力	城镇非体力
35~39	0.54	0.52	0.56	0.55	0.57	0.54	0.58	0.59
40~44	0.56	0.55	0.56	0.56	0.60	0.58	0.60	0.62
45~49	0.58	0.57	0.59	0.59	0.60	0.58	0.60	0.61
50~54	0.58	0.55	0.59	0.61	0.58	0.55	0.60	0.60
55~59	0.57	0.56	0.56	0.60	0.58	0.55	0.61	0.57
合计	0.56	0.54	0.56	0.58	0.58	0.55	0.59	0.60

（三）老年人（60~79岁）

1.身体形态

（1）身高

男女老年人身高平均数分别为164.8厘米、153.4厘米，随年龄增长而波动变化。变化范围，男性为163.7~166.1厘米，女性为151.7~154.6厘米。男性各年龄组身高平均数均大于同龄女性。在男性60~64岁、75~79岁年龄组和女性65~69岁、70~74岁、75~79岁年龄组，身高平均数表现为城镇大于等于乡村（表37）。

表37　金华市老年人身高平均数　　　　　　　　　　单位：厘米

年龄组（岁）	男			女		
	合计	乡村	城镇	合计	乡村	城镇
60~64	166.1	165.4	166.8	154.5	155.1	153.9
65~69	164.3	164.6	164.1	153.1	152.8	153.3
70~74	163.7	164.1	163.2	151.7	151.7	151.7
75~79	165.1	163.7	166.6	154.6	152.1	157.1
合计	164.8	164.4	165.2	153.4	152.9	153.9

（2）体重与BMI

男女老年人体重平均数分别为67.6千克、57.3千克，除70~74岁年龄组外，随年龄增长而减小。变化范围，男性为66.0~69.7千克，女性为56.2~59.1千克。男性各年龄组体重平均数均大于同龄女性。除60~64岁、65~69岁年龄组，男性体重平均数均表现为城镇大于乡村；除60~64岁、70~74岁年龄组，女性体重平均数表现为乡村小于城镇（表38）。

表38　金华市老年人体重平均数　　　　　　　　　　单位：千克

年龄组（岁）	男			女		
	合计	乡村	城镇	合计	乡村	城镇
60~64	69.7	70.3	69.2	59.1	59.7	58.4
65~69	67.0	67.5	66.6	56.9	56.3	57.5
70~74	67.4	67.0	67.9	57.2	57.6	56.8
75~79	66.0	64.9	67.2	56.2	54.7	57.6
合计	67.6	67.4	67.7	57.3	57.1	57.6

男女老年人BMI［体重（千克）/身高^2（米^2）］平均数分别为24.8千克/米^2、24.4千克/米^2。男女性BMI平均数随年龄增长呈波动变化。除70~74岁年龄组，男性BMI平均数表现为城镇小于乡村；除65~69岁年龄组，女性BMI平均数表现为乡村大于城镇（表39）。

表39　金华市老年人BMI平均数　　　　　　　　　　单位：千克/米^2

年龄组（岁）	男			女		
	合计	乡村	城镇	合计	乡村	城镇
60~64	25.3	25.7	24.9	24.7	24.8	24.6

续表

年龄组（岁）	男			女		
	合计	乡村	城镇	合计	乡村	城镇
65~69	24.8	24.9	24.7	24.2	24.1	24.4
70~74	25.1	24.8	25.5	24.9	25.0	24.7
75~79	24.2	24.2	24.1	23.6	23.7	23.4
合计	24.8	24.9	24.8	24.4	24.4	24.3

（3）腰围

男女老年人腰围平均数分别为88.0厘米、83.7厘米。腰围平均数随年龄增长而波动变化。变化范围，男性为87.0~89.3厘米，女性为81.6~85.7厘米。男性各年龄组腰围平均数均大于同龄女性。除60~64岁年龄组，男性腰围平均数表现为城镇大于乡村；除70~74岁年龄组，女性腰围平均数表现为城镇大于乡村（表40）。

表40　金华市老年人腰围平均数　　　　　　　　　　　　　单位：厘米

年龄组（岁）	男			女		
	合计	乡村	城镇	合计	乡村	城镇
60~64	87.9	89.0	86.9	83.6	83.0	84.2
65~69	87.6	87.3	88.0	83.6	82.1	85.0
70~74	89.3	88.1	90.6	85.7	86.6	84.8
75~79	87.0	86.8	87.2	81.6	81.5	81.6
合计	88.0	87.8	88.1	83.7	83.4	84.0

（4）臀围

男女老年人臀围平均数分别为94.4厘米、92.3厘米。臀围平均数随年龄增长而波动变化。变化范围，男性为94.0~94.6厘米，女性为90.8~93.2厘米。男性各年龄组臀围平均数均大于同龄女性。除60~64岁年龄组，男性臀围平均数均表现为乡村小于城镇；女性臀围平均数均表现为城镇大于乡村（表41）。

表41　金华市老年人臀围平均数　　　　　　　　　　　　　单位：厘米

年龄组（岁）	男			女		
	合计	乡村	城镇	合计	乡村	城镇
60~64	94.3	94.8	93.8	93.1	93.0	93.3
65~69	94.0	93.7	94.4	92.1	90.9	93.3
70~74	94.6	93.7	95.5	93.2	92.5	93.9
75~79	94.6	93.6	95.6	90.8	89.9	91.6
合计	94.4	94.0	94.8	92.3	91.6	93.1

（5）腰臀比

男女老年人腰臀比平均数分别为0.93、0.91。整体变化范围不大，男性为0.92~0.94，女性为0.90~0.92。男性各年龄组腰臀比平均数均大于同龄女性（表42）。

表42　金华市老年人腰臀比平均数

年龄组（岁）	男			女		
	合计	乡村	城镇	合计	乡村	城镇
60~64	0.93	0.94	0.92	0.90	0.89	0.90
65~69	0.93	0.93	0.93	0.91	0.90	0.91
70~74	0.94	0.94	0.95	0.92	0.94	0.90
75~79	0.92	0.93	0.91	0.90	0.91	0.89
合计	0.93	0.93	0.93	0.91	0.91	0.90

（6）体脂率

男女老年人体脂率平均数分别为24.3%、32.2%。男性老年人体脂率平均数随年龄增长呈波动变化，女性老年人体脂率平均数随年龄增长而呈波动变化。变化范围，男性老年人为23.7%~24.9%，女性老年人为29.3%~33.6%。女性老年人各年龄组体脂率平均数均大于同龄男性。男性老年人体脂率平均数表现为城镇大于乡村（表43）。

表43　金华市老年人体脂率平均数　　　　　　　　　　单位：%

年龄组（岁）	男			女		
	合计	乡村	城镇	合计	乡村	城镇
60~64	24.3	24.3	24.4	33.1	33.0	33.3
65~69	24.2	24.1	24.3	32.5	32.0	32.9
70~74	24.9	24.8	25.1	33.6	34.1	33.1
75~79	23.7	23.6	23.8	29.3	30.6	28.0
合计	24.3	24.2	24.4	32.2	32.5	31.9

2. 身体机能

（1）安静脉搏

男女老年人安静脉搏平均数分别为79.0次/分、80.1次/分，随年龄增长呈波动变化。变化范围，男性为77.8~81.0次/分，女性为79.2~82.2次/分。除75~79岁年龄组，男性各年龄组安静脉搏平均数小于同龄女性。除60~64岁，男性安静脉搏平均数表现为乡村大于城镇；除60~64岁、70~74岁年龄组，女性安静脉搏平均数均表现为城镇大于乡村（表44）。

表44　金华市老年人安静脉搏平均数　　　　　　　　　　单位：次/分

年龄组（岁）	男			女		
	合计	乡村	城镇	合计	乡村	城镇
60~64	79.0	78.3	79.7	79.5	79.7	79.3
65~69	78.3	79.1	77.5	82.2	81.6	82.8
70~74	77.8	79.9	75.2	79.4	80.5	78.0
75~79	81.0	82.1	79.8	79.2	78.2	80.4
合计	79.0	79.9	78.1	80.1	80.0	80.2

（2）血压

男女老年人收缩压平均数分别为144.7毫米汞柱、140.8毫米汞柱。男女性老年人收缩压平均数随年龄增长而呈波动变化。变化范围，男性为143.1~147.0毫米汞柱，女性为135.9~145.9毫米汞柱。男性各年龄组收缩压平均数均高于同龄女性。

男女老年人舒张压平均数分别为82.7毫米汞柱、78.6毫米汞柱，老年人的舒张压平均数随年龄的增加而下降。变化范围，男性为79.2~87.7毫米汞柱，女性为73.7~80.9毫米汞柱。男性各年龄组舒张压平均数均高于同龄女性（表45、表46）。

表45　金华市老年人收缩压平均数　　　　　　　　　　单位：毫米汞柱

年龄组（岁）	男			女		
	合计	乡村	城镇	合计	乡村	城镇
60~64	144.8	145.8	143.8	138.3	139.2	137.2
65~69	143.1	141.9	144.2	142.9	142.1	143.6
70~74	147.0	145.6	148.9	145.9	146.9	144.7
75~79	143.9	146.9	140.7	135.9	143.5	127.6
合计	144.7	145.1	144.3	140.8	143.0	138.5

表46　金华市老年人舒张压平均数　　　　　　　　单位：毫米汞柱

年龄组（岁）	男			女		
	合计	乡村	城镇	合计	乡村	城镇
60~64	87.7	88.3	87.2	80.9	80.0	82.0
65~69	82.8	81.5	84.0	80.4	81.1	79.8
70~74	81.0	79.0	83.5	78.8	79.1	78.6
75~79	79.2	80.9	77.5	73.7	77.9	69.2
合计	82.7	82.3	83.1	78.6	79.5	77.6

（3）肺活量

男女老年人肺活量平均数分别为2768.9毫升、2354.9毫升，除75~79岁女性老年人年龄组，其他老年人年龄组的肺活量平均数随年龄增长而减小。变化范围，男性为2533.8~2997.3毫升，女性为2201.4~2627.7毫升。男性各年龄组肺活量平均数均大于同龄女性。男女性肺活量平均数表现为城镇小于乡村（表47）。

表47　金华市老年人肺活量平均数　　　　　　　　　　单位：毫升

年龄组（岁）	男			女		
	合计	乡村	城镇	合计	乡村	城镇
60~64	2997.3	3135.0	2865.0	2627.7	2660.4	2592.4
65~69	2915.4	3021.1	2815.8	2330.7	2418.1	2245.0
70~74	2638.6	2733.1	2534.7	2201.4	2311.5	2089.3
75~79	2533.8	2713.2	2354.5	2269.9	2395.5	2144.2
合计	2768.9	2893.5	2644.2	2354.9	2445.8	2262.3

（4）2分钟原地高抬腿

男女老年人2分钟原地高抬腿平均数分别为93.8次、92.7次，除60~64岁男性老年人年龄组，其他老年人年龄组的2分钟原地高抬腿平均数随年龄增长而减少。变化范围，男性为90.0~96.0次，女性为88.3~96.4次。除60~64岁年龄组，女性各年龄组2分钟原地高抬腿平均数均小于同龄男性。除60~64岁女性老年人年龄组，女性2分钟原地高抬腿平均数表现为乡村明显大于城镇（表48）。

表48　金华市老年人2分钟原地高抬腿平均数　　　　　　单位：次

年龄组（岁）	男			女		
	合计	乡村	城镇	合计	乡村	城镇
60~64	94.1	93.2	95.0	96.4	96.2	96.6
65~69	96.0	97.8	94.3	93.9	98.2	89.7
70~74	95.1	96.4	93.6	92.0	96.7	87.2
75~79	90.0	89.8	90.3	88.3	89.1	87.3
合计	93.8	94.3	93.3	92.7	95.1	90.1

3. 身体素质

（1）力量素质

握力主要反映受试者前臂及手部肌肉的最大力量，从一个侧面反映受试者的最大肌力。

男女老年人握力平均数分别为36.6千克、28.4千克。除70~74岁年龄组，男性老年人握力平均数随年龄增长而减小；女性老年人握力平均数随年龄的增长呈波动变化。变化范围，男性为33.7~39.4千克，女性为28.1~28.8千克。男性各年龄组握力平均数均高于同龄女性。除65~69岁年龄组的女性，女性握力平均数表现为乡村大于城镇（表49）。

表49　金华市老年人握力平均数　　　　　　　　　　单位：千克

年龄组（岁）	男			女		
	合计	乡村	城镇	合计	乡村	城镇
60~64	39.4	38.9	39.9	28.2	29.6	26.7

续表

年龄组（岁）	男			女		
	合计	乡村	城镇	合计	乡村	城镇
65～69	36.6	35.9	37.2	28.8	28.5	29.0
70～74	36.9	37.0	36.7	28.1	28.8	27.4
75～79	33.7	35.4	32.0	28.8	28.8	28.7
合计	36.6	36.8	36.5	28.4	28.9	28.0

30秒坐站主要反映受试者的下肢力量，从一个侧面反映受试者力量素质。

男女老年人30秒坐站平均数均为15.4次，随年龄增加呈先增加后减少的趋势。变化范围，男性为14.5～15.8次，女性为13.8～16.8次。除60～64岁、65～69岁年龄组的男性老年人，男女性30秒坐站平均数均表现为乡村大于或等于城镇（表50）。

表50　金华市老年人30秒坐站平均数　　　　　　　　　　　　　单位：次

年龄组（岁）	男			女		
	合计	乡村	城镇	合计	乡村	城镇
60～64	15.7	15.2	16.2	15.9	16.1	15.6
65～69	15.8	15.7	16.0	16.8	16.8	16.8
70～74	15.6	16.3	14.9	15.1	15.4	14.9
75～79	14.5	14.8	14.2	13.8	14.6	12.9
合计	15.4	15.5	15.3	15.4	15.7	15.1

（2）柔韧素质

坐位体前屈反映的是受试者的柔韧素质。

男女老年人坐位体前屈平均数分别为5.6厘米、8.1厘米，随年龄增长而减小。变化范围，男性为5.0～6.7厘米，女性为5.5～10.4厘米。女性各年龄组坐位体前屈平均数均大于同龄男性。除65～69岁年龄组，男性坐位体前屈平均数表现为乡村大于城镇；除70～74岁年龄组，女性坐位体前屈平均数表现为乡村大于城镇（表51）。

表51　金华市老年人坐位体前屈平均数　　　　　　　　　　　　单位：厘米

年龄组（岁）	男			女		
	合计	乡村	城镇	合计	乡村	城镇
60～64	6.7	6.8	6.5	10.4	10.5	10.3
65～69	5.4	5.0	5.7	8.3	9.5	7.2
70～74	5.2	6.1	4.2	8.2	8.0	8.4
75～79	5.0	5.5	4.5	5.5	6.0	5.0
合计	5.6	5.9	5.3	8.1	8.5	7.7

（3）平衡能力

闭眼单脚站立反映的是受试者的平衡能力。

男女老年人闭眼单脚站立平均数分别为22.8秒、21.1秒，总体随年龄增长而减小。变化范围，男性为21.7～23.9秒，女性为20.2～23.3秒。男性各年龄组闭眼单脚站立平均数大于同龄女性。除70～74岁年龄组，女性老年人闭眼单脚站立平均数均表现为乡村大于城镇（表52）。

表52　金华市老年人闭眼单脚站立平均数　　　　　　　　　　　单位：秒

年龄组（岁）	男			女		
	合计	乡村	城镇	合计	乡村	城镇
60～64	23.9	26.6	21.4	23.3	26.9	19.4

续表

年龄组（岁）	男			女		
	合计	乡村	城镇	合计	乡村	城镇
65~69	23.5	23.5	23.5	20.3	20.8	19.8
70~74	22.3	21.5	23.3	20.2	18.8	21.5
75~79	21.7	21.8	21.5	20.6	21.0	20.2
合计	22.8	23.3	22.4	21.1	21.9	20.3

（4）反应能力

选择反应时反映的是受试者的反应能力。

男女老年人选择反应时平均数均为0.65秒，除65~69岁男性年龄组、75~79岁女性年龄组，男女老年人选择反应时平均数随年龄增长而增大。变化范围，男性为0.61~0.69秒，女性为0.60~0.71秒。男性和女性选择反应时整体上差距不大。在60~64岁年龄组、65~69岁年龄组，男性选择反应时平均数表现为城镇小于乡村；除75~79岁年龄组，女性选择反应时平均数表现为城镇大于乡村（表53）。

表53　金华市老年人选择反应时平均数　　　　　　　　　单位：秒

年龄组（岁）	男			女		
	合计	乡村	城镇	合计	乡村	城镇
60~64	0.64	0.65	0.63	0.60	0.59	0.60
65~69	0.61	0.62	0.59	0.61	0.60	0.62
70~74	0.68	0.65	0.72	0.71	0.65	0.78
75~79	0.69	0.69	0.69	0.69	0.69	0.68
合计	0.65	0.65	0.66	0.65	0.63	0.67

四、2020年与2014年监测结果比较

（一）幼儿（3~6岁）

从身体形态指标来看，与2014年相比，2020年男幼儿身高、坐高平均数无明显差异，表明6年来男幼儿生长发育速度基本不变。2020年城镇男幼儿体重平均数大于2014年，且存在显著性差异（$p < 0.05$），表明6年内城镇男幼儿体重明显增加。

身体机能指标方面，与2014年相比，2020年乡村男幼儿安静心率平均数增加，城镇男幼儿安静心率平均数减小，且存在显著性差异（$p < 0.01$）。

身体素质指标方面，与2014年相比，2020年男幼儿双脚连续跳和走平衡木平均数均有所下降，且存在显著性差异（$p < 0.01$）；2020年乡村男幼儿坐位体前屈平均数明显上升（$p < 0.05$），城镇男幼儿坐位体前屈平均数明显上升（$p < 0.01$），且均存在显著性差异。这说明6年时间里，男幼儿的灵敏素质、平衡能力和柔韧素质有所提高，相比而言，城镇男幼儿的身体素质提升更明显（表54）。

表54　2020年、2014年金华市男性幼儿体质指标比较

指标	2020年		2014年	
	乡村	城镇	乡村	城镇
身高	108.9	110.6	108.9	110.4
坐高	61.1	62.5	61.6	62.7
体重	19.1	20.0*	18.5	19.3
胸围（厘米）	55.0	55.6	55.1	55.3
安静心率（次/分）	100.8**	100.7**	96.9	106.2
双脚连续跳（秒）	6.9**	6.7**	8.0	7.8
立定跳远（厘米）	77.5	86.2	81.9	83.6

续表

指标	2020年		2014年	
	乡村	城镇	乡村	城镇
坐位体前屈（厘米）	11.4*	13.0**	10.6	9.9
走平衡木（秒）	5.3**	5.1**	15.4	15.5

注：*代表 $p<0.05$，**代表 $p<0.01$，下同。

从身体形态指标来看，与2014年相比，2020年女幼儿身高和坐高平均数无明显差异，乡村女幼儿体重平均数明显增加，且存在显著性差异（$p<0.01$）。2020年乡村女幼儿胸围平均数大于2014年，且存在显著性差异（$p<0.05$），表明6年内乡村女幼儿胸围明显增加。

身体机能指标方面，与2014年相比，2020年乡村女幼儿安静心率平均数增加，城镇女幼儿安静心率平均数明显减少，且存在显著性差异（$p<0.05$）。

身体素质指标方面，与2014年相比，2020年女幼儿双脚连续跳和走平衡木平均数有所下降，且存在显著性差异（$p<0.01$），表明6年内女幼儿的灵敏素质及平衡能力明显提升（表55）。

表55 2020年、2014年金华市女性幼儿体质指标比较

指标	2020年		2014年	
	乡村	城镇	乡村	城镇
身高	108.5	109.3	107.8	109.3
坐高	61.1	61.9	60.6	62.0
体重	18.5**	18.9	17.5	18.9
胸围（厘米）	54.3*	54.1	53.4	54.4
安静心率（次/分）	101.6*	102.1*	98.2	104.8
双脚连续跳（秒）	6.9**	6.8**	8.1	7.8
立定跳远（厘米）	76.9	80.6	77.4	80.9
坐位体前屈（厘米）	12.0	13.5	12.7	13.9
走平衡木（秒）	5.6**	5.3**	16.0	14.9

（二）成年人（20~59岁）

身体形态指标方面，与2014年相比，2020年成年男性不同工作种类人群的身高平均数有所上升，其中农民身高平均数存在显著性差异（$p<0.01$）；不同工作种类人群体重平均数明显增加，且均存在显著性差异（$p<0.01$）。同时，2020年成年男性不同工作种类人群的腰围和臀围平均数呈上升趋势，除农民的腰围平均数外，均存在显著性差异（$p<0.01$）。这说明6年时间里，男性成年人的围度和重量均有所增加。

身体机能指标方面，与2014年相比，2020年成年男性不同工作种类人群安静脉搏、收缩压和舒张压平均数均有所上升，且存在显著性差异（$p<0.01$）。此外，2020年农民、城镇体力劳动者和城镇非体力劳动者的肺活量平均数与2014年相比明显上升，且存在显著性差异（$p<0.01$）。这说明6年时间里成年男性的身体机能有明显变化。

身体素质指标方面，与2014年相比，2020年农民的握力平均数有所下降，且存在显著性差异（$p<0.01$）。同时，2020年成年男性不同工作种类人群的背力平均数明显下降（$p<0.01$），农民和城镇体力劳动者纵跳平均数显著增加（$p<0.01$）。2020年不同工作种类人群坐位体前屈和闭眼单脚站立平均数明显增加，且存在显著性差异（$p<0.01$）。与2014年相比，2020年农民和城镇体力劳动者选择反应时平均数显著下降（$p<0.01$），这表明在6年时间里男性成年人的力量素质有所下降，但平衡能力、柔韧素质和反应能力明显提升，尤其是农民和城镇体力劳动者（表56）。

表56　2020年、2014年金华市成年男性体质指标比较

指标	2020年			2014年		
	农民	城镇体力	城镇非体力	农民	城镇体力	城镇非体力
身高（厘米）	170.7**	168.9	169.6	167.9	168.2	169.5
体重（千克）	71.5**	71.3**	72.6**	66.8	68.0	69.9
腰围（厘米）	84.5	85.8**	86.8**	83.6	83.1	84.5
臀围（厘米）	94.9**	95.8**	96.8**	93.2	93.5	94.3
安静脉搏（次/分）	82.6**	83.6**	83.9**	78.2	78.4	79.7
收缩压（毫米汞柱）	132.4**	132.0**	132.9**	122.4	124.9	123.2
舒张压（毫米汞柱）	81.4**	82.2**	82.4**	77.4	79.4	78.1
肺活量（毫升）	3434.5**	3530.5**	3585.8**	3196.9	3285.3	3353.3
握力（千克）	43.4**	44.4	44.5	46.0	44.9	44.1
背力（千克）	113.1**	111.4**	114.4**	124.4	124.4	123.9
纵跳（厘米）	38.9**	38.8**	39.4	34.4	35.4	38.9
俯卧撑（个）	32.0	32.1	33.5	19.3	24.0	25.2
坐位体前屈（厘米）	8.8**	9.0**	8.9**	4.2	6.2	5.0
闭眼单脚站立（秒）	32.0**	38.6**	40.2**	16.1	16.9	20.3
选择反应时（秒）	0.54**	0.56**	0.58	0.61	0.59	0.57

注：* 代表 $p < 0.05$，** 代表 $p < 0.01$；背力、纵跳、俯卧撑三项指标只包括20~39岁成年人的。

身体形态指标方面，与2014年相比，2020年成年女性不同工作种类人群的身高平均数有所上升，其中农民（$p < 0.01$）和城镇非体力劳动者（$p < 0.05$）身高平均数呈显著性差异。2020年成年女性不同工作种类人群体重平均数明显增加，且存在显著性差异（$p < 0.01$）。同时，2020年城镇非体力劳动者的腰围平均数显著下降（$p < 0.01$），但臀围平均数显著上升（$p < 0.01$）。

身体机能指标方面，与2014年相比，2020年成年女性不同工作种类人群的安静脉搏平均数呈上升趋势，且存在显著性差异（$p < 0.01$）。2020年不同工作种类人群的收缩压和舒张压平均数均上升，且存在显著性差异（$p < 0.01$）。2020年不同工作种类人群的肺活量平均数均上升，且存在显著性差异（$p < 0.01$）。这说明6年时间里成年女性的身体机能有明显变化。

身体素质方面，与2014年相比，2020年不同工作种类人群的握力平均数有所上升，且均存在显著性差异（$p < 0.01$）。2020年农民和城镇体力劳动者的纵跳平均数显著上升（$p < 0.01$）。同时，2020年不同工作种类人群的坐位体前屈和闭眼单脚站立平均数显著上升（$p < 0.01$）。与2014年相比，2020年农民和城镇劳动者选择反应时平均数显著下降（$p < 0.01$）。这说明6年时间里成年女性的上肢力量、柔韧素质和平衡能力提升，农民和城镇体力劳动者的反应能力提升（表57）。

表57　2020年、2014年金华市成年女性体质指标比较

指标	2020年			2014年		
	农民	城镇体力	城镇非体力	农民	城镇体力	城镇非体力
身高（厘米）	157.9**	157.3	157.9*	156.2	156.9	157.2
体重（千克）	57.8**	57.2**	57.3**	55.4	55.1	55.3
腰围（厘米）	76.5	76.3	74.9**	77.7	76.8	76.5
臀围（厘米）	91.6	91.6	92.0**	90.9	90.8	91.0
安静脉搏（次/分）	82.9**	83.0**	83.5**	77.4	80.4	80.0
收缩压（毫米汞柱）	125.9**	125.8**	124.9**	114.5	117.2	114.0
舒张压（毫米汞柱）	75.7**	76.4**	75.7**	72.5	73.4	71.0
肺活量（毫升）	2775.7**	2744.9**	2862.3**	1937.3	1985.4	2083.0
握力（千克）	27.6**	28.1**	27.6**	26.3	26.4	26.2
背力（千克）	63.3	60.5	61.2**	64.3	59.9	66.2

指标	2020年			2014年		
	农民	城镇体力	城镇非体力	农民	城镇体力	城镇非体力
纵跳（厘米）	26.5**	24.9**	25.1	22.7	22.0	25.3
1分钟仰卧起坐（个）	26.0	25.0	27.0	14.0	17.0	25.0
坐位体前屈（厘米）	11.2**	11.6**	12.2**	6.3	8.0	7.8
闭眼单脚站立（秒）	31.5**	38.1**	41.3**	12.8	14.5	20.4
选择反应时（秒）	0.55**	0.59**	0.60	0.67	0.64	0.61

注：*代表 $p < 0.05$，**代表 $p < 0.01$；背力、纵跳、1分钟仰卧起坐三项指标只包括20~39岁成年人的。

（三）老年人（60~69岁）

身体形态指标方面，与2014年相比，2020年男性老年人身高和体重平均数有所下降，其中乡村男性老年人的身高（ $p < 0.05$ ）和体重（ $p < 0.01$ ）存在显著性差异。2020年乡村男性老年人的腰围和臀围平均数有所上升，存在显著性差异（ $p < 0.01$ ）。

身体机能指标方面，与2014年相比，2020年乡村男性老年人安静脉搏平均数有所下降且存在显著性差异（ $p < 0.01$ ）。同时，2020年男性老年人的收缩压和舒张压平均数有所上升，且存在显著性差异（ $p < 0.01$ ）。2020年男性老年人的肺活量平均数明显增加，且存在显著性差异（ $p < 0.01$ ）。

身体素质指标方面，与2014年相比，2020年城镇男性老年人的握力平均数有所上升，且存在显著性差异（ $p < 0.05$ ）。2020年男性老年人的坐位体前屈和闭眼单脚站立平均数明显增加，且均存在显著性差异（ $p < 0.01$ ）。2020年男性老年人的选择反应时平均数有所下降，且存在显著性差异（ $p < 0.01$ ）。这说明6年时间里男性老年人的力量素质有所上升，城镇男性老年人上升更明显，同时男性老年人的柔韧素质、平衡能力和反应能力明显增强（表58）。

表58　2020年、2014年金华市老年男性体质指标比较

指标	2020年		2014年	
	乡村	城镇	乡村	城镇
身高	165.0*	165.4	163.1	164.7
体重	68.9**	67.9	63.0	65.9
腰围（厘米）	88.2**	87.4	82.1	85.7
臀围（厘米）	94.3**	94.1	91.6	92.7
安静脉搏（次/分）	78.7**	78.6	83.5	78.1
收缩压（毫米汞柱）	143.8**	144.0**	130.4	130.6
舒张压（毫米汞柱）	85.0**	85.6**	79.1	78.0
肺活量（毫升）	3077.4**	2840.0**	2318.2	2157.3
握力（千克）	37.4	38.5*	36.7	36.3
坐位体前屈（厘米）	5.9**	6.1**	1.6	0.0
闭眼单脚站立（秒）	25.1**	22.4**	9.4	6.6
选择反应时（秒）	0.55**	0.53**	0.70	0.67

注：*代表 $p < 0.05$，**代表 $p < 0.01$ 。

身体形态指标方面，与2014年相比，2020年女性老年人身高和体重平均数变化较小，除城镇女性身高外，均有上升趋势，但均不存在显著性差异。2020年城镇女性老年人的腰围平均数有所上升，且存在显著性差异（ $p < 0.05$ ）。2020年乡村女性老年人臀围有所下降，城镇女性老年人臀围平均数明显上升，且均存在显著性差异（ $p < 0.05$ ）。

身体机能指标方面，与2014年相比，2020年城镇女性老年人的安静脉搏平均数有所上升，且存在显著性差异（ $p < 0.05$ ）。2020年女性老年人的收缩压平均数和城镇女性老年人的舒张压平均数均有所上升，且均存在显著

性差异（p<0.01）。同时，2020年女性老年人的肺活量平均数显著增加（p<0.01）。

身体素质指标方面，与2014年相比，2020年女性老年人握力、坐位体前屈和闭眼单脚站立平均数有所上升，均存在显著性差异（p<0.01）；2020年女性老年人的选择反应时平均数显著下降（p<0.01）。这说明6年来女性老年人的力量素质、柔韧素质、平衡能力、反应能力均有所提升（表59）。

表59　2020年、2014年金华市老年女性体质指标比较

指标	2020年		2014年	
	乡村	城镇	乡村	城镇
身高	154.0	153.6	153.0	154.0
体重	58.0	57.9	57.8	56.3
腰围（厘米）	82.6	84.6*	84.5	82.3
臀围（厘米）	91.9*	93.3*	93.8	91.1
安静脉搏（次/分）	80.7	81.1*	82.7	77.7
收缩压（毫米汞柱）	140.7**	140.6**	139.6	129.1
舒张压（毫米汞柱）	80.5	80.8**	78.1	74.6
肺活量（毫升）	2539.2**	2410.3**	1566.6	1496.6
握力（千克）	29.0**	27.9**	23.0	22.6
坐位体前屈（厘米）	10.0**	8.7**	6.7	5.1
闭眼单脚站立（秒）	23.9**	19.6**	6.4	6.4
选择反应时（秒）	0.52**	0.53**	0.72	0.68

五、小结

2020年，金华市国民体质监测4127人，整体达到合格及以上的比例（合格率）为93.7%，比2014年上升7.4个百分点，低于全省平均比例0.1个百分点。

男女幼儿身高、体重、胸围平均数随年龄增长而增大；胸围指数平均数随年龄增长而减小，表明围度增长速度小于身高增长速度；坐高指数平均数随年龄增长而减小，表明躯干增长速度小于下肢增长速度。男女幼儿身体形态存在性别和城乡差异，男幼儿的长度、围度和重量指标平均数均大于女幼儿，体脂率平均数小于女幼儿。大部分形态指标均表现为城镇幼儿好于乡村幼儿。男幼儿的安静心率平均数低于女幼儿。男女幼儿速度、灵敏、力量素质和平衡能力随年龄增长而提高；男幼儿速度、灵敏和力量素质好于女幼儿，女幼儿柔韧素质好于男幼儿；除5岁组男幼儿外，乡村幼儿的上肢力量素质优于城镇幼儿，除6岁组男幼儿和4岁组女幼儿，城镇幼儿的下肢力量素质优于乡村幼儿。城镇幼儿柔韧素质普遍优于乡村幼儿。除5岁组幼儿外，城镇幼儿的平衡能力更好。

成年人体重、男性臀围平均数随年龄增长呈波动变化，成年人身高呈下降趋势，BMI、女性臀围、腰围、腰臀比平均数则呈上升趋势，除体脂率外的各项形态指标平均数，男性均大于同龄女性。男性体脂率平均数随年龄增长呈波动变化，女性随年龄增长而增大，且女性体脂率平均数明显大于男性。成年人的身体机能随年龄增长呈下降趋势，主要表现在收缩压和舒张压平均数升高，男性肺活量平均数随年龄增长而下降，女性肺活量平均数呈波动变化。身体机能有明显的性别差异，男性收缩压、舒张压和肺活量平均数大于同龄女性；男女成年人肺活量平均数均为城镇非体力劳动者最大。成年人的身体素质基本趋势为随年龄增长而下降，各项指标因年龄、性别、工作种类表现出不同的变化特征。成年人下肢力量、肌肉耐力、平衡能力和反应能力随年龄增长而下降；上肢力量、腰背力量和柔韧素质随年龄增长呈波动变化。身体素质有明显的性别差异，男性力量素质和反应能力好于女性，女性柔韧素质好于男性。不同工作种类人群的身体素质表现不同，成年人柔韧素质、平衡能力和反应能力表现为农民或城镇非体力劳动者最好。

老年人身高、腰围、臀围和体脂率平均数随年龄增长呈波动变化，身高、体重、腰围、臀围和腰臀比平均数均表现为男性老年人大于女性老年人，体脂率平均数表现为女性老年人大于男性老年人。城乡比较，女性

老年人体重和腰围平均数城乡差距不大，乡村女性老年人BMI平均数更高，城镇女性老年人臀围平均数更大。70岁以下年龄组中城镇女性老人腰臀比和体脂率平均数更高。关于身体机能指标，男女性老年人的收缩压平均数随年龄增长呈波动变化，舒张压平均数随年龄增长而下降；肺活量平均数和心肺耐力平均数大体随年龄增长而减小。收缩压、舒张压、肺活量和心肺耐力平均数表现为男性老年人均大于女性老年人，安静脉搏平均数表现为女性老年人大于男性老年人。乡村老年人的肺活量平均数大于城镇老年人。老年人身体素质随年龄增加而下降。男性老年人力量素质和平衡能力好于女性，女性老年人柔韧素质好于男性老年人，反应能力性别差异不大。70岁以下城镇男性老年人力量素质和反应能力好于乡村男性老年人，除65~69岁年龄组，乡村男性老年人的柔韧素质更好；乡村女性老年人力量素质、柔韧素质、平衡能力以及反应能力好于城镇女性老年人。

六、建议

（1）组织和研究并建设科学健身指导系统。研究不同体育锻炼方式对不同年龄组、不同类别人群身体形态、机能、素质的影响，建立不同年龄阶段（幼儿、成年人和老年人）、不同类别（乡村和城镇）人体运动机能水平和健身效果的评价系统以及不同个体的运动处方和监控方法，建立健身科学诊断与指导系统。

（2）广泛开展全民健身活动。遵循"因地制宜、业余自愿、小型多样、就近就便"的原则，借浙江省运动会举办契机，大力推进体育设施建设，推动体育产业与文化、健康、旅游等产业融合发展，增强群众体育参与感和幸福感，将群众的参会观赛热情转化为全民健身的内在动力，组织开展各项传统体育项目和民间体育活动。调动社会体育指导员的积极性，鼓励社会体育指导员从事全民健身的组织和指导工作。

（3）从整体情况来看，农民体质状况相对较差。《全民健身计划纲要》提出"提高农民的体质与健康水平是农村社会发展的一项重要内容"。农民的身体素质不高且患病率高，已成为制约农村经济发展的一个重要因素。在加快社会主义新农村建设步伐和推进城乡一体化的进程中，要加大农村体育工作投入和宣传力度，提高农民对体质与健康的认知程度。结合农村当地的特点，开展符合农村实际的，集多样性、趣味性于一体的健身活动，切实改善农民的体质状况，提高农民的健康水平。

（执笔人：王新雨）

2020年衢州市国民体质监测报告

一、前言

国民体质是社会生产力和综合国力的重要组成部分，是国家经济建设和社会发展的物质基础。根据《全民健身计划（2016—2020年）》和《"健康中国2030"规划纲要》，按照《浙江省体育局关于开展浙江省第五次国民体质监测的通知》要求，衢州市在全市范围内开展了第五次国民体质监测工作，旨在完善和充实衢州市国民体质监测系统和数据库，掌握衢州市国民体质状况，研究分析其变化规律，为长期动态观察居民体质状况奠定基础，进而推动衢州市群众体育事业健康发展，最终提升衢州市城乡居民体质健康水平，进一步加快衢州市经济建设和社会发展。

二、监测对象与方法

调查对象为3~79岁的衢州市健康国民（7~19岁在校学生除外），根据分层随机整群抽样原则，共监测有效样本4131人，包括幼儿（3~6岁）825人，成年人（20~59岁）2483人，老年人（60~79岁）823人（表1~表3）。使用SPSS25.0软件对数据进行统计分析。

表1 幼儿各组别人数统计表　　　　　　　　　单位：人

年龄组（岁）	男			女		
	合计	乡村	城镇	合计	乡村	城镇
3	103	49	54	103	49	54
4	101	52	49	110	55	55
5	106	52	54	104	54	50
6	97	49	48	101	55	46
合计	407	202	205	418	213	205

表2 成年人各组别人数统计表　　　　　　　　　单位：人

年龄组（岁）	男				女			
	合计	农民	城镇体力	城镇非体力	合计	农民	城镇体力	城镇非体力
20~24	150	51	49	50	159	55	49	55
25~29	157	52	51	54	156	51	50	55
30~34	156	53	53	50	159	54	50	55
35~39	153	52	54	47	156	50	51	55
40~44	157	51	51	55	154	53	51	50
45~49	151	50	50	51	160	53	52	55
50~54	152	53	52	47	157	55	47	55
55~59	153	50	53	50	153	51	52	50
合计	1229	412	413	404	1254	422	402	430

表3 老年人各组别人数统计表　　　　　　　　　单位：人

年龄组（岁）	男			女		
	合计	乡村	城镇	合计	乡村	城镇
60~64	104	50	54	108	53	55
65~69	101	51	50	109	55	54
70~74	100	50	50	104	55	49
75~79	98	49	49	99	48	51
合计	403	200	203	420	211	209

三、体质监测结果概述

（一）幼儿（3~6岁）

1. 身体形态

（1）身高与坐高指数

男女幼儿身高平均数分别为107.9厘米、107.0厘米，随年龄增长而增大。变化范围，男幼儿为99.6~115.6厘米，女幼儿为98.1~114.8厘米。除5岁年龄组外，各年龄组男幼儿身高平均数均大于同龄女幼儿。除6岁组男幼儿、3岁组和6岁组女幼儿外，城镇幼儿身高平均数大于同龄乡村幼儿（表4）。

表4　衢州市幼儿身高平均数　　　　　　　　　　　　　　　　　　　单位：厘米

年龄组（岁）	男			女		
	合计	乡村	城镇	合计	乡村	城镇
3	99.6	99.0	100.1	98.1	98.5	97.8
4	105.3	104.8	105.8	103.9	103.6	104.1
5	111.4	110.5	112.3	111.5	111.4	111.6
6	115.6	117.1	114.2	114.8	115.7	113.7
合计	107.9	107.8	108.0	107.0	107.5	106.4

男女幼儿坐高指数［坐高（厘米）/身高（厘米）×100］平均数分别为55.5、55.8，随年龄增长而减小。变化范围，男幼儿为54.6~56.1，女幼儿54.9~56.1。除3岁组幼儿外，幼儿坐高指数平均数均表现为城镇小于乡村（表5）。

表5　衢州市幼儿坐高指数平均数

年龄组（岁）	男			女		
	合计	乡村	城镇	合计	乡村	城镇
3	56.1	55.9	56.3	56.1	55.8	56.4
4	55.8	56.0	55.6	56.0	56.1	56.0
5	55.3	55.4	55.2	56.0	56.5	55.5
6	54.6	55.0	54.2	54.9	55.3	54.5
合计	55.5	55.6	55.4	55.8	55.9	55.6

（2）体重与BMI

男女幼儿体重平均数分别为19.3千克、18.6千克，均随年龄增长而增大。变化范围，男幼儿为16.4~22.4千克，女幼儿为15.9~21.4千克。男幼儿体重平均数均大于同龄女幼儿。除6岁组男幼儿外，各年龄组城镇男幼儿体重平均数大于同龄乡村男幼儿；而除4岁组女幼儿外，各年龄组城镇女幼儿体重平均数均大于或等于同龄乡村女幼儿（表6）。

表6　衢州市幼儿体重平均数　　　　　　　　　　　　　　　　　　　单位：千克

年龄组（岁）	男			女		
	合计	乡村	城镇	合计	乡村	城镇
3	16.4	16.3	16.5	15.9	15.8	16.0
4	18.5	18.4	18.7	17.3	17.5	17.2
5	19.9	19.3	20.4	19.8	19.5	20.2
6	22.4	22.8	22.0	21.4	21.4	21.4
合计	19.3	19.2	19.4	18.6	18.6	18.5

男女幼儿BMI［体重（千克）/身高²（米²）］平均数分别为16.5千克/米²、16.2千克/米²。变化范围，男幼儿为16.0~16.7千克/米²，女幼儿为15.9~16.5千克/米²。男幼儿各年龄组BMI平均数均大于同龄女幼儿。除4岁组女幼儿外，各年龄组城镇幼儿BMI平均数均大于或等于乡村幼儿（表7）。

表7　衢州市幼儿BMI平均数　　　　　　　　　　　　　单位：千克/米²

年龄组（岁）	男			女		
	合计	乡村	城镇	合计	乡村	城镇
3	16.6	16.6	16.6	16.5	16.3	16.7
4	16.7	16.7	16.7	16.1	16.3	15.8
5	16.0	15.8	16.2	15.9	15.7	16.2
6	16.7	16.6	16.8	16.2	16.0	16.5
合计	16.5	16.4	16.5	16.2	16.0	16.3

（3）胸围与胸围指数

男女幼儿胸围平均数分别为54.0厘米、53.4厘米，除4岁组女幼儿外，随年龄增长而增大。变化范围，男幼儿为52.8~55.3厘米，女幼儿为52.5~55.2厘米。男幼儿胸围平均数大于同龄女幼儿。乡村幼儿胸围平均数均大于城镇幼儿（表8）。

表8　衢州市幼儿胸围平均数　　　　　　　　　　　　　单位：厘米

年龄组（岁）	男			女		
	合计	乡村	城镇	合计	乡村	城镇
3	52.8	53.2	52.4	52.5	53.0	52.1
4	53.7	54.2	53.1	52.3	53.6	51.1
5	54.2	54.7	53.7	53.6	54.1	53.1
6	55.3	56.0	54.6	55.2	55.6	54.8
合计	54.0	54.5	53.4	53.4	54.1	52.7

男女幼儿胸围指数［胸围（厘米）/身高（厘米）×100］平均数分别为50.2、50.1，随年龄增长而减小。变化范围，男幼儿为47.9~53.1，女幼儿为48.2~53.6。除3岁组和6岁组外，男幼儿各年龄组胸围指数平均数均大于同龄女幼儿。乡村幼儿胸围指数平均数均大于或等于城镇幼儿（表9）。

表9　衢州市幼儿胸围指数平均数

年龄组（岁）	男			女		
	合计	乡村	城镇	合计	乡村	城镇
3	53.1	53.9	52.5	53.6	54.0	53.3
4	51.1	51.9	50.2	50.5	51.8	49.2
5	48.7	49.6	47.9	48.2	48.6	47.7
6	47.9	47.9	47.9	48.2	48.2	48.2
合计	50.2	50.8	49.7	50.1	50.6	49.7

（4）体脂率

男女幼儿体脂率平均数分别为19.8%、23.1%，除6岁组男幼儿外，随年龄增长而减小。变化范围，男幼儿为18.8%~20.6%，女幼儿为21.8%~24.8%。男幼儿体脂率平均数均小于同龄女幼儿。除6岁组男幼儿和4岁组女幼儿外，城镇幼儿体脂率平均数均大于或等于乡村幼儿（表10）。

表10　衢州市幼儿体脂率平均数　　　　　　　　　　　　　单位：%

年龄组（岁）	男			女		
	合计	乡村	城镇	合计	乡村	城镇
3	20.6	20.5	20.7	24.8	24.8	24.8
4	20.5	20.0	21.0	23.1	23.2	23.0
5	18.8	17.9	19.5	22.7	22.2	23.3
6	19.4	19.8	19.0	21.8	21.5	22.0
合计	19.8	19.6	20.1	23.1	22.9	23.3

2. 身体机能

男女幼儿安静心率平均数分别为94.6次/分、96.0次/分。变化范围，男幼儿为92.9~95.6次/分，女幼儿为92.6~97.8次/分。除6岁组外，男幼儿各年龄组安静心率平均数均低于同龄女幼儿。除5岁组外，城镇幼儿安静心率平均数均大于乡村幼儿（表11）。

表11　衢州市幼儿安静心率平均数　　　　　　　　　　　　　　　　单位：次/分

年龄组（岁）	男			女		
	合计	乡村	城镇	合计	乡村	城镇
3	95.6	95.4	95.7	97.3	96.3	98.3
4	95.2	93.3	97.2	97.8	94.6	101.0
5	94.8	95.9	93.8	96.0	96.9	95.1
6	92.9	92.5	93.2	92.6	92.4	92.9
合计	94.6	94.3	95.0	96.0	95.0	97.0

3. 身体素质

（1）速度、灵敏素质

15米绕障碍跑和双脚连续跳分别反映幼儿速度和灵敏素质。

男女幼儿15米绕障碍跑平均数分别为8.5秒、8.7秒，双脚连续跳平均数分别为7.4秒、7.3秒。变化范围，15米绕障碍跑男幼儿为7.5~9.9秒，女幼儿为7.7~10.0秒；双脚连续跳男幼儿为6.2~9.3秒，女幼儿为6.1~9.1秒。各年龄组15米绕障碍跑和双脚连续跳平均数随年龄增长而减小，表明幼儿的速度和灵敏素质随年龄增长而提高。男幼儿15米绕障碍跑平均用时均短于同龄女幼儿；除4岁组外，男幼儿各年龄组双脚连续跳平均用时长于同龄女幼儿；除4岁组女幼儿外，城镇幼儿完成双脚连续跳的时间短于同龄乡村幼儿（表12、表13）。

表12　衢州市幼儿15米绕障碍跑平均数　　　　　　　　　　　　　　　单位：秒

年龄组（岁）	男			女		
	合计	乡村	城镇	合计	乡村	城镇
3	9.9	9.4	10.3	10.0	9.7	10.3
4	8.8	8.8	8.7	8.9	8.8	9.0
5	7.9	8.2	7.5	8.1	8.3	7.9
6	7.5	7.7	7.3	7.7	7.9	7.4
合计	8.5	8.6	8.5	8.7	8.7	8.7

表13　衢州市幼儿双脚连续跳平均数　　　　　　　　　　　　　　　　单位：秒

年龄组（岁）	男			女		
	合计	乡村	城镇	合计	乡村	城镇
3	9.3	10.5	8.2	9.1	9.2	9.0
4	7.3	7.5	7.1	7.7	7.5	7.8
5	6.7	7.0	6.4	6.6	6.8	6.3
6	6.2	6.3	6.1	6.1	6.2	5.8
合计	7.4	7.8	7.0	7.3	7.4	7.3

（2）力量素质

握力和立定跳远反映幼儿的力量素质。

男女幼儿握力平均数分别为5.7千克、4.9千克，立定跳远平均数分别为80.8厘米、74.8厘米。变化范围，握力平均数男幼儿为3.8~7.8千克，女幼儿为3.7~6.3千克；立定跳远平均数男幼儿为60.8~99.8厘米，女幼儿为58.4~89.3厘米。各年龄组握力和立定跳远平均数均随年龄增长而增大，表明幼儿力量素质随年龄增长而提高。无论是握力还是立定跳远项目，男幼儿各年龄组表现均好于同龄女幼儿。除3岁组和6岁组幼儿外，城镇幼儿握力平均数大于同龄乡村幼儿；除3岁组和6岁组幼儿外，城镇幼儿立定跳远平均数大于同龄乡村幼儿（表14、表15）。

表14 衢州市幼儿握力平均数 单位：千克

年龄组（岁）	男			女		
	合计	乡村	城镇	合计	乡村	城镇
3	3.8	3.8	3.8	3.7	3.8	3.6
4	5.3	5.0	5.6	4.2	3.9	4.5
5	6.0	5.9	6.1	5.5	5.4	5.5
6	7.8	8.0	7.6	6.3	6.6	5.9
合计	5.7	5.7	5.7	4.9	4.9	4.8

表15 衢州市幼儿立定跳远平均数 单位：厘米

年龄组（岁）	男			女		
	合计	乡村	城镇	合计	乡村	城镇
3	60.8	64.1	57.8	58.4	59.8	57.2
4	77.2	74.9	79.7	68.8	68.5	69.1
5	86.4	83.9	88.9	83.6	82.4	84.9
6	99.8	100.0	99.6	89.3	90.1	88.3
合计	80.8	80.7	81.0	74.8	75.5	74.1

（3）柔韧素质

坐位体前屈反映幼儿的柔韧素质。

男女幼儿坐位体前屈平均数分别为7.8厘米、9.3厘米。变化范围，男幼儿为6.9~8.5厘米，女幼儿为8.9~9.7厘米。女幼儿各年龄组坐位体前屈平均数均大于同龄男幼儿。除3岁组幼儿外，城镇女幼儿坐位体前屈表现好于同龄乡村幼儿（表16）。

表16 衢州市幼儿坐位体前屈平均数 单位：厘米

年龄组（岁）	男			女		
	合计	乡村	城镇	合计	乡村	城镇
3	8.5	9.0	8.0	8.9	9.1	8.7
4	8.2	8.2	8.2	9.7	9.1	10.4
5	7.7	6.8	8.5	9.5	8.0	11.2
6	6.9	7.2	6.6	9.2	8.8	9.8
合计	7.8	7.8	7.9	9.3	8.7	10.0

（4）平衡能力

走平衡木反映幼儿的平衡能力。

男女幼儿走平衡木平均数分别为7.3秒、7.6秒，随年龄增长先增大后减小，表明平衡能力随年龄增长先减弱后增强。变化范围，男幼儿为6.0~8.4秒，女幼儿为6.7~8.5秒。除5岁组女幼儿外，乡村幼儿走平衡木平均用时长于同龄城镇幼儿（表17）。

表17 衢州市幼儿走平衡木平均数 单位：秒

年龄组（岁）	男			女		
	合计	乡村	城镇	合计	乡村	城镇
3	7.6	8.0	7.2	7.9	8.2	7.4
4	8.4	9.1	7.7	8.5	8.7	8.4

年龄组（岁）	男			女		
	合计	乡村	城镇	合计	乡村	城镇
5	7.3	7.4	7.2	7.4	7.2	7.6
6	6.0	6.0	5.9	6.7	7.0	6.4
合计	7.3	7.7	7.0	7.6	7.8	7.5

（二）成年人（20～59岁）

1.身体形态

（1）身高

男女成年人身高平均数分别为168.4厘米、156.8厘米。男女成年人身高平均数随年龄增长呈波动减小。变化范围，男性为165.4～171.3厘米，女性为154.2～159.0厘米。男性各年龄组身高平均数均大于同龄女性。除30～34岁、50～54岁、55～59岁组外，男性城镇非体力劳动者身高平均数最大；除30～34岁、40～44岁、50～54岁组外，女性城镇体力劳动者身高平均数最大（表18）。

表18 衢州市成年人身高平均数　　　　　　　　　　　　　　　　单位：厘米

年龄组（岁）	男				女			
	合计	农民	城镇体力	城镇非体力	合计	农民	城镇体力	城镇非体力
20～24	171.3	171.1	171.0	172.0	159.0	158.5	160.1	158.6
25～29	170.2	170.1	169.7	170.7	157.8	156.7	158.4	158.4
30～34	170.2	169.6	170.1	171.0	157.9	155.6	158.5	159.5
35～39	169.4	167.8	170.2	170.4	157.5	156.5	158.1	158.0
40～44	168.0	167.1	168.3	168.6	155.9	155.2	155.8	156.6
45～49	167.0	166.4	166.8	167.8	156.2	154.1	158.4	156.2
50～54	165.4	164.1	166.6	165.9	155.9	155.5	156.0	156.4
55～59	165.8	164.0	167.9	165.4	154.2	153.4	155.0	154.1
合计	168.4	167.5	168.8	168.9	156.8	155.7	157.5	157.3

（2）体重与BMI

男女成年人体重平均数分别为70.3千克、56.9千克。除男性55～59岁组外，成年人体重平均数随年龄增加先增加后减小。男性各年龄组体重平均数变化范围为68.1～72.8千克，在35～39岁达到最大值；女性各年龄组体重平均数变化范围为54.5～58.4千克，在35～39岁达到最大值。男性各年龄组体重平均数均大于同龄女性。男性35～39岁农民体重平均数最大，为74.1千克，20～24岁城镇体力劳动者最小，为67.4千克；女性45～49岁城镇体力劳动者体重平均数最大，为60.0千克，20～24岁农民最小，为53.8千克（表19）。

表19 衢州市成年人体重平均数　　　　　　　　　　　　　　　　单位：千克

年龄组（岁）	男				女			
	合计	农民	城镇体力	城镇非体力	合计	农民	城镇体力	城镇非体力
20～24	68.8	68.0	67.4	71.0	54.5	53.8	54.1	55.5
25～29	70.6	71.0	71.3	69.4	55.2	54.3	55.0	56.1
30～34	71.4	72.0	68.3	73.8	55.9	56.0	56.5	55.3
35～39	72.8	74.1	72.6	71.5	58.4	57.1	58.3	59.6
40～44	70.9	70.4	69.4	72.7	58.3	57.5	58.2	59.4
45～49	70.3	68.8	70.9	71.3	58.2	56.0	60.0	58.6
50～54	68.1	68.3	68.3	67.7	58.0	56.7	57.8	59.5
55～59	69.5	68.9	69.8	69.9	57.1	56.8	57.7	56.7
合计	70.3	70.2	69.8	70.9	56.9	56.0	57.2	57.6

男女成年人BMI［体重（千克）/身高²（米²）］平均数分别为24.8千克/米²、23.2千克/米²。男性BMI平均数随年龄增长呈波动变化，变化范围为23.4~25.4千克/米²；女性BMI平均数随年龄增长呈波动变化，变化范围为21.6~24.0千克/米²。男性BMI平均数均大于同龄女性。男性BMI平均数表现为35~39岁农民最大，为26.3千克/米²；20~24岁城镇体力劳动者最小，为23.0千克/米²。除30~34岁、55~59岁组外，女性BMI平均数表现为城镇非体力劳动者最大（表20）。

表20 衢州市成年人BMI平均数　　　　　　　　　　　　　　　　　　单位：千克/米

年龄组（岁）	男				女			
	合计	农民	城镇体力	城镇非体力	合计	农民	城镇体力	城镇非体力
20~24	23.4	23.2	23.0	24.0	21.6	21.5	21.1	22.0
25~29	24.3	24.5	24.8	23.7	22.1	22.1	21.9	22.4
30~34	24.6	25.0	23.6	25.3	22.5	23.1	22.4	21.8
35~39	25.4	26.3	25.1	24.6	23.5	23.3	23.3	23.9
40~44	25.1	25.1	24.5	25.6	24.0	23.9	24.0	24.1
45~49	25.2	24.8	25.4	25.3	23.8	23.6	23.9	24.0
50~54	24.9	25.3	24.6	24.7	23.9	23.5	23.8	24.4
55~59	25.3	25.6	24.7	25.5	24.0	24.1	24.0	23.9
合计	24.8	25.0	24.5	24.8	23.2	23.1	23.1	23.3

（3）腰围

男女成年人腰围平均数分别为85.1厘米、76.7厘米。除40~44岁组外，男性各年龄组腰围平均数随年龄增长而增大，变化范围为81.1~88.8厘米；除45~49岁组外，女性各年龄组腰围平均数随年龄增长而增大，变化范围为71.9~81.0厘米。男性各年龄组腰围平均数大于同龄女性。男性55~59岁城镇非体力劳动者腰围平均数最大，为89.8厘米；20~24岁城镇体力劳动者腰围平均数最小，为79.5厘米。女性55~59岁城镇体力劳动者腰围平均数最大，为81.2厘米；20~24岁城镇体力劳动者腰围平均数最小，为68.1厘米（表21）。

表21 衢州市成年人腰围平均数　　　　　　　　　　　　　　　　　　单位：厘米

年龄组（岁）	男				女			
	合计	农民	城镇体力	城镇非体力	合计	农民	城镇体力	城镇非体力
20~24	81.1	81.9	79.5	81.8	71.9	73.2	68.1	74.0
25~29	83.7	84.0	84.9	82.2	72.9	73.4	71.7	73.5
30~34	83.7	83.6	82.1	85.3	74.6	75.9	74.4	73.4
35~39	85.5	88.0	84.2	84.2	76.8	75.6	76.7	78.1
40~44	85.1	84.5	84.0	86.7	78.4	78.6	78.1	78.4
45~49	85.9	85.2	85.6	86.9	78.2	77.1	79.0	78.3
50~54	86.7	87.0	86.4	86.8	80.0	79.8	79.0	81.0
55~59	88.8	89.3	87.5	89.8	81.0	80.9	81.2	80.9
合计	85.1	85.4	84.3	85.5	76.7	76.8	76.1	77.1

（4）臀围

男女成年人臀围平均数分别为93.7厘米、90.2厘米，男性臀围平均数随年龄增长呈波动变化，女性臀围平均数随年龄增大大体增加。变化范围，男性为93.2~94.4厘米，女性为87.7~91.3厘米。男性各年龄组臀围平均数均大于同龄女性。男性30~34岁农民臀围平均数最大，为97.0厘米，20~24岁城镇体力劳动者臀围平均数最小，为91.0厘米；女性35~39岁城镇非体力劳动者臀围平均数最大，为91.9厘米，20~24岁城镇体力劳动者臀围平均数最小，为83.8厘米（表22）。

表22　衢州市成年人臀围平均数　　　　　　　　单位：厘米

年龄组（岁）	男				女			
	合计	农民	城镇体力	城镇非体力	合计	农民	城镇体力	城镇非体力
20~24	93.3	93.8	91.0	94.9	87.7	89.2	83.8	89.6
25~29	93.9	95.2	93.3	93.2	88.2	89.5	85.1	89.8
30~34	93.9	97.0	91.3	93.5	89.5	91.6	88.0	88.9
35~39	93.7	95.3	92.6	93.2	91.1	90.7	90.7	91.9
40~44	93.2	93.4	92.6	93.5	91.2	91.1	90.9	91.7
45~49	93.7	93.7	93.0	94.4	91.2	90.3	91.8	91.4
50~54	93.3	93.5	92.9	93.6	91.3	91.8	90.4	91.5
55~59	94.4	94.5	93.4	95.3	91.1	91.3	91.1	90.9
合计	93.7	94.5	92.5	94.0	90.2	90.7	89.0	90.7

（5）腰臀比

男女成年人腰臀比平均数分别为0.91、0.85，随年龄增长而增大。变化范围，男性为0.87~0.94，女性为0.82~0.89。男性各年龄组腰臀比平均数均大于同龄女性，男女性三类人群的腰臀比平均数差别不大（表23）。

表23　衢州市成年人腰臀比平均数

年龄组（岁）	男				女			
	合计	农民	城镇体力	城镇非体力	合计	农民	城镇体力	城镇非体力
20~24	0.87	0.87	0.87	0.86	0.82	0.82	0.82	0.83
25~29	0.89	0.88	0.91	0.88	0.83	0.82	0.84	0.82
30~34	0.89	0.86	0.90	0.91	0.83	0.83	0.85	0.83
35~39	0.91	0.92	0.91	0.90	0.84	0.83	0.85	0.85
40~44	0.91	0.90	0.91	0.93	0.86	0.86	0.86	0.86
45~49	0.92	0.91	0.92	0.92	0.86	0.86	0.86	0.86
50~54	0.93	0.93	0.93	0.93	0.88	0.87	0.87	0.88
55~59	0.94	0.94	0.94	0.94	0.89	0.88	0.89	0.89
合计	0.91	0.90	0.91	0.91	0.85	0.85	0.86	0.85

（6）体脂率

男女成年人体脂率平均数分别为23.4%、29.1%。男性各年龄组体脂率平均数随年龄增长呈波动变化，变化范围为21.2%~24.4%；女性各年龄组体脂率平均数随年龄增加而增大，变化范围为25.6%~31.4%。女性各年龄组体脂率平均数均大于同龄男性。男性35~39岁农民和55~59岁城镇非体力劳动者体脂率平均数最大，为25.2%，20~24岁城镇体力劳动者体脂率平均数最小，为20.2%；除30~34岁和55~59岁组外，女性城镇非体力劳动者体脂率平均数最大（表24）。

表24　衢州市成年人体脂率平均数　　　　　　　　单位：%

年龄组（岁）	男				女			
	合计	农民	城镇体力	城镇非体力	合计	农民	城镇体力	城镇非体力
20~24	21.2	21.1	20.2	22.1	25.6	25.0	25.1	26.5
25~29	22.8	23.1	23.4	21.8	26.7	26.6	26.4	27.0
30~34	23.6	23.7	22.4	24.7	27.8	28.6	27.9	27.0
35~39	24.3	25.2	23.9	23.6	29.7	29.2	29.6	30.2
40~44	23.5	23.3	22.4	24.7	30.3	30.1	30.3	30.6
45~49	23.9	23.2	24.3	24.2	30.5	29.9	30.5	31.1
50~54	23.6	23.8	23.3	23.6	31.2	30.4	31.4	31.9
55~59	24.4	24.5	23.6	25.2	31.4	31.0	31.7	31.3
合计	23.4	23.5	23.0	23.8	29.1	28.9	29.1	29.4

2. 身体机能

（1）安静脉搏

男女成年人安静脉搏平均数分别为83.0次/分、82.0次/分。男性各年龄组安静脉搏平均数随年龄增长而呈波动变化，变化范围为79.9~84.6次/分；除45~49岁组外，女性各年龄组安静脉搏平均数随年龄增长而减小，变化范围为78.2~86.5次/分。除40~44岁、50~54岁和55~59岁组外，男性城镇非体力劳动者安静脉搏平均数最高；除30~34岁和55~59岁组外，女性城镇非体力劳动者安静脉搏平均数最高（表25）。

表25 衢州市成年人安静脉搏平均数 单位：次/分

年龄组（岁）	男				女			
	合计	农民	城镇体力	城镇非体力	合计	农民	城镇体力	城镇非体力
20~24	84.3	84.8	82.9	85.2	86.5	86.3	84.5	88.3
25~29	83.4	80.8	84.3	85.0	86.3	85.2	84.0	89.4
30~34	84.6	83.8	83.7	86.3	82.5	79.8	84.5	83.5
35~39	84.1	84.2	82.8	85.4	81.6	82.5	79.7	82.7
40~44	83.5	80.9	85.0	84.4	80.0	78.2	80.5	81.5
45~49	81.9	81.1	81.7	82.9	80.7	78.7	79.9	83.5
50~54	82.2	81.5	82.7	82.4	79.5	79.4	78.5	80.5
55~59	79.9	79.2	81.2	79.2	78.2	76.6	79.6	78.4
合计	83.0	82.1	83.0	83.9	82.0	80.9	81.4	83.6

（2）血压

男女成年人收缩压平均数分别为134.2毫米汞柱、126.3毫米汞柱，舒张压平均数分别为84.1毫米汞柱、76.8毫米汞柱。除30~34岁、35~39岁组外，男女成年人各年龄组收缩压平均数随年龄增长而增大，变化范围分别为131.1~138.2毫米汞柱和119.7~135.0毫米汞柱。除40~44岁和55~59岁组外，男性各年龄组舒张压平均数随年龄增长而增大，变化范围为79.2~88.1毫米汞柱；除30~34岁和55~59岁组外，女性各年龄组舒张压平均数随年龄增加而增大，变化范围为72.5~80.5毫米汞柱。男性各年龄组收缩压和舒张压平均数均大于同龄女性。男性55~59岁城镇非体力劳动者收缩压平均数最高，为141.2毫米汞柱，25~29岁和40~44岁农民收缩压平均数最低，为129.2毫米汞柱；女性55~59岁城镇非体力劳动者收缩压平均数最高，为138.6毫米汞柱，30~34岁城镇非体力劳动者收缩压平均数最低，为117.1毫米汞柱。男性45~49岁农民舒张压平均数最高，为89.2毫米汞柱，20~24岁农民舒张压平均数最小，为77.7毫米汞柱；女性50~54岁农民舒张压平均数最高，为83.3毫米汞柱，30~34岁城镇非体力劳动者舒张压平均数最低，为69.8毫米汞柱（表26、表27）。

表26 衢州市成年人收缩压平均数 单位：毫米汞柱

年龄组（岁）	男				女			
	合计	农民	城镇体力	城镇非体力	合计	农民	城镇体力	城镇非体力
20~24	131.3	131.3	132.3	130.4	121.0	118.6	122.4	122.1
25~29	131.9	129.2	131.8	134.5	121.2	121.3	120.7	121.6
30~34	131.1	130.9	129.8	132.8	119.7	118.8	123.6	117.1
35~39	134.1	136.1	132.0	134.3	123.3	122.1	125.1	122.6
40~44	133.8	129.2	136.5	135.5	126.9	123.1	126.0	131.8
45~49	135.6	137.3	136.2	133.2	130.3	132.9	130.2	128.1
50~54	137.6	138.3	136.9	137.4	133.1	135.4	134.2	129.8
55~59	138.2	136.4	137.0	141.2	135.0	132.3	134.3	138.6
合计	134.2	133.6	134.1	134.9	126.3	125.6	127.1	126.2

表27　衢州市成年人舒张压平均数　　　　　　　　　单位：毫米汞柱

年龄组 （岁）	男				女			
	合计	农民	城镇体力	城镇非体力	合计	农民	城镇体力	城镇非体力
20~24	79.2	77.7	80.8	79.2	73.3	71.2	75.5	73.4
25~29	79.3	77.9	79.1	80.7	74.6	76.0	74.2	73.7
30~34	82.0	81.3	82.4	82.2	72.5	71.9	76.2	69.8
35~39	85.8	86.7	85.3	85.4	75.6	75.5	76.1	75.1
40~44	85.7	83.0	85.8	88.1	78.5	77.0	77.0	81.6
45~49	87.6	89.2	87.6	86.0	79.7	81.3	78.4	79.3
50~54	88.1	88.4	87.8	88.0	80.5	83.3	79.8	78.3
55~59	85.2	85.8	83.0	86.9	79.5	78.4	81.7	78.5
合计	84.1	83.8	84.0	84.5	76.8	76.8	77.4	76.1

（3）肺活量

男女成年人肺活量的平均数分别为3681.5毫升、2464.2毫升，随年龄增长而下降。变化范围，男性为3009.4~4153.1毫升，女性为1993.5~2764.9毫升。男性各年龄组肺活量平均数均大于同龄女性。除35~39岁、40~44岁和45~49岁组外，男性城镇体力劳动者肺活量平均数最大；除30~34岁、50~54岁和55~59岁组外，女性城镇体力劳动者肺活量平均数最大（表28）。

表28　衢州市成年人肺活量平均数　　　　　　　　　　单位：毫升

年龄组 （岁）	男				女			
	合计	农民	城镇体力	城镇非体力	合计	农民	城镇体力	城镇非体力
20~24	4153.1	4099.6	4346.5	4018.1	2764.9	2743.1	2814.8	2742.2
25~29	3973.2	3920.2	4046.1	3955.3	2682.5	2670.2	2763.1	2620.7
30~34	3966.1	3878.0	4108.4	3908.8	2655.6	2505.7	2700.3	2762.0
35~39	3851.9	3824.6	3865.8	3866.1	2649.9	2627.8	2775.4	2553.7
40~44	3741.7	3715.8	3718.5	3787.2	2440.7	2358.5	2503.9	2463.5
45~49	3469.2	3454.2	3473.7	3479.5	2374.4	2288.6	2469.8	2366.9
50~54	3276.8	3179.5	3391.9	3259.1	2136.7	2139.9	2137.7	2132.6
55~59	3009.4	2968.0	3146.7	2905.4	1993.5	1926.0	2008.1	2047.2
合计	3681.5	3632.2	3758.6	3653.1	2464.2	2407.5	2521.5	2466.1

3. 身体素质

（1）力量素质

握力主要反映受试者前臂及手部肌肉的最大力量，从一个侧面反映受试者的最大肌力。

男女成年人握力平均数分别为43.1千克、26.0千克，大体随年龄增长呈先增加后减小趋势。变化范围，男性为41.2~44.7千克，女性为24.6~27.6千克。男性各年龄组握力平均数明显大于同龄女性。男性40~44岁城镇非体力劳动者握力平均数最大，为46.5千克，50~54岁农民握力平均数最小，为40.7千克；女性35~39岁城镇体力劳动者握力平均数最大，为28.4千克，55~59岁农民握力平均数最小，为24.0千克（表29）。

表29　衢州市成年人握力平均数　　　　　　　　　　单位：干克

年龄组 （岁）	男				女			
	合计	农民	城镇体力	城镇非体力	合计	农民	城镇体力	城镇非体力
20~24	42.2	42.6	42.3	41.6	25.3	25.0	25.9	25.0
25~29	43.0	43.4	44.1	41.7	25.1	24.6	25.5	25.3
30~34	43.4	41.9	45.3	43.0	25.3	24.1	26.8	25.2

续表

年龄组	男				女			
（岁）	合计	农民	城镇体力	城镇非体力	合计	农民	城镇体力	城镇非体力
35~39	44.7	44.5	44.0	45.8	27.6	27.4	28.4	27.0
40~44	44.6	43.0	44.1	46.5	27.4	26.3	28.3	27.5
45~49	43.7	42.7	44.8	43.5	26.9	25.5	28.1	27.1
50~54	41.8	40.7	42.5	42.3	25.6	25.9	25.3	25.6
55~59	41.2	41.0	41.4	41.1	24.6	24.0	24.9	24.9
合计	43.1	42.5	43.6	43.2	26.0	25.4	26.7	25.9

背力反映的是受试者腰背部伸展动作的最大肌力，从一个侧面反映受试者的最大肌力。

男女成年人背力平均数分别为113.3千克、61.8千克，随年龄增长呈波动变化。变化范围，男性为111.1~116.0千克，女性为57.7~66.0千克。男性各年龄组背力平均数均大于同龄女性。男性35~39岁城镇体力劳动者背力平均数最大，为120.1千克，55~59岁城镇非体力劳动者背力平均数最小，为105.8千克；女性45~49岁城镇体力劳动者握力平均数最大，为71.0千克，25~29岁农民背力平均数最小，为52.9千克（表30）。

表30　衢州市成年人背力平均数　　　　　　　　　　　　　　　单位：千克

年龄组	男				女			
（岁）	合计	农民	城镇体力	城镇非体力	合计	农民	城镇体力	城镇非体力
20~24	111.1	112.8	108.2	112.3	59.5	59.9	61.1	57.8
25~29	112.9	116.5	112.7	109.8	57.7	52.9	58.8	61.0
30~34	113.3	111.3	115.7	112.9	60.1	60.5	60.4	59.4
35~39	115.5	114.6	120.1	111.1	62.8	63.7	63.8	61.2
40~44	116.0	108.9	119.0	119.8	64.8	60.9	66.5	67.0
45~49	114.6	112.3	115.0	116.5	66.0	60.5	71.0	66.7
50~54	111.3	110.1	112.0	111.7	62.4	60.7	62.0	64.4
55~59	111.6	115.2	114.0	105.8	60.8	57.5	59.8	65.2
合计	113.3	112.7	114.7	112.6	61.8	59.6	63.0	62.7

纵跳主要反映受试者的下肢爆发力和全身协调用力的能力，从一个侧面反映受试者力量素质。

男女成年人纵跳平均数分别为33.5厘米、22.7厘米，除女性35~39岁组外，纵跳平均数随着年龄的增长而减小。变化范围，男性为28.6~38.2厘米，女性为20.1~25.4厘米。男性各年龄组纵跳表现均好于同龄女性。男性20~24岁农民纵跳平均数最大，为39.2厘米，55~59岁城镇非体力劳动者纵跳平均数最小，为28.4厘米；女性20~24岁农民纵跳平均数最大，为25.9厘米，50~54岁和55~59岁城镇体力劳动者纵跳平均数最小，为19.5厘米（表31）。

表31　衢州市成年人纵跳平均数　　　　　　　　　　　　　　　单位：厘米

年龄组	男				女			
（岁）	合计	农民	城镇体力	城镇非体力	合计	农民	城镇体力	城镇非体力
20~24	38.2	39.2	37.3	38.1	25.4	25.9	25.8	24.7
25~29	36.6	37.0	37.1	35.9	24.7	24.5	25.2	24.5
30~34	35.8	36.6	35.1	35.6	23.3	21.4	25.0	23.7
35~39	35.4	34.9	35.5	35.6	23.8	24.6	24.4	22.4
40~44	33.0	33.3	33.2	32.5	22.4	21.7	22.2	23.5
45~49	31.5	32.3	31.3	31.0	21.2	20.2	21.8	21.5
50~54	29.2	28.6	29.8	29.0	20.3	21.3	19.5	20.0
55~59	28.6	28.7	28.6	28.4	20.1	20.1	19.5	20.8
合计	33.5	33.8	33.5	33.3	22.7	22.5	22.9	22.7

1分钟仰卧起坐和俯卧撑（男）/跪卧撑（女）反映的是受试者的肌肉耐力，从一个侧面反映人体的力量素质。

男女成年人1分钟仰卧起坐平均数分别为22.5次、18.2次，除男性40~44岁组外，1分钟仰卧起坐平均数随年龄增加而减少。变化范围，男性为16.1~26.2次，女性为12.5~23.0次。男性各年龄组1分钟仰卧起坐平均数均大于同龄女性。男性20~24岁城镇非体力劳动者1分钟仰卧起坐平均数最多，为27.4次，55~59岁城镇体力劳动者1分钟仰卧起坐平均数最少，为15.7次。女性20~24岁农民1分钟仰卧起坐平均数最多，为23.9次，55~59岁城镇体力劳动者1分钟仰卧起坐平均数最少，为11.6次（表32）。

表32　衢州市成年人1分钟仰卧起坐平均数　　　　　　　　　　　　　　　　单位：次

年龄组（岁）	男				女			
	合计	农民	城镇体力	城镇非体力	合计	农民	城镇体力	城镇非体力
20~24	26.2	26.2	25.1	27.4	23.0	23.9	21.9	23.1
25~29	25.7	26.7	25.1	25.3	21.7	20.9	22.7	21.5
30~34	24.7	24.3	24.4	25.5	19.9	18.7	19.9	21.1
35~39	23.9	24.2	25.7	21.4	18.8	19.3	18.0	19.2
40~44	24.1	24.6	24.0	23.7	18.6	18.7	18.1	19.0
45~49	20.7	22.3	19.9	19.8	16.9	17.7	17.7	15.4
50~54	18.8	19.9	18.1	18.2	14.1	14.6	14.0	13.7
55~59	16.1	16.5	15.7	16.1	12.5	12.5	11.6	13.4
合计	22.5	23.1	22.2	22.3	18.2	18.3	18.0	18.3

男女成年人俯卧撑（男）/跪卧撑（女）平均数分别为20.8次、16.0次，34岁以后，其平均数大体随年龄增加而减小。变化范围，男性为15.4~23.5次，女性为13.5~17.4次。男性各年龄组俯卧撑平均数均大于同龄女性跪卧撑平均数。除35~39岁和45~49岁组外，男性农民俯卧撑平均数最多；除40~44岁组外，女性农民跪卧撑平均数最多（表33）。

表33　衢州市成年人俯卧撑（男）/跪卧撑（女）平均数　　　　　　　　　　单位：次

年龄组（岁）	男				女			
	合计	农民	城镇体力	城镇非体力	合计	农民	城镇体力	城镇非体力
20~24	23.2	24.6	22.0	23.0	15.8	17.1	15.7	14.5
25~29	23.4	25.6	21.2	23.4	16.4	17.4	16.6	15.3
30~34	23.5	24.3	23.7	22.3	16.3	17.8	16.7	14.5
35~39	22.6	22.4	23.2	22.1	17.4	18.4	17.1	16.8
40~44	21.0	22.0	19.3	21.7	16.2	16.4	17.0	15.3
45~49	19.6	19.3	19.2	20.2	16.4	17.0	16.1	16.3
50~54	17.5	19.1	15.8	17.6	15.6	17.0	15.7	14.1
55~59	15.4	16.4	13.5	16.4	13.5	13.9	13.0	13.5
合计	20.8	21.8	19.7	20.9	16.0	16.9	16.0	15.0

（2）柔韧素质

坐位体前屈反映的是受试者的柔韧素质。

男女成年人坐位体前屈平均数分别为3.4厘米、7.5厘米，随年龄增长呈波动变化。变化范围，男性为1.7~5.0厘米，女性为6.2~10.3厘米。女性各年龄组坐位体前屈平均数大于同龄男性。男性45~49岁农民坐位体前屈表现最好，为6.2厘米，50~54岁城镇非体力劳动者坐位体前屈表现最差，为0.2厘米；女性20~24岁城镇非体力劳动者坐位体前屈表现最好，为11.8厘米，30~34岁城镇非体力劳动者和55~59岁农民坐位体前屈表现最差，为4.1厘米（表34）。

表34　衢州市成年人坐位体前屈平均数　　　　　单位：厘米

年龄组（岁）	男				女			
	合计	农民	城镇体力	城镇非体力	合计	农民	城镇体力	城镇非体力
20～24	5.0	5.7	5.4	4.0	10.3	8.2	11.1	11.8
25～29	4.5	5.2	3.3	5.1	8.5	10.4	8.8	6.4
30～34	2.9	2.8	5.1	0.5	6.7	7.2	8.9	4.1
35～39	3.8	4.2	3.7	3.4	6.2	7.9	6.4	4.5
40～44	3.3	2.8	3.5	3.7	8.1	9.2	8.4	6.4
45～49	4.1	6.2	1.6	4.5	7.4	9.1	5.8	7.3
50～54	1.7	2.7	2.2	0.2	7.0	6.9	6.7	7.3
55～59	1.8	2.3	0.7	2.4	6.2	4.1	7.6	6.8
合计	3.4	4.0	3.2	3.0	7.5	7.9	8.0	6.8

（3）平衡能力

闭眼单脚站立反映的是受试者的平衡能力。

男女成年人闭眼单脚站立平均数分别为21.6秒、22.4秒，随年龄增长而波动减少。变化范围，男性为19.2～24.1秒，女性为18.8～23.9秒。除20～24岁和55～59岁组外，女性各年龄组闭眼单脚站立平均数大于或等于同龄男性。除25～29岁和45～49岁组外，男性农民闭眼单脚站立平均数最大；20～24岁女性城镇非体力劳动者闭眼单脚站立平均数最大，为27.1秒，55～59岁女性城镇非体力劳动者闭眼单脚站立平均数最小，为17.1秒（表35）。

表35　衢州市成年人闭眼单脚站立平均数　　　　　单位：秒

年龄组（岁）	男				女			
	合计	农民	城镇体力	城镇非体力	合计	农民	城镇体力	城镇非体力
20～24	24.1	25.6	22.8	23.8	23.9	21.9	22.4	27.1
25～29	23.1	22.8	25.4	21.2	23.3	24.3	21.7	23.7
30～34	22.5	23.5	21.5	22.5	23.5	25.2	21.3	23.9
35～39	21.8	23.3	22.8	18.9	23.8	22.5	22.5	26.1
40～44	20.4	22.4	18.7	20.2	23.0	24.7	21.2	23.1
45～49	20.9	22.0	18.2	22.5	22.0	22.1	20.4	23.5
50～54	20.5	23.5	18.1	19.6	20.9	23.2	20.0	19.4
55～59	19.2	21.4	17.5	18.8	18.8	21.5	17.9	17.1
合计	21.6	23.1	20.6	20.9	22.4	23.2	20.9	23.1

（4）反应能力

选择反应时反映的是受试者的反应能力。

男女成年人选择反应时平均数分别为0.59秒、0.61秒，呈随年龄增长而增加的趋势。变化范围，男性为0.54～0.64秒，女性为0.58～0.68秒。男性各年龄组反应能力均好于同龄女性。男性55～59岁城镇非体力劳动者选择反应时平均数最大，为0.65秒，20～24岁农民选择反应时平均数最小，为0.53秒；女性55～59岁城镇体力劳动者选择反应时平均数最大，为0.71秒，25～29岁城镇体力劳动者选择反应时平均数最小，为0.56秒（表36）。

表36　衢州市成年人选择反应时平均数　　　　　单位：秒

年龄组（岁）	男				女			
	合计	农民	城镇体力	城镇非体力	合计	农民	城镇体力	城镇非体力
20～24	0.54	0.53	0.57	0.54	0.58	0.59	0.57	0.58
25～29	0.56	0.57	0.56	0.55	0.58	0.60	0.56	0.57
30～34	0.56	0.56	0.56	0.56	0.58	0.58	0.59	0.58

年龄组	男				女			
（岁）	合计	农民	城镇体力	城镇非体力	合计	农民	城镇体力	城镇非体力
35~39	0.57	0.57	0.57	0.58	0.59	0.59	0.60	0.59
40~44	0.59	0.59	0.60	0.58	0.61	0.62	0.61	0.61
45~49	0.60	0.59	0.61	0.62	0.63	0.63	0.63	0.63
50~54	0.62	0.61	0.63	0.63	0.65	0.65	0.64	0.66
55~59	0.64	0.62	0.64	0.65	0.68	0.66	0.71	0.68
合计	0.59	0.58	0.59	0.59	0.61	0.61	0.62	0.61

（三）老年人（60~79岁）

1.身体形态

（1）身高

男女老年人身高平均数分别为162.4厘米、151.8厘米，随年龄增长而减小。变化范围，男性为159.9~163.8厘米，女性为150.4~153.3厘米。男性各年龄组身高平均数均大于同龄女性。城镇老年人身高平均数均大于乡村老年人（表37）。

表37　衢州市老年人身高平均数　　　　　单位：厘米

年龄组（岁）	男			女		
	合计	乡村	城镇	合计	乡村	城镇
60~64	163.8	163.2	164.3	153.3	152.0	154.5
65~69	163.8	163.0	164.7	152.2	151.0	153.4
70~74	161.8	161.3	162.4	151.0	149.9	152.3
75~79	159.9	159.2	160.6	150.4	148.4	152.3
合计	162.4	161.7	163.0	151.8	150.4	153.2

（2）体重与BMI

男女老年人体重平均数分别为64.1千克、55.7千克，随年龄增长而减小。变化范围，男性为61.8~65.9千克，女性为55.4~57.4千克。男性各年龄组体重平均数均大于同龄女性。除60~64岁组外，城镇男性体重平均数均大于乡村男性；除65~69岁、70~74岁组外，城镇女性体重平均数均大于乡村女性（表38）。

表38　衢州市老年人体重平均数　　　　　单位：千克

年龄组（岁）	男			女		
	合计	乡村	城镇	合计	乡村	城镇
60~64	65.9	67.0	64.8	57.4	57.1	57.6
65~69	65.8	64.6	67.1	56.2	56.5	56.0
70~74	62.8	61.9	63.8	54.6	55.1	54.1
75~79	61.8	60.7	62.9	54.4	53.9	54.9
合计	64.1	63.6	64.7	55.7	55.7	55.7

男女老年人BMI［体重（千克）/身高^2（米^2）］平均数分别为24.3千克/米^2、24.2千克/米^2。除75~79岁组外，男女BMI平均数呈随年龄增长而减小的趋势。除60~64岁组外，城镇男性BMI平均数大于乡村男性；乡村女性BMI平均数大于城镇女性（表39）。

表39　衢州市老年人BMI平均数　　　　　单位：千克/米^2

年龄组（岁）	男			女		
	合计	乡村	城镇	合计	乡村	城镇
60~64	24.5	25.1	24.0	24.4	24.7	24.2

年龄组（岁）	男			女		
	合计	乡村	城镇	合计	乡村	城镇
65~69	24.5	24.2	24.7	24.3	24.8	23.8
70~74	24.0	23.7	24.2	23.9	24.5	23.3
75~79	24.1	23.9	24.4	24.0	24.4	23.6
合计	24.3	24.2	24.3	24.2	24.6	23.7

（3）腰围

男女老年人腰围平均数分别为87.0厘米、84.6厘米，随年龄增长呈波动变化。变化范围，男性为86.4~87.3厘米，女性为83.0~85.5厘米。男性各年龄组腰围平均数均大于同龄女性。除60~64岁组外，城镇男性腰围平均数大于乡村男性；乡村女性腰围平均数大于城镇女性（表40）。

表40　衢州市老年人腰围平均数　　　　　　　　　　　单位：厘米

年龄组（岁）	男			女		
	合计	乡村	城镇	合计	乡村	城镇
60~64	86.9	88.2	85.6	83.0	83.9	82.1
65~69	87.2	85.7	88.7	85.5	86.2	84.7
70~74	86.4	85.1	87.7	84.6	85.8	83.1
75~79	87.3	87.2	87.4	85.5	86.0	85.1
合计	87.0	86.6	87.3	84.6	85.5	83.7

（4）臀围

男女老年人臀围平均数分别为93.6厘米、92.1厘米。男性臀围平均数随年龄增长而增大，女性臀围平均数随年龄增长呈波动变化。变化范围，男性为93.2~93.8厘米，女性为91.8~92.4厘米。男性各年龄组臀围平均数均大于同龄女性。除60~64岁、75~79岁组外，城镇男性臀围平均数大于乡村男性；除60~64岁、70~74岁组外，城镇女性臀围平均数大于乡村女性（表41）。

表41　衢州市老年人臀围平均数　　　　　　　　　　　单位：厘米

年龄组（岁）	男			女		
	合计	乡村	城镇	合计	乡村	城镇
60~64	93.2	94.5	92.0	92.0	92.1	92.0
65~69	93.7	93.0	94.5	92.2	91.9	92.4
70~74	93.7	92.7	94.7	91.8	92.0	91.7
75~79	93.8	94.1	93.5	92.4	92.0	92.9
合计	93.6	93.6	93.6	92.1	92.0	92.3

（5）腰臀比

男女老年人腰臀比平均数分别为0.93、0.92。整体变化范围不大，男性为0.92~0.93，女性为0.90~0.93。男性各年龄组腰臀比平均数均大于或等于女性。城镇男性腰臀比平均数大于或等于乡村男性；乡村女性腰臀比平均数大于城镇女性（表42）。

表42　衢州市老年人腰臀比平均数

年龄组（岁）	男			女		
	合计	乡村	城镇	合计	乡村	城镇
60~64	0.93	0.93	0.93	0.90	0.91	0.89
65~69	0.93	0.92	0.94	0.93	0.94	0.92
70~74	0.92	0.92	0.93	0.92	0.93	0.91

续表

年龄组（岁）	男			女		
	合计	乡村	城镇	合计	乡村	城镇
75~79	0.93	0.93	0.94	0.92	0.93	0.92
合计	0.93	0.92	0.93	0.92	0.93	0.91

（6）体脂率

男女老年人体脂率平均数分别为23.1%、32.5%，随年龄增长呈波动变化。变化范围，男性为22.6%~23.4%，女性为31.9%~32.8%。女性各年龄组体脂率平均数均大于同龄男性。除60~64岁组外，城镇男性体脂率平均数大于乡村男性；除75~79岁组外，城镇女性体脂率平均数小于乡村女性（表43）。

表43　衢州市老年人体脂率平均数　　　　　　　　　　　　　　　　单位：%

年龄组（岁）	男			女		
	合计	乡村	城镇	合计	乡村	城镇
60~64	23.1	24.5	21.9	32.5	32.8	32.3
65~69	23.3	22.8	23.9	32.6	33.1	32.0
70~74	22.6	22.4	22.9	31.9	32.7	31.0
75~79	23.4	22.9	24.0	32.8	32.8	32.9
合计	23.1	23.1	23.1	32.5	32.8	32.1

2. 身体机能

（1）安静脉搏

男女老年人安静脉搏平均数分别为79.8次/分、80.6次/分，男性老年人安静脉搏平均数随年龄增长呈波动变化，女性老年人安静脉搏平均数随年龄增长而增大。变化范围，男性为79.2~80.3次/分，女性为78.3~82.2次/分。60~64岁、65~69岁组男性城镇老年人安静脉搏平均数大于乡村老年人；70~74岁、75~79岁组女性乡村老年人安静脉搏平均数大于城镇老年人（表44）。

表44　衢州市老年人安静脉搏平均数　　　　　　　　　　　　　　单位：次/分

年龄组（岁）	男			女		
	合计	乡村	城镇	合计	乡村	城镇
60~64	79.7	79.0	80.3	78.3	76.1	80.5
65~69	80.1	76.8	83.5	80.4	77.9	82.9
70~74	79.2	80.9	77.5	81.7	82.1	81.2
75~79	80.3	82.3	78.3	82.2	83.2	81.2
合计	79.8	79.7	79.9	80.6	79.8	81.5

（2）血压

男女老年人收缩压平均数分别为146.9毫米汞柱、144.8毫米汞柱。男性老年人收缩压平均数随年龄增长而增大，女性老年人收缩压平均数随年龄增长而波动变化。变化范围，男性为142.9~150.5毫米汞柱，女性为142.9~147.2毫米汞柱。除60~64岁组外，男性各年龄组收缩压平均数均高于同龄女性。除70~74岁组外，城镇男性收缩压平均数大于乡村男性；除70~74岁组外，乡村女性收缩压平均数大于或等于城镇女性（表45）。

表45　衢州市老年人收缩压平均数　　　　　　　　　　　　　　单位：毫米汞柱

年龄组（岁）	男			女		
	合计	乡村	城镇	合计	乡村	城镇
60~64	142.9	142.5	143.3	143.0	145.3	140.8
65~69	145.1	144.8	145.5	142.9	143.5	142.2
70~74	149.2	149.3	149.0	147.2	147.1	147.3

续表

年龄组（岁）	男			女		
	合计	乡村	城镇	合计	乡村	城镇
75~79	150.5	145.9	155.2	146.4	146.4	146.4
合计	146.9	145.6	148.1	144.8	145.5	144.0

男女老年人舒张压平均数分别为84.8毫米汞柱、79.5毫米汞柱，随年龄增长先减小后增大。变化范围，男性为84.0~86.2毫米汞柱，女性为77.6~81.2毫米汞柱。男性各年龄组舒张压平均数均高于同龄女性。60~64岁、70~74岁组乡村男性舒张压平均数大于城镇男性；65~69岁、75~79岁组乡村男性舒张压平均数小于城镇男性。60~64岁、65~69岁组乡村女性舒张压平均数大于城镇女性，70~74岁、75~79岁组城镇女性舒张压平均数大于乡村女性（表46）。

表46　衢州市老年人舒张压平均数　　　　　　　　　　　　单位：毫米汞柱

年龄组（岁）	男			女		
	合计	乡村	城镇	合计	乡村	城镇
60~64	86.2	86.6	85.7	81.2	81.7	80.8
65~69	84.3	84.3	84.4	80.1	81.5	78.6
70~74	84.0	84.1	83.8	77.6	77.1	78.2
75~79	84.9	84.2	85.6	79.2	78.1	80.2
合计	84.8	84.8	84.9	79.5	79.6	79.5

（3）肺活量

男女老年人肺活量平均数分别为2311.9毫升、1514.1毫升，随年龄增长而减小。变化范围，男性为1931.4~2663.2毫升，女性为1339.1~1783.6毫升。男性各年龄组肺活量平均数均大于同龄女性。男性65~69岁、70~74岁组和女性65~69岁组乡村老年人肺活量平均数高于城镇老年人，而其他组别城镇老年人肺活量平均数高于乡村老年人（表47）。

表47　衢州市老年人肺活量平均数　　　　　　　　　　　　　单位：毫升

年龄组（岁）	男			女		
	合计	乡村	城镇	合计	乡村	城镇
60~64	2663.2	2634.7	2689.6	1783.6	1629.2	1932.3
65~69	2528.5	2531.4	2525.6	1562.2	1639.4	1483.6
70~74	2100.5	2126.4	2074.6	1350.3	1330.4	1372.7
75~79	1931.4	1927.6	1935.2	1339.1	1272.5	1401.8
合计	2311.9	2308.1	2315.6	1514.1	1472.8	1555.7

（4）2分钟原地高抬腿

男女老年人2分钟原地高抬腿平均数分别为65.6次、64.8次，随年龄增长而减少。变化范围，男性为61.5~68.4次，女性为58.7~72.6次。除60~64岁组外，男性各年龄组2分钟原地高抬腿平均数均高于女性。60~64岁、65~69岁组乡村男性2分钟原地高抬腿平均数低于城镇男性；70~74岁、75~79岁组乡村男性2分钟原地高抬腿平均数高于城镇男性。除女性75~79岁组外，城镇女性2分钟原地高抬腿平均数高于乡村女性（表48）。

表48　衢州市老年人2分钟原地高抬腿平均数　　　　　　　　　单位：次

年龄组（岁）	男			女		
	合计	乡村	城镇	合计	乡村	城镇
60~64	68.4	67.5	69.2	72.6	68.5	76.6
65~69	68.0	67.3	68.7	66.6	65.6	67.7

年龄组（岁）	男			女		
	合计	乡村	城镇	合计	乡村	城镇
70~74	64.5	65.8	63.2	60.6	59.4	62.0
75~79	61.5	61.8	61.2	58.7	59.0	58.5
合计	65.6	65.6	65.6	64.8	63.2	66.4

3. 身体素质

（1）力量素质

握力主要反映受试者前臂及手部肌肉的最大力量，从一个侧面反映受试者的最大肌力。

男女老年人握力平均数分别为33.5千克、22.5千克，随年龄增长而减小。变化范围，男性为30.3~36.0千克，女性为21.6~23.2千克。男性各年龄组握力平均数均大于同龄女性。城镇男性握力表现好于或等于乡村男性。60~64岁、70~74岁组城镇女性握力表现好于乡村女性；65~69岁、75~79岁组乡村女性握力表现好于城镇女性（表49）。

表49　衢州市老年人握力平均数　　　　　　　　　　　　　单位：千克

年龄组（岁）	男			女		
	合计	乡村	城镇	合计	乡村	城镇
60~64	36.0	36.0	36.0	23.2	21.7	24.8
65~69	35.2	35.1	35.3	22.8	23.4	22.1
70~74	32.5	30.1	34.8	22.5	21.9	23.2
75~79	30.3	29.7	30.9	21.6	21.9	21.3
合计	33.5	32.8	34.3	22.5	22.2	22.9

30秒坐站主要反映受试者的下肢力量，从一个侧面反映受试者力量素质。

男女老年人30秒坐站平均数分别为10.5次、10.2次，随年龄增加而减少。变化范围，男性为9.6~11.2次，女性为9.2~11.3次。除60~64岁组外，男性各年龄组30秒坐站平均数均大于同龄女性。除女性60~64岁、65~69岁组外，男女性乡村老年人30秒坐站平均数均大于或等于城镇老年人（表50）。

表50　衢州市老年人30秒坐站平均数　　　　　　　　　　　单位：次

年龄组（岁）	男			女		
	合计	乡村	城镇	合计	乡村	城镇
60~64	11.2	11.6	10.8	11.3	11.3	11.4
65~69	10.9	10.9	10.9	10.8	10.7	10.8
70~74	10.2	10.5	9.9	9.5	9.6	9.4
75~79	9.6	9.9	9.4	9.2	9.7	8.7
合计	10.5	10.7	10.3	10.2	10.3	10.1

（2）柔韧素质

坐位体前屈反映的是受试者的柔韧素质。

男女老年人坐位体前屈平均数分别为−1.3厘米、4.1厘米，随年龄增长而减小。变化范围，男性为−3.0~0.2厘米，女性为1.9~7.4厘米。女性各年龄组坐位体前屈平均数均大于同龄男性。城镇老年人坐位体前屈表现好于乡村老年人（表51）。

表51　衢州市老年人坐位体前屈平均数　　　　　　　　　单位：厘米

年龄组（岁）	男			女		
	合计	乡村	城镇	合计	乡村	城镇
60~64	0.2	-0.1	0.5	7.4	6.3	8.4
65~69	-0.6	-2.1	0.8	3.4	2.8	4.1
70~74	-1.8	-2.6	-1.0	3.3	1.5	5.4
75~79	-3.0	-3.3	-2.7	1.9	1.7	2.2
合计	-1.3	-2.0	-0.6	4.1	3.1	5.1

（3）平衡能力

闭眼单脚站立反映的是受试者的平衡能力。

男女老年人闭眼单脚站立平均数分别为16.7秒、15.9秒，除75~79岁组，随年龄增长而减小。变化范围，男性为15.8~17.4秒，女性为14.4~17.5秒。除60~64岁组外，男性各年龄组闭眼单脚站立平均数大于或等于同龄女性。乡村老年人闭眼单脚站立平均数均大于城镇老年人（表52）。

表52　衢州市老年人闭眼单脚站立平均数　　　　　　　　　单位：秒

年龄组（岁）	男			女		
	合计	乡村	城镇	合计	乡村	城镇
60~64	17.4	20.3	14.6	17.5	18.2	16.8
65~69	16.5	17.2	15.8	16.5	17.7	15.3
70~74	15.8	17.3	14.3	14.4	15.6	13.1
75~79	17.1	17.9	16.3	15.0	15.4	14.6
合计	16.7	18.2	15.3	15.9	16.7	15.0

（4）反应能力

选择反应时反映的是受试者的反应能力。

男女老年人选择反应时平均数分别为0.71秒、0.73秒，除男性75~79岁组外，选择反应时平均数随年龄增长而增大。变化范围，男性为0.67~0.74秒，女性为0.69~0.77秒。男性各年龄组选择反应时平均数均小于同龄女性。城镇男性选择反应时平均数大于或等于乡村男性。60~64岁、65~69岁组乡村女性选择反应时平均数大于城镇女性；70~74岁、75~79岁组城镇女性选择反应时平均数大于乡村女性（表53）。

表53　衢州市老年人选择反应时平均数　　　　　　　　　单位：秒

年龄组（岁）	男			女		
	合计	乡村	城镇	合计	乡村	城镇
60~64	0.67	0.67	0.67	0.69	0.71	0.67
65~69	0.70	0.69	0.72	0.71	0.72	0.70
70~74	0.74	0.74	0.74	0.76	0.75	0.76
75~79	0.73	0.73	0.74	0.77	0.75	0.79
合计	0.71	0.71	0.72	0.73	0.73	0.73

四、2020年与2014年监测结果比较

（一）幼儿（3~6岁）

从身体形态指标来看，与2014年相比，2020年乡村男幼儿体重平均数增加，且存在显著性差异（$p<0.01$）；2020年男幼儿身高和坐高平均数无明显差异，表明6年来男幼儿生长发育速度基本不变。2020年城镇男幼儿胸围平均数均小于2014年，且存在显著性差异（$p<0.05$），表明6年来城镇男幼儿胸围减小。

身体机能指标方面，与2014年相比，2020年男幼儿安静心率平均数减小，且存在显著性差异（$p<0.01$）。

身体素质指标方面，与2014年相比，2020年男幼儿双脚连续跳平均数不存在显著性差异；立定跳远

（$p<0.01$）、坐位体前屈（$p<0.01$）和走平衡木（乡村$p<0.01$；城镇$p<0.05$）平均数均有所下降，且存在显著性差异。这说明6年时间里，男幼儿的力量素质、柔韧素质有所下降，平衡能力有所提升（表54）。

表54　2020年、2014年衢州市男性幼儿体质指标比较

指标	2020年		2014年	
	乡村	城镇	乡村	城镇
身高（厘米）	107.8	108.0	106.9	109.5
坐高（厘米）	59.9	59.7	60.1	61.0
体重（千克）	19.2**	19.4	17.9	19.2
胸围（厘米）	54.5	53.4*	54.2	54.4
安静心率（次/分）	94.3**	95.0**	99.9	107.7
双脚连续跳（秒）	7.8	7.0	8.2	7.1
立定跳远（厘米）	80.7**	81.0**	89.8	99.0
坐位体前屈（厘米）	7.8**	7.9**	10.1	9.7
走平衡木（秒）	7.7**	7.0*	11.8	10.9

注：* 代表$p<0.05$，** 代表$p<0.01$，下同。

从身体形态指标来看，与2014年相比，2020年城镇女幼儿身高平均数降低，且存在显著性差异（$p<0.01$）；2020年城镇女幼儿坐高平均数降低，且存在显著性差异（$p<0.01$）；2020年乡村女幼儿体重、胸围平均数增加，且存在显著性差异（$p<0.01$）。这表明6年来女幼儿纵向发育速度降低，横向发育速度增加。

身体机能指标方面，与2014年相比，2020年幼儿安静心率平均数减小，且存在显著性差异（$p<0.01$）。

身体素质指标方面，与2014年相比，2020年乡村女幼儿双脚连续跳、立定跳远、坐位体前屈和走平衡木平均数有所下降，且存在显著性差异（$p<0.01$）；城镇女幼儿立定跳远（$p<0.01$）、坐位体前屈（$p<0.01$）和走平衡木（乡村$p<0.01$；城镇$p<0.05$）平均数有所下降，且存在显著性差异。这表明6年来女幼儿的下肢力量和柔韧素质均有所下降，平衡能力有所提升（表55）。

表55　2020年、2014年衢州市女性幼儿体质指标比较

指标	2020年		2014年	
	乡村	城镇	乡村	城镇
身高（厘米）	107.5	106.4**	107.0	109.4
坐高（厘米）	60.1	59.2**	59.7	60.8
体重（千克）	18.6**	18.5	17.8	18.2
胸围（厘米）	54.1**	52.7	53.1	52.3
安静心率（次/分）	95.0**	97.0**	102.2	108.0
双脚连续跳（秒）	7.4**	7.3	8.8	6.7
立定跳远（厘米）	75.5**	74.1**	82.6	94.0
坐位体前屈（厘米）	8.7**	10.0**	11.6	12.3
走平衡木（秒）	7.8**	7.5*	13.4	11.2

（二）成年人（20～59岁）

身体形态指标方面，与2014年相比，2020年成年男性不同工作种类人群的身高平均数不存在显著性差异。2020年成年男性不同工作种类人群的体重平均数均有所上升，且存在显著性差异（$p<0.01$）。2020年成年男性不同工作种类人群的腰围平均数不存在显著性差异。2020年成年男性城镇体力劳动者的臀围平均数显著降低（$p<0.01$）。这说明6年时间里，男性成年人的重量有所增加。

身体机能指标方面，与2014年相比，2020年成年男性不同工作种类人群安静脉搏、收缩压和舒张压平均数均有所上升，且存在显著性差异（$p<0.01$）。此外，2020年成年男性的肺活量平均数与2014年相比有所上升，

除城镇非体力劳动者外，存在显著性差异（$p<0.01$）。这说明6年时间里成年男性的身体机能有明显变化。

身体素质指标方面，与2014年相比，2020年成年男性不同工作种类人群的握力平均数显著下降（$p<0.01$）。同时，2020年成年男性不同工作种类人群的背力平均数显著下降（$p<0.01$）。2020年成年男性农民（$p<0.01$）和城镇体力劳动者（$p<0.05$）的纵跳平均数显著上升。2020年成年男性城镇体力劳动者（$p<0.01$）和城镇非体力劳动者（$p<0.05$）的坐位体前屈平均数显著下降（$p<0.05$）。2020年成年男性城镇体力劳动者和城镇非体力劳动者的闭眼单脚站立平均数显著下降（$p<0.01$）。与2014年相比，2020年成年男性农民的选择反应时平均数显著下降（$p<0.01$），城镇非体力劳动者的选择反应时平均数显著上升（$p<0.05$）。这表明在6年时间里男性成年人的上肢力量、柔韧素质和平衡能力有所下降，下肢力量有所上升（表56）。

表56　2020年、2014年衢州市成年男性体质指标比较

指标	2020年			2014年		
	农民	城镇体力	城镇非体力	农民	城镇体力	城镇非体力
身高（厘米）	167.5	168.8	168.9	166.9	168.4	168.3
体重（千克）	70.2**	69.8**	70.9**	66.6	67.7	68.0
腰围（厘米）	85.4	84.3	85.5	84.4	84.2	84.4
臀围（厘米）	94.5	92.5**	94.0	94.0	94.4	94.4
安静脉搏（次/分）	82.1**	83.0**	83.9**	78.0	79.4	77.5
收缩压（毫米汞柱）	133.6**	134.1**	134.9**	124.6	125.1	124.6
舒张压（毫米汞柱）	83.8**	84.0**	84.5**	77.0	77.6	76.7
肺活量（毫升）	3632.2**	3758.6**	3653.1	3433.1	3538.5	3601.9
握力（千克）	42.5**	43.6**	43.2**	44.7	45.7	45.3
背力（千克）	113.8**	114.4**	111.5**	130.5	126.0	125.8
纵跳（厘米）	36.9**	36.2*	36.3	34.7	34.7	35.7
俯卧撑（个）	24.2	22.6	22.7	28.3	27.9	27.9
坐位体前屈（厘米）	4.0	3.2**	3.0*	5.0	4.9	4.2
闭眼单脚站立（秒）	23.1	20.6**	20.9**	23.2	37.3	36.9
选择反应时（秒）	0.58**	0.59	0.59*	0.62	0.60	0.57

注：* 代表$p<0.05$，** 代表$p<0.01$；背力、纵跳、俯卧撑三项指标只包括20~39岁成年人的。

身体形态指标方面，与2014年相比，2020年成年女性不同工作种类人群的身高平均数不存在显著性差异，2020年成年女性城镇体力劳动者和城镇非体力劳动者的体重平均数有所上升，且存在显著性差异（$p<0.01$）。同时，2020年成年女性城镇体力劳动者的腰围平均数和臀围平均数显著下降（$p<0.01$）。

身体机能指标方面，与2014年相比，2020年成年女性城镇体力劳动者（$p<0.05$）和城镇非体力劳动者（$p<0.01$）的安静脉搏平均数有所上升，且存在显著性差异。2020年成年女性不同工作种类人群的收缩压和舒张压平均数均有所上升，且存在显著性差异（$p<0.01$）。2020年成年女性不同工作种类人群的肺活量平均数均上升，且存在显著性差异（$p<0.01$）。这说明6年时间里成年女性的身体机能有明显变化。

身体素质方面，与2014年相比，2020年成年女性城镇体力劳动者的握力平均数显著上升（$p<0.01$）。2020年成年女性三类工作人群的背力平均数显著降低（$p<0.01$），2020年农民（$p<0.01$）和城镇体力劳动者（$p<0.01$）的纵跳平均数显著上升。同时，2020成年女性城镇非体力劳动者的坐位体前屈平均数显著下降（$p<0.01$），城镇体力劳动者和城镇非体力劳动者的闭眼单脚站立平均数显著下降（$p<0.01$）。与2014年相比，2020成年女性农民的选择反应时平均数显著下降（$p<0.01$），城镇非体力劳动者的选择反应时平均数显著上升（$p<0.01$）。这说明6年时间里成年女性的腰背力量、下肢力量有所提升，柔韧素质、平衡能力有所下降（表57）。

表57　2020年、2014年衢州市成年女性体质指标比较

指标	2020年			2014年		
	农民	城镇体力	城镇非体力	农民	城镇体力	城镇非体力
身高（厘米）	155.7	157.5	157.3	155.9	157.2	157.5
体重（千克）	56.0	57.2**	57.6**	55.0	55.6	54.7
腰围（厘米）	76.8	76.1**	77.1	77.9	77.8	76.4
臀围（厘米）	90.7	89.0**	90.7	91.0	91.4	90.6
安静脉搏（次/分）	80.9	81.4*	83.6**	80.3	79.7	79.6
收缩压（毫米汞柱）	125.6**	127.1**	126.2**	120.3	118.6	116.7
舒张压（毫米汞柱）	76.8**	77.4**	76.1**	72.3	71.9	71.0
肺活量（毫升）	2407.5**	2521.5**	2466.1**	2270.2	2324.9	2362.0
握力（千克）	25.4	26.7**	25.9	25.7	25.7	26.2
背力（千克）	59.3**	61.0**	59.8**	69.4	70.8	70.5
纵跳（厘米）	24.1**	25.1*	23.8	22.4	23.8	23.8
1分钟仰卧起坐（个）	20.7	20.6	21.2	24.1	25.8	28.1
坐位体前屈（厘米）	7.9	8.0	6.8**	8.0	8.9	8.7
闭眼单脚站立（秒）	23.2	20.9**	23.1**	21.0	38.7	36.4
选择反应时（秒）	0.61**	0.62	0.61**	0.67	0.63	0.59

注：* 代表 $p < 0.05$，** 代表 $p < 0.01$；背力、纵跳、1分钟仰卧起坐三项指标只包括20~39岁成年人的。

（三）老年人（60~69岁）

身体形态指标方面，与2014年相比，2020年乡村男性老年人的体重、腰围和臀围平均数显著增加（$p < 0.01$）。2020年男性老年人的身高平均数不存在显著性差异。

身体机能指标方面，与2014年相比，2020年城镇男性老年人安静脉搏平均数有所上升且存在显著性差异（$p < 0.01$）。同时，2020年男性老年人的收缩压（$p < 0.01$）和舒张压（乡村$p < 0.01$；城镇$p < 0.05$）平均数有所上升，且存在显著性差异。2020年男性老年人的肺活量平均数存在显著性差异。

身体素质指标方面，与2014年相比，2020年男性老年人的握力平均数和坐位体前屈平均数均不存在显著性差异；2020年男性老年人的闭眼单脚站立平均数有所上升，乡村男性的选择反应时平均数有所下降，且均存在显著性差异（$p < 0.01$）。这说明6年时间里男性老年人的平衡能力有所增加，乡村男性老年人的反应能力有所上升（表58）。

表58　2020年、2014年衢州市老年男性体质指标比较

指标	2020年		2014年	
	乡村	城镇	乡村	城镇
身高（厘米）	163.1	164.5	162.8	165.6
体重（千克）	65.8**	65.9	61.6	66.4
腰围（厘米）	87.0**	87.1	82.2	85.5
臀围（厘米）	93.7**	93.2	90.8	92.0
安静脉搏（次/分）	77.9	81.8**	76.7	75.9
收缩压（毫米汞柱）	143.6**	144.3**	132.0	134.2
舒张压（毫米汞柱）	85.4**	85.1*	79.9	80.9
肺活量（毫升）	2582.5	2610.7	2455.9	2752.1
握力（千克）	35.5	35.7	34.6	36.4
坐位体前屈（厘米）	-1.1	0.7	0.5	-0.2
闭眼单脚站立（秒）	18.7**	15.2**	7.3	10.7
选择反应时（秒）	0.68**	0.69	0.84	0.72

注：* 代表 $p < 0.05$，** 代表 $p < 0.01$。

身体形态指标方面，与2014年相比，2020年女性老年人身高、体重、腰围和臀围平均数均不存在显著性差异。这说明6年时间里，女性老年人的身体形态并没有产生显著改变。

身体机能指标方面，与2014年相比，2020年乡村女性老年人的收缩压和舒张压平均数有所上升，且存在显著性差异（$p < 0.01$）。2020年城镇女性老年人的收缩压平均数有所上升，且存在显著性差异（$p < 0.01$）。2020年城镇女性老年人的肺活量平均数有所下降，且存在显著性差异（$p < 0.01$）。

身体素质指标方面，与2014年相比，2020年女性老年人握力和坐位体前屈平均数不存在显著性差异；2020年女性老年人的闭眼单脚站立平均数有所上升，且存在显著性差异（$p < 0.01$）；2020年乡村女性老年人的选择反应时平均数显著下降（$p < 0.01$）。这说明6年来女性老年人的平衡能力有所提升，乡村女性老年人的反应能力有所提升（表59）。

表59　2020年、2014年衢州市老年女性体质指标比较

指标	2020年		2014年	
	乡村	城镇	乡村	城镇
身高（厘米）	151.5	154.0	152.2	153.6
体重（千克）	56.8	56.8	55.4	56.9
腰围（厘米）	85.1	83.4	82.8	83.9
臀围（厘米）	92.0	92.2	91.3	92.0
安静脉搏（次/分）	77.0	81.7	79.2	79.5
收缩压（毫米汞柱）	144.4**	141.5**	132.7	131.5
舒张压（毫米汞柱）	81.6**	79.7	77.5	78.1
肺活量（毫升）	1634.4	1710.0**	1694.8	1911.2
握力（千克）	22.5	23.5	21.3	22.8
坐位体前屈（厘米）	4.6	6.2	5.9	8.0
闭眼单脚站立（秒）	17.9**	16.0**	5.0	11.8
选择反应时（秒）	0.72**	0.69	0.91	0.72

五、小结

2020年，衢州市国民体质监测4131人，整体达到合格及以上的比例（合格率）为93.6%，比2014年上升1.7个百分点，低于全省平均比例0.2%。

男女幼儿身高、体重、胸围平均数随年龄增长而增大；胸围指数平均数随年龄增长而减小，表明围度增长速度小于身高增长速度；坐高指数平均数随年龄增长而减小，表明躯干增长速度小于下肢增长速度。男女幼儿身体形态存在性别和城乡差异，男幼儿的长度、围度和重量指标平均数均大于女幼儿，体脂率平均数小于女幼儿。男幼儿的安静心率平均数低于女幼儿。男女幼儿速度、灵敏、力量素质和平衡能力随年龄增长而提高，男幼儿柔韧素质随年龄增长而下降；男幼儿速度和力量素质好于女幼儿，灵敏素质性别差异不大，女幼儿柔韧素质好于男幼儿；城镇幼儿柔韧素质和平衡能力好于乡村幼儿。

成年男女身高平均数随年龄增长呈波动减小，成年人腰围、成年人腰臀比、女性臀围和女性体脂率平均数大体随年龄呈波动增加，成年人BMI、男性臀围和男性体脂率平均数随年龄增长呈波动变化，成年人体重平均数随年龄增长先增加后减小。身高、体重、BMI、腰围、臀围和腰臀比平均数均表现为男性成年人大于女性成年人，体脂率平均数表现为女性成年人大于男性成年人。成年人的身体机能随年龄增长呈下降趋势，主要表现为收缩压和舒张压平均数升高，肺活量平均数下降。身体机能有明显的性别差异，男性收缩压、舒张压和肺活量平均数大于同龄女性。男女城镇非体力劳动者收缩压平均数最大；男女农民舒张压平均数最大；男女城镇体力劳动者肺活量平均数最大。成年人的身体素质基本趋势为随年龄增长而下降，各项指标因年龄、性别、工作种类表现出不同的变化特征。成年人下肢力量、肌肉耐力、平衡能力和反应能力随年龄增长而下降；腰背力量和柔韧素质随年龄增长呈波动变化；上肢力量随年龄增长先增加后减小。身体素质有明显的性

别差异，男性力量素质、肌肉耐力和反应能力好于女性，女性柔韧素质和平衡能力好于男性。不同工作种类人群的身体素质表现不同，男性下肢力量、柔韧素质、平衡能力和反应能力表现为农民最好，腰背力量表现为城镇体力劳动者最好，上肢力量和肌肉耐力表现为城镇非体力劳动者最好；女性成年人上肢力量、腰背力量和反应能力表现为城镇体力劳动者最好，柔韧素质和平衡能力表现为城镇非体力劳动者最好，下肢力量和肌肉耐力表现为农民最好。

老年人身高、体重和BMI平均数随年龄增长而减小；老年人的腰围、女性老年人的臀围平均数随年龄增长呈波动变化；男性老年人的臀围平均数表现为随年龄增长呈波动变化。老年人体脂率平均数随年龄增长呈波动变化。身高、体重、BMI、腰围、臀围和腰臀比平均数均表现为男性老年人大于或等于女性老年人，体脂率平均数表现为女性老年人大于男性老年人。城乡比较，男性老年人身高、体重、BMI、腰围、臀围、腰臀比和体脂率平均数表现为城镇大于或等于乡村；女性老年人身高、臀围平均数表现为城镇大于乡村，BMI、腰围、腰臀比和体脂率平均数表现为乡村大于城镇。身体机能指标，男性老年人的收缩压平均数随年龄增长而增加，女性老年人收缩压平均数随年龄增长呈波动变化；男女老年人舒张压平均数随年龄增长先减小后增大；男女老年人肺活量和心肺耐力平均数随年龄增长而减小。收缩压、舒张压、肺活量和心肺耐力平均数表现为男性老年人均大于女性老年人。男性城镇老年人的安静脉搏、收缩压、肺活量和心肺耐力平均数大于或等于乡村老年人；女性城镇老年人的肺活量和心肺耐力平均数大于乡村老年人，而收缩压平均数小于乡村老年人。老年人身体素质均随年龄增加而下降。男性老年人上肢力量、下肢力量、平衡能力和反应能力好于女性，女性老年人柔韧素质好于男性。城镇老年人上肢力量和柔韧素质好于乡村老年人，乡村老年人下肢力量、平衡能力和反应能力好于城镇老年人。

六、建议

（1）通过科学宣传和政策鼓励的方式，增强居民健康生活观念和体育锻炼意识。在可行范围内落实社会体育指导员职能，为群众提供针对性强的体育行为指导，帮助群众养成科学的运动和体力活动习惯，并初步掌握正确、科学、有效的健身方法，以实现身体的综合健康发展，减少不必要的运动损伤。

（2）按照科学规划、提前布局的原则，利用好山水资源优势，打造特色体育场地，发展特色文化体育产业，满足群众日常锻炼需求和丰富体育消费层次。坚持以人民为中心，坚持新发展理念，不断完善衢州全民健身公共服务体系，完善和加强基层体育治理体系和治理能力，科学健身指导有助于让体育服务更加精准地对接群众需求。

（3）2020年与2014年相比，大部分群体的体质显著提升，但仍然存在一定的城乡差异。衢州市多山地，乡村群众的体育锻炼开展状况受到地理环境的影响，城乡群众的体育需求和锻炼意识也存在不均衡的状况。在统筹推动城乡一体化发展的过程中，需要保证城乡体质共同提高，根据城乡居民的体质状况差异，有针对性地对其进行运动健身的指导。

（执笔人：金汀舟）

2020年舟山市国民体质监测报告

一、前言

为了解舟山市国民体质现状和变化规律，长期动态地观察舟山市国民体质健康状况，推动全民健身活动的开展，从而促进舟山市经济建设和社会发展，根据浙江省体育局关于开展第五次浙江省国民体质监测工作的技术标准，舟山市体育局于2020年开展了第五次国民体质监测工作。

二、监测对象与方法

调查对象为3~79岁的健康国民（7~19岁在校学生除外），采取分层随机整群抽样的原则，共监测有效样本4117人，其中幼儿（3~6岁）770人，成年人（20~59岁）2503人，老年人（60~79岁）844人（表1~表3）。使用SPSS25.0对数据进行统计分析。

表1　幼儿各组别人数统计表　　　　　　　　　　　　　　　　　　　单位：人

年龄组（岁）	男			女		
	合计	乡村	城镇	合计	乡村	城镇
3	94	46	48	77	44	33
4	94	44	50	101	53	48
5	102	55	47	104	51	53
6	97	48	49	101	49	52
合计	387	193	194	383	197	186

表2　成年人各组别人数统计表　　　　　　　　　　　　　　　　　　单位：人

年龄组（岁）	男				女			
	合计	农民	城镇体力	城镇非体力	合计	农民	城镇体力	城镇非体力
20~24	161	51	55	55	157	50	52	55
25~29	158	55	50	53	146	50	48	48
30~34	152	53	47	52	165	55	55	55
35~39	150	50	48	52	159	55	50	54
40~44	150	50	51	49	156	55	53	48
45~49	158	50	55	53	164	55	55	54
50~54	147	51	47	49	165	55	55	55
55~59	151	50	51	50	164	55	55	54
合计	1227	410	404	413	1276	430	423	423

表3　老年人各组别人数统计表　　　　　　　　　　　　　　　　　　单位：人

年龄组（岁）	男			女		
	合计	乡村	城镇	合计	乡村	城镇
60~64	105	50	55	109	54	55
65~69	108	53	55	110	55	55
70~74	102	51	51	105	55	50
75~79	100	50	50	105	50	55
合计	415	204	211	429	214	215

三、体质监测结果概述

（一）幼儿（3~6岁）

1.身体形态

（1）身高与坐高指数

男女幼儿身高平均数分别为112.7厘米、111.7厘米，随年龄增长而增大。变化范围，男幼儿为103.0~122.3

厘米，女幼儿为100.7~121.0厘米。男幼儿各年龄组身高平均数均大于同龄女幼儿。在3岁、4岁、5岁组男幼儿和6岁组女幼儿中，幼儿身高平均数均表现为城镇大于乡村。而在6岁组男幼儿和3岁、4岁、5岁组女幼儿中，幼儿身高平均数均表现为乡村大于城镇（表4）。

表4 舟山市幼儿身高平均数

单位：厘米

年龄组（岁）	男			女		
	合计	乡村	城镇	合计	乡村	城镇
3	103.0	101.9	104.1	100.7	100.9	100.3
4	108.0	107.7	108.3	107.1	107.2	107.1
5	116.7	115.5	118.1	115.4	115.6	115.2
6	122.3	123.7	120.8	121.0	120.1	121.7
合计	112.7	112.5	112.8	111.7	111.2	112.3

男女幼儿坐高指数［坐高（厘米）/身高（厘米）×100］平均数分别为57.3、57.2，随年龄增长而减小。变化范围，男幼儿为56.4~58.6，女幼儿56.2~58.5。除5岁组男幼儿外，其余年龄组坐高指数平均数均不小于同龄女幼儿（表5）。

表5 舟山市幼儿坐高指数平均数

年龄组（岁）	男			女		
	合计	乡村	城镇	合计	乡村	城镇
3	58.6	58.5	58.7	58.5	58.3	58.7
4	57.5	57.8	57.3	57.5	57.6	57.5
5	56.7	56.9	56.4	57.0	56.9	57.1
6	56.4	56.6	56.3	56.2	56.6	55.8
合计	57.3	57.4	57.2	57.2	57.3	57.1

（2）体重与BMI

男女幼儿体重平均数分别为17.9千克、17.2千克，随年龄增长而增大。变化范围，男幼儿为14.1~22.2千克，女幼儿为13.1~20.5千克。男幼儿各年龄组体重平均数均大于同龄女幼儿。除6岁组男幼儿外，其余年龄组的男幼儿体重平均数均表现为城镇大于乡村。除6岁组女幼儿外，其余年龄组女幼儿体重平均数均表现为城镇小于或等于乡村（表6）。

表6 舟山市幼儿体重平均数

单位：千克

年龄组（岁）	男			女		
	合计	乡村	城镇	合计	乡村	城镇
3	14.1	14.0	14.1	13.1	13.1	13.1
4	16.1	15.9	16.2	15.6	15.6	15.5
5	19.1	18.7	19.7	18.5	18.7	18.3
6	22.2	23.7	20.8	20.5	20.2	20.8
合计	17.9	18.2	17.7	17.2	17.0	17.4

男女幼儿BMI［体重（千克）/身高²（米²）］平均数分别为13.9千克/米²、13.6千克/米²。变化范围，男幼儿为13.2~14.7千克/米²，女幼儿为12.9~14.0千克/米²。除6岁组男幼儿外，男女幼儿BMI平均数城镇与乡村接近（表7）。

表7　舟山市幼儿BMI平均数　　　　　　　　　　单位：千克/米²

年龄组（岁）	男			女		
	合计	乡村	城镇	合计	乡村	城镇
3	13.2	13.4	13.0	12.9	12.8	13.0
4	13.7	13.7	13.7	13.5	13.5	13.5
5	14.0	14.0	14.0	13.8	13.9	13.7
6	14.7	15.3	14.2	14.0	13.9	14.0
合计	13.9	14.1	13.8	13.6	13.6	13.6

（3）胸围与胸围指数

男女幼儿胸围平均数分别为54.5厘米、52.9厘米，随年龄增长而增大。变化范围，男幼儿为51.6~58.3厘米，女幼儿为49.7~56.1厘米。男幼儿各年龄组胸围平均数均大于同龄女幼儿。除6岁组男幼儿和5岁组女幼儿外，男女幼儿胸围平均数均表现为城镇大于乡村（表8）。

表8　舟山市幼儿胸围平均数　　　　　　　　　　　单位：厘米

年龄组（岁）	男			女		
	合计	乡村	城镇	合计	乡村	城镇
3	51.6	51.2	51.9	49.7	49.6	49.8
4	52.7	52.3	53.1	51.5	51.0	52.0
5	55.3	54.9	55.9	53.5	54.3	52.8
6	58.3	59.4	57.2	56.1	55.8	56.4
合计	54.5	54.6	54.5	52.9	52.7	53.1

男女幼儿胸围指数［胸围（厘米）/身高（厘米）×100］平均数分别为48.5、47.4，除6岁组男幼儿外，随年龄增长而减小。变化范围，男幼儿为47.5~50.1，女幼儿为46.4~49.4。男幼儿各年龄组胸围指数平均数均大于同龄女幼儿。男女幼儿胸围指数平均数城镇与乡村接近（表9）。

表9　舟山市幼儿胸围指数平均数

年龄组（岁）	男			女		
	合计	乡村	城镇	合计	乡村	城镇
3	50.1	50.3	49.9	49.4	49.2	49.6
4	48.8	48.6	49.0	48.1	47.6	48.6
5	47.5	47.5	47.4	46.4	47.0	45.9
6	47.7	48.0	47.4	46.4	46.5	46.3
合计	48.5	48.5	48.4	47.4	47.5	47.4

（4）体脂率

男女幼儿体脂率平均数分别为13.9%、16.6%，随年龄增长而增大。变化范围，男幼儿为12.3%~16.0%，女幼儿为14.9%~17.6%。男幼儿各年龄组体脂率平均数均小于同龄女幼儿。女幼儿体脂率平均数城镇与乡村接近（表10）。

表10　舟山市幼儿体脂率平均数　　　　　　　　　　单位：%

年龄组（岁）	男			女		
	合计	乡村	城镇	合计	乡村	城镇
3	12.3	12.7	11.8	14.9	15.0	14.8
4	12.9	12.5	13.1	16.0	15.9	16.0
5	14.6	13.8	15.4	17.6	17.8	17.5
6	16.0	17.9	14.0	17.6	17.4	17.8
合计	13.9	14.3	13.6	16.6	16.6	16.7

2. 身体机能

男女幼儿安静心率平均数分别为98.6次/分、99.7次/分。变化范围，男幼儿为94.7~102.3次/分，女幼儿为93.5~104.7次/分。除5岁组、6岁组幼儿外，男幼儿各年龄组安静心率平均数均低于同龄女幼儿（表11）。

表11 舟山市幼儿安静心率平均数　　　　　　　　　　　　　　　　单位：次/分

年龄组（岁）	男			女		
	合计	乡村	城镇	合计	乡村	城镇
3	102.3	102.5	102.2	104.7	104.5	104.9
4	97.9	97.6	98.1	102.7	103.9	101.3
5	99.5	100.0	98.9	98.9	100.8	97.1
6	94.7	93.6	95.8	93.5	91.9	95.1
合计	98.6	98.4	98.7	99.7	100.3	99.0

3. 身体素质

（1）速度、灵敏素质

15米绕障碍跑和双脚连续跳反映幼儿速度和灵敏素质。

男女幼儿15米绕障碍跑平均数分别为7.5秒、7.6秒，双脚连续跳的平均数分别为7.0秒、6.8秒。变化范围，15米绕障碍跑男幼儿为6.7~8.6秒，女幼儿为6.6~9.1秒；双脚连续跳男幼儿为5.3~10.2秒，女幼儿为5.4~10.1秒。各年龄组15米绕障碍跑和双脚连续跳平均数均随年龄增长而减小，表明幼儿的速度和灵敏素质随年龄增长而提高。各年龄组15米绕障碍跑平均数均表现为乡村小于城镇。除3岁组男幼儿，各年龄组双脚连续跳平均数均表现为乡村小于城镇（表12、表13）。

表12 舟山市幼儿15米绕障碍跑平均数　　　　　　　　　　　　　　单位：秒

年龄组（岁）	男			女		
	合计	乡村	城镇	合计	乡村	城镇
3	8.6	8.1	9.1	9.1	8.7	9.8
4	7.9	7.3	8.5	7.9	7.5	8.4
5	6.9	6.7	7.2	7.2	6.8	7.7
6	6.7	6.1	7.2	6.6	6.4	6.7
合计	7.5	7.0	8.0	7.6	7.3	8.0

表13 舟山市幼儿双脚连续跳平均数　　　　　　　　　　　　　　　单位：秒

年龄组（岁）	男			女		
	合计	乡村	城镇	合计	乡村	城镇
3	10.2	11.0	9.5	10.1	10.0	10.3
4	6.9	6.5	7.3	6.8	6.5	7.1
5	5.7	5.6	5.9	5.7	5.4	5.9
6	5.3	5.1	5.6	5.4	5.3	5.4
合计	7.0	6.9	7.1	6.8	6.7	6.8

（2）力量素质

握力和立定跳远反映幼儿的力量素质。

男女幼儿握力平均数分别为6.0千克、5.5千克，立定跳远平均数分别为88.6厘米、87.3厘米。变化范围，握力男幼儿为4.4~7.5千克，女幼儿为3.9~6.7千克；立定跳远男幼儿为62.1~108.4厘米，女幼儿为61.1~104.0厘米。各年龄组握力和立定跳远平均数均随年龄增长而增大，表明幼儿力量素质随年龄增长而提高。除4岁组立定跳远项目，其余各年龄组的握力和立定跳远项目，男幼儿指标平均数均大于同龄女幼儿。除3岁组男幼儿和6岁组女幼儿外，幼儿立定跳远平均数均表现为乡村大于城镇（表14、表15）。

表14　舟山市幼儿握力平均数　　　　　　　　　　　　单位：千克

年龄组（岁）	男			女		
	合计	乡村	城镇	合计	乡村	城镇
3	4.4	4.2	4.6	3.9	4.0	3.8
4	5.4	5.6	5.2	5.0	5.1	4.8
5	6.7	7.2	6.1	5.9	6.3	5.5
6	7.5	7.4	7.6	6.7	6.3	7.0
合计	6.0	6.2	5.9	5.5	5.5	5.4

表15　舟山市幼儿立定跳远平均数　　　　　　　　　　单位：厘米

年龄组（岁）	男			女		
	合计	乡村	城镇	合计	乡村	城镇
3	62.1	57.1	66.9	61.1	62.0	59.9
4	80.2	85.2	75.9	81.5	82.3	80.7
5	101.9	103.0	100.6	96.0	99.6	92.5
6	108.4	111.3	105.7	104.0	102.2	105.8
合计	88.6	90.0	87.2	87.3	87.1	87.4

（3）柔韧素质

坐位体前屈反映幼儿的柔韧素质。

男女幼儿坐位体前屈平均数分别为9.4厘米、12.9厘米。变化范围，男幼儿为8.4~10.3厘米，女幼儿为11.9~14.2厘米。男女幼儿坐位体前屈平均数随年龄增大先上升后下降。女幼儿各年龄组坐位体前屈平均数均大于同龄男幼儿。除3岁组男幼儿和3岁组、6岁组女幼儿外，幼儿坐位体前屈平均数均表现为乡村大于城镇（表16）。

表16　舟山市幼儿坐位体前屈平均数　　　　　　　　　单位：厘米

年龄组（岁）	男			女		
	合计	乡村	城镇	合计	乡村	城镇
3	9.8	9.4	10.2	11.9	11.2	12.7
4	10.3	10.4	10.1	12.7	13.6	11.8
5	9.4	9.6	9.1	14.2	15.0	13.3
6	8.4	9.5	7.2	12.5	12.0	13.0
合计	9.4	9.7	9.2	12.9	13.0	12.7

（4）平衡能力

走平衡木反映幼儿的平衡能力。

男女幼儿走平衡木平均数分别为9.8秒、9.0秒，随年龄增长而减小，表明平衡能力随年龄增长而提高。变化范围，男幼儿为5.7~18.2秒，女幼儿为5.7~16.6秒。除6岁组女幼儿外，幼儿走平衡木平均数均表现为城镇大于乡村（表17）。

表17　舟山市幼儿走平衡木平均数　　　　　　　　　　单位：秒

年龄组（岁）	男			女		
	合计	乡村	城镇	合计	乡村	城镇
3	18.2	15.9	19.6	16.6	13.8	19.7
4	10.4	8.4	11.1	9.6	7.0	11.1
5	6.7	6.4	7.1	6.3	5.7	7.0
6	5.7	5.4	5.9	5.7	5.7	5.7
合计	9.8	8.2	11.1	9.0	7.7	10.1

（二）成年人（20~59岁）

1.身体形态

（1）身高

男女成年人身高平均数分别为171.9厘米、160.0厘米。除50~54岁年龄组，男性成年人身高平均数随年龄增加而减小；女性成年人身高平均数随年龄增加而波动变化。变化范围，男性为169.5~173.8厘米，女性为158.5~162.1厘米。男性各年龄组身高平均数均大于同龄女性。除35~39岁、55~59岁年龄组，男性身高平均数均为城镇非体力劳动者最大（表18）。

表18 舟山市成年人身高平均数　　　　　　　　　　　　　单位：厘米

年龄组（岁）	男				女			
	合计	农民	城镇体力	城镇非体力	合计	农民	城镇体力	城镇非体力
20~24	173.8	172.9	172.7	175.6	160.9	160.9	161.7	160.1
25~29	173.7	173.5	173.3	174.1	162.1	162.0	162.1	162.1
30~34	173.7	173.7	171.8	175.4	160.4	160.0	159.7	161.5
35~39	172.0	173.8	170.6	171.5	160.1	159.7	160.1	160.5
40~44	171.5	172.0	170.1	172.3	159.4	159.1	159.9	159.3
45~49	170.4	171.0	169.4	171.0	159.3	159.6	158.9	159.4
50~54	170.8	170.5	170.0	171.9	159.6	158.6	160.0	160.3
55~59	169.5	170.0	168.8	169.6	158.5	158.8	157.8	158.9
合计	171.9	172.2	170.9	172.7	160.0	159.8	160.0	160.3

（2）体重与BMI

男女成年人体重平均数分别为72.1千克、57.9千克，随年龄增长呈波动变化。男性各年龄组体重平均数变化范围为70.3~73.8千克，在25~29岁年龄组达到最大值；女性各年龄组体重平均数变化范围为56.0~60.1千克，在50~54岁年龄组达到最大值。男性各年龄组体重平均数均大于同龄女性。除55~59岁，男性体重平均数表现为城镇非体力劳动者大于农民和城镇体力劳动者。除40~44岁，女性体重平均数表现为农民大于城镇非体力劳动者和城镇体力劳动者（表19）。

表19 舟山市成年人体重平均数　　　　　　　　　　　　　单位：千克

年龄组（岁）	男				女			
	合计	农民	城镇体力	城镇非体力	合计	农民	城镇体力	城镇非体力
20~24	70.3	69.3	69.0	72.5	56.0	57.7	55.9	54.7
25~29	73.8	73.7	72.9	74.9	56.6	57.5	56.4	55.7
30~34	73.7	72.7	72.5	75.7	56.0	57.1	54.7	56.1
35~39	71.7	72.5	69.9	72.7	57.1	57.8	56.3	57.0
40~44	72.8	71.8	71.0	75.5	58.9	58.8	59.1	58.9
45~49	72.8	73.0	71.7	73.6	58.9	60.9	57.2	58.5
50~54	70.8	69.7	70.2	72.6	60.1	60.4	59.7	60.1
55~59	71.1	71.7	70.2	71.4	59.3	62.1	56.9	58.8
合计	72.1	71.8	70.9	73.6	57.9	59.1	57.0	57.5

男女成年人BMI［体重（千克）/身高^2（米^2）］平均数分别为24.4千克/米^2、22.6千克/米^2。男性各年龄组BMI平均数随年龄增长呈波动变化，变化范围为23.3~25.0千克/米^2，在45~49岁年龄组达到最大值；女性BMI平均数大致随年龄增长而增大，变化范围为21.5~23.6千克/米^2，在50~54岁年龄组达到最大值。男性各年龄组BMI平均数均高于同龄女性。男性BMI平均数表现为40~44岁城镇非体力劳动者最大，为25.4千克/米^2；20~24岁城镇体力劳动者最小，为23.1千克/米^2。女性BMI平均数表现为55~59岁农民最大，为24.5千克/米^2；25~29岁城镇非体力劳动者最小，为21.2千克/米^2（表20）。

表20　舟山市成年人BMI平均数　　　　　　　　　　　　　　　　单位：千克/米²

年龄组（岁）	男				女			
	合计	农民	城镇体力	城镇非体力	合计	农民	城镇体力	城镇非体力
20~24	23.3	23.2	23.1	23.5	21.6	22.2	21.4	21.3
25~29	24.5	24.5	24.3	24.7	21.5	21.9	21.5	21.2
30~34	24.4	24.0	24.6	24.6	21.8	22.3	21.4	21.5
35~39	24.2	24.0	24.0	24.7	22.3	22.7	21.9	22.1
40~44	24.8	24.3	24.6	25.4	23.2	23.3	23.1	23.2
45~49	25.0	25.0	25.0	25.2	23.2	23.9	22.7	23.0
50~54	24.3	24.0	24.3	24.6	23.6	24.0	23.3	23.4
55~59	24.7	24.8	24.6	24.8	23.6	24.5	22.8	23.3
合计	24.4	24.2	24.3	24.7	22.6	23.1	22.3	22.4

（3）腰围

男女成年人腰围平均数分别为85.8厘米、76.7厘米。男性各年龄组腰围平均数随年龄增长呈波动变化，变化范围为81.1~88.4厘米，在55~59岁年龄组达到最大值；除25~29岁年龄组，女性各年龄组腰围平均数随年龄增长而增大，变化范围为72.2~81.9厘米，在55~59岁达到最大值。男性各年龄组腰围平均数均大于同龄女性。除40~44岁年龄组，女性腰围平均数表现为农民最大（表21）。

表21　舟山市成年人腰围平均数　　　　　　　　　　　　　　　　　　　单位：厘米

年龄组（岁）	男				女			
	合计	农民	城镇体力	城镇非体力	合计	农民	城镇体力	城镇非体力
20~24	81.1	80.2	81.1	81.9	73.0	74.8	72.3	71.9
25~29	84.6	85.3	83.6	84.9	72.2	73.1	72.4	71.0
30~34	86.0	85.2	86.3	86.5	73.5	74.6	71.9	73.9
35~39	85.4	86.0	85.1	85.0	75.5	76.0	75.5	75.0
40~44	86.7	85.9	86.4	87.9	77.4	77.4	77.1	77.7
45~49	87.5	86.1	88.3	87.9	78.5	80.4	77.0	78.2
50~54	86.7	84.8	86.5	88.8	80.7	81.7	80.3	80.0
55~59	88.4	88.9	88.7	87.6	81.9	85.4	79.9	80.6
合计	85.8	85.3	85.7	86.2	76.7	78.0	75.9	76.1

（4）臀围

男女成年人臀围平均数分别为96.7厘米、92.5厘米，随年龄增长呈波动变化。变化范围，男性为95.7~97.5厘米，女性为90.9~93.5厘米。男性各年龄组臀围平均数均大于同龄女性。男性臀围平均数表现为25~29岁、30~34岁、40~44岁城镇非体力劳动者最大，为98.0厘米，35~39岁、55~59岁城镇体力劳动者最小，为94.9厘米；女性臀围平均数表现为55~59岁农民最大，为94.8厘米，30~34岁城镇体力劳动者最小，为89.8厘米（表22）。

表22　舟山市成年人臀围平均数　　　　　　　　　　　　　　　　　　　单位：厘米

年龄组（岁）	男				女			
	合计	农民	城镇体力	城镇非体力	合计	农民	城镇体力	城镇非体力
20~24	96.2	95.8	95.7	97.2	91.7	92.4	91.8	90.9
25~29	97.5	97.5	97.1	98.0	91.7	92.7	91.1	91.2
30~34	97.2	97.2	96.3	98.0	90.9	91.7	89.8	91.1
35~39	96.0	96.7	94.9	96.4	92.2	93.5	91.6	91.6
40~44	97.1	97.0	96.5	98.0	93.2	93.1	93.1	93.6
45~49	97.4	97.8	96.5	97.8	93.1	94.0	92.3	93.1

年龄组	男				女			
（岁）	合计	农民	城镇体力	城镇非体力	合计	农民	城镇体力	城镇非体力
50~54	96.7	96.5	96.6	97.1	93.5	93.6	93.1	93.7
55~59	95.7	96.3	94.9	95.9	93.4	94.8	92.3	93.0
合计	96.7	96.9	96.1	97.3	92.5	93.2	91.9	92.3

（5）腰臀比

男女成年人腰臀比平均数分别为0.89、0.83，随年龄增长而增大。变化范围，男性为0.84~0.92，女性为0.79~0.88。男性各年龄组腰臀比平均数均大于同龄女性（表23）。

表23　舟山市成年人腰臀比平均数

年龄组	男				女			
（岁）	合计	农民	城镇体力	城镇非体力	合计	农民	城镇体力	城镇非体力
20~24	0.84	0.84	0.85	0.84	0.79	0.81	0.79	0.79
25~29	0.87	0.87	0.86	0.87	0.79	0.79	0.79	0.78
30~34	0.88	0.88	0.89	0.88	0.81	0.81	0.80	0.81
35~39	0.89	0.89	0.90	0.88	0.82	0.81	0.82	0.82
40~44	0.89	0.89	0.89	0.90	0.83	0.83	0.83	0.83
45~49	0.90	0.88	0.91	0.90	0.84	0.85	0.83	0.84
50~54	0.90	0.88	0.90	0.91	0.86	0.87	0.86	0.85
55~59	0.92	0.92	0.93	0.91	0.88	0.90	0.86	0.87
合计	0.89	0.88	0.89	0.89	0.83	0.84	0.83	0.82

（6）体脂率

男女成年人体脂率平均数分别为23.0%、28.9%。男性各年龄组体脂率平均数随年龄增长呈波动变化，变化范围为20.3%~24.2%；女性各年龄组体脂率平均数随年龄增加而增大，变化范围为25.7%~31.5%。女性各年龄组体脂率平均数均大于同龄男性。男性体脂率平均数表现为55~59岁城镇非体力劳动者最大，为25.3%，20~24岁城镇体力劳动者最小，为19.8%；女性体脂率平均数表现为55~59岁农民最大，为32.5%，20~24岁城镇非体力劳动者最小，为24.5%（表24）。

表24　舟山市成年人体脂率平均数　　　　　　单位：%

年龄组	男				女			
（岁）	合计	农民	城镇体力	城镇非体力	合计	农民	城镇体力	城镇非体力
20~24	20.3	20.2	19.8	21.0	25.7	27.5	25.4	24.5
25~29	23.6	23.2	23.7	23.9	26.2	26.8	25.9	26.0
30~34	23.2	21.6	23.6	24.5	27.2	27.8	26.6	27.2
35~39	22.6	21.3	23.1	23.5	28.3	28.6	28.0	28.4
40~44	23.5	22.5	23.0	25.1	30.1	30.1	30.4	29.8
45~49	24.2	23.3	24.1	25.1	30.3	31.1	29.5	30.1
50~54	22.8	21.7	22.6	24.1	31.4	31.8	31.1	31.3
55~59	24.2	23.5	23.9	25.3	31.5	32.5	30.5	31.5
合计	23.0	22.2	22.9	24.0	28.9	29.6	28.5	28.6

2. 身体机能

（1）安静脉搏

男女成年人安静脉搏的平均数分别为80.0次/分、81.3次/分，随年龄增长而呈波动变化。变化范围，男性为76.7~84.1次/分，女性为75.9~85.6次/分。男性安静脉搏平均数表现为25~29岁农民最大，为86.5次/分；女性安静脉搏平均数表现为30~34岁农民最大，为87.5次/分（表25）。

表25　舟山市成年人安静脉搏平均数　　　　　　　　　　单位：次/分

年龄组（岁）	男				女			
	合计	农民	城镇体力	城镇非体力	合计	农民	城镇体力	城镇非体力
20~24	84.1	82.5	86.1	83.4	85.6	83.0	87.0	86.8
25~29	81.5	86.5	78.8	78.7	82.9	85.6	80.7	82.3
30~34	80.6	80.2	82.8	78.7	84.9	87.5	81.4	85.9
35~39	80.3	81.5	80.6	78.7	84.4	84.8	84.6	83.5
40~44	81.5	84.3	79.3	80.8	80.7	83.0	80.8	76.9
45~49	78.0	78.5	78.6	76.6	78.3	79.6	77.4	77.9
50~54	76.7	76.9	73.5	80.0	75.9	76.6	76.7	73.9
55~59	76.9	76.2	77.3	77.1	78.1	78.6	78.5	77.2
合计	80.0	80.9	79.8	79.3	81.3	82.3	80.8	80.7

（2）血压

男女成年人收缩压平均数分别为129.0毫米汞柱、122.0毫米汞柱，舒张压平均数分别为81.5毫米汞柱、75.5毫米汞柱。除20~24岁、45~49岁年龄组外，男性各年龄组收缩压平均数随年龄增长而增大，变化范围为125.9~134.4毫米汞柱；除20~24岁、30~34岁年龄组外，女性各年龄组收缩压平均数随年龄增长而增大，变化范围为114.5~132.2毫米汞柱。除55~59岁年龄组外，男性各年龄组舒张压平均数随年龄增加而增大，变化范围为75.6~85.2毫米汞柱；除30~34岁、50~54岁年龄组外，女性各年龄组舒张压平均数随年龄增加而增大，变化范围为72.2~79.4毫米汞柱。男性各年龄组收缩压和舒张压平均数均大于同龄女性（表26、表27）。

表26　舟山市成年人收缩压平均数　　　　　　　　　　单位：毫米汞柱

年龄组（岁）	男				女			
	合计	农民	城镇体力	城镇非体力	合计	农民	城镇体力	城镇非体力
20~24	127.1	126.4	124.8	130.7	115.6	117.4	116.3	113.1
25~29	125.9	123.5	122.8	131.9	115.3	115.7	116.3	113.7
30~34	126.5	124.5	127.8	127.3	114.5	114.0	113.7	116.4
35~39	127.2	122.9	127.5	131.2	118.2	118.8	115.6	120.4
40~44	129.6	130.7	127.1	131.3	122.0	121.3	120.0	126.4
45~49	129.1	129.4	128.1	130.0	127.7	126.9	128.9	127.0
50~54	132.5	130.8	132.3	134.6	128.9	131.0	126.3	129.4
55~59	134.4	134.1	133.1	136.5	132.2	131.6	132.6	132.3
合计	129.0	127.8	127.9	131.6	122.0	122.3	121.5	122.3

表27　舟山市成年人舒张压平均数　　　　　　　　　　单位：毫米汞柱

年龄组（岁）	男				女			
	合计	农民	城镇体力	城镇非体力	合计	农民	城镇体力	城镇非体力
20~24	75.6	77.9	71.2	78.2	72.2	73.5	70.7	72.5
25~29	79.3	79.2	77.0	82.2	72.7	72.9	74.1	70.9
30~34	80.2	80.2	79.0	81.5	72.6	74.6	70.3	73.1
35~39	81.4	79.1	81.7	83.6	74.4	76.3	71.9	74.8
40~44	83.9	85.4	80.9	85.6	76.3	77.1	73.6	79.1
45~49	83.9	84.2	84.1	83.2	78.2	80.6	75.8	78.3
50~54	85.2	84.3	85.2	86.2	77.3	78.4	75.5	78.3
55~59	83.3	84.6	82.1	83.3	79.4	81.1	79.3	77.7
合计	81.5	81.8	80.0	82.9	75.5	76.9	74.0	75.5

（3）肺活量

男女成年人肺活量的平均数分别为3698.1毫升、2523.4毫升，随年龄增长而下降。变化范围，男性为3131.4~4078.4毫升，女性为2056.9~2850.5毫升。男性各年龄组肺活量平均数均大于同龄女性。除55~59岁年龄组外，男性肺活量平均数表现为城镇非体力劳动者最大；除30~34岁、35~39岁、45~49岁、50~54岁年龄组外，女性肺活量平均数表现为城镇体力劳动者最大（表28）。

表28　舟山市成年人肺活量平均数　　　　　　　　　　　　　单位：毫升

年龄组（岁）	男				女			
	合计	农民	城镇体力	城镇非体力	合计	农民	城镇体力	城镇非体力
20~24	4078.4	3955.2	4071.6	4199.3	2850.5	2861.6	2892.8	2800.4
25~29	4044.1	4001.5	3960.0	4167.6	2828.1	2762.5	2904.6	2819.9
30~34	3940.8	3949.0	3797.9	4061.6	2716.1	2817.1	2620.0	2711.3
35~39	3787.5	3813.4	3579.3	3954.8	2669.0	2551.7	2688.1	2772.6
40~44	3670.4	3709.8	3582.2	3722.0	2534.7	2506.6	2552.8	2547.0
45~49	3481.2	3575.6	3300.1	3580.1	2374.6	2424.2	2323.6	2375.9
50~54	3410.9	3385.5	3318.8	3525.7	2206.6	2226.9	2197.5	2195.1
55~59	3131.4	3109.1	3186.2	3097.8	2056.9	2047.5	2094.9	2027.5
合计	3698.1	3693.0	3601.3	3797.7	2523.4	2519.2	2523.7	2527.4

3. 身体素质

（1）力量素质

握力主要反映受试者前臂及手部肌肉的最大力量，从一个侧面反映受试者的最大肌力。

男女成年人握力平均数分别为44.4千克、27.4千克，随年龄增长而呈波动变化。变化范围，男性为41.4~45.6千克，女性为26.1~28.7千克。男性各年龄组握力平均数明显大于同龄女性。男性握力平均数表现为35~39岁农民最大；女性握力平均数表现为40~44岁城镇体力劳动者最大（表29）。

表29　舟山市成年人握力平均数　　　　　　　　　　　　　单位：千克

年龄组（岁）	男				女			
	合计	农民	城镇体力	城镇非体力	合计	农民	城镇体力	城镇非体力
20~24	41.4	39.4	42.4	42.2	26.3	26.7	26.1	26.1
25~29	44.1	43.2	43.0	46.0	27.7	27.8	28.5	26.9
30~34	44.7	44.2	43.9	46.1	27.1	26.8	27.0	27.7
35~39	45.6	47.1	43.9	45.6	27.7	28.3	27.6	27.2
40~44	45.5	43.8	45.9	46.8	28.7	28.4	29.7	28.0
45~49	45.6	46.2	44.9	45.8	28.2	28.4	27.2	29.0
50~54	45.6	46.2	46.0	44.5	27.1	26.3	27.7	27.3
55~59	42.6	41.8	42.3	43.7	26.1	25.7	26.5	26.0
合计	44.4	44.0	44.0	45.1	27.4	27.3	27.5	27.3

背力反映的是受试者腰背部伸展动作的最大肌力，从一个侧面反映受试者的最大肌力。

男女成年人背力平均数分别为120.8千克、68.9千克，随年龄增长而波动变化。变化范围，男性为118.6~121.9千克，女性为67.3~71.1千克。男性各年龄组背力平均数均大于同龄女性。男性背力平均数表现为40~44岁城镇体力劳动者最大；女性背力平均数表现为45~49岁农民最大（表30）。

表30　舟山市成年人背力平均数　　　　　　　　　　　　　单位：千克

年龄组（岁）	男				女			
	合计	农民	城镇体力	城镇非体力	合计	农民	城镇体力	城镇非体力
20~24	118.6	115.7	118.6	121.1	69.8	68.2	71.2	70.0

年龄组	男				女			
（岁）	合计	农民	城镇体力	城镇非体力	合计	农民	城镇体力	城镇非体力
25~29	121.3	121.5	118.4	123.8	67.5	67.8	67.0	67.6
30~34	121.4	119.0	122.1	123.2	68.3	65.0	70.2	69.8
35~39	121.6	121.8	122.1	120.9	68.1	67.6	71.4	65.4
40~44	121.9	115.7	126.1	123.7	70.2	71.0	70.4	68.9
45~49	121.2	121.7	121.9	119.9	71.1	73.3	68.7	71.2
50~54	121.6	123.7	120.9	120.0	69.1	69.3	68.7	69.3
55~59	118.8	119.5	118.5	118.3	67.3	70.5	67.3	64.0
合计	120.8	119.8	121.1	121.4	68.9	69.1	69.4	68.3

纵跳主要反映受试者的下肢爆发力和全身协调用力的能力，从一个侧面反映受试者力量素质。

男女成年人纵跳平均数分别为33.7厘米、22.5厘米，除30~34岁女性，成年人纵跳平均数随着年龄的增长而减小。变化范围，男性为26.9~39.5厘米，女性为18.0~27.1厘米。男性各年龄组纵跳平均数均大于同龄女性。除40~54岁年龄段，男性纵跳平均数表现为城镇非体力劳动者最大（表31）。

表31　舟山市成年人纵跳平均数　　　　　　　　　　　　　　　　　　单位：厘米

年龄组	男				女			
（岁）	合计	农民	城镇体力	城镇非体力	合计	农民	城镇体力	城镇非体力
20~24	39.5	38.4	39.8	40.1	27.1	25.9	27.6	27.6
25~29	37.5	37.1	35.6	39.8	24.9	25.5	23.5	25.6
30~34	36.4	36.8	35.0	37.2	25.1	24.3	25.4	25.5
35~39	35.1	35.2	33.6	36.5	23.5	23.3	23.7	23.5
40~44	32.9	32.6	33.5	32.7	21.8	22.0	21.5	22.0
45~49	30.8	32.2	28.9	31.4	20.8	20.4	20.8	21.2
50~54	29.9	30.8	29.9	28.9	19.2	19.1	18.7	19.9
55~59	26.9	26.8	26.8	27.1	18.0	17.6	18.7	17.7
合计	33.7	33.8	32.9	34.4	22.5	22.2	22.4	22.8

1分钟仰卧起坐和俯卧撑（男）/跪卧撑（女）反映的是受试者的肌肉耐力，从一个侧面反映人体的力量素质。

男女成年人1分钟仰卧起坐平均数分别为26.1次、21.9次，除35~39岁女性外，成年人1分钟仰卧起坐平均数随年龄增加而减少。变化范围，男性为17.5~32.1次，女性为12.9~29.8次。男性各年龄组1分钟仰卧起坐平均数均大于同龄女性（表32）。

表32　舟山市成年人1分钟仰卧起坐平均数　　　　　　　　　　　　　单位：次

年龄组	男				女			
（岁）	合计	农民	城镇体力	城镇非体力	合计	农民	城镇体力	城镇非体力
20~24	32.1	30.4	30.9	35.0	29.8	27.7	31.0	30.4
25~29	29.9	28.9	29.9	30.8	26.3	25.8	27.6	25.4
30~34	28.7	28.6	26.9	30.5	24.7	24.1	25.2	24.8
35~39	27.9	28.2	26.6	28.8	24.8	24.2	24.8	25.5
40~44	26.5	26.6	27.6	25.3	22.4	20.5	23.1	23.9
45~49	23.7	24.8	22.9	23.5	19.6	18.3	19.1	21.4
50~54	22.0	23.5	21.4	21.1	15.7	14.9	14.4	17.9
55~59	17.5	17.6	18.0	16.9	12.9	11.5	13.1	14.0
合计	26.1	26.1	25.5	26.7	21.9	20.7	22.1	22.9

男女成年人俯卧撑（男）/跪卧撑（女）平均数分别为21.2次、15.9次，随年龄增加而波动变化。变化范围，男性为15.9~23.6次，女性为13.7~17.4次。男性各年龄组俯卧撑平均数大于女性跪卧撑平均数。男性俯卧撑平均数表现为35~39岁城镇非体力劳动者最大，为25.6次；女性跪卧撑平均数表现为40~44岁城镇非体力劳动者最大，为18.4次（表33）。

表33　舟山市成年人俯卧撑（男）/跪卧撑（女）平均数　　　　　　　　单位：次

年龄组（岁）	男				女			
	合计	农民	城镇体力	城镇非体力	合计	农民	城镇体力	城镇非体力
20~24	23.1	23.9	23.0	22.5	16.4	16.0	15.1	17.9
25~29	22.0	22.4	19.3	24.0	14.6	16.1	14.2	13.3
30~34	21.2	22.2	20.0	21.2	16.8	15.7	17.6	17.1
35~39	23.6	24.3	20.7	25.6	17.1	18.1	16.7	16.3
40~44	22.5	21.5	24.8	21.1	17.4	16.0	18.1	18.4
45~49	20.6	21.6	18.6	21.7	15.8	15.9	15.5	16.0
50~54	20.4	21.9	20.1	19.1	15.0	13.5	14.9	16.9
55~59	15.9	16.7	15.6	15.5	13.7	11.4	15.6	14.1
合计	21.2	21.8	20.4	21.4	15.9	15.3	16.0	16.3

（2）柔韧素质

坐位体前屈反映的是受试者的柔韧素质。

男女成年人坐位体前屈平均数分别为8.8厘米、12.1厘米，随年龄增长呈波动变化。变化范围，男性为7.3~11.2厘米，女性为10.9~14.4厘米。女性各年龄组坐位体前屈平均数大于同龄男性。男女性坐位体前屈平均数均表现为20~24岁城镇非体力劳动者最大，分别为11.7厘米、14.8厘米（表34）。

表34　舟山市成年人坐位体前屈平均数　　　　　　　　单位：厘米

年龄组（岁）	男				女			
	合计	农民	城镇体力	城镇非体力	合计	农民	城镇体力	城镇非体力
20~24	11.2	11.2	10.7	11.7	14.4	13.7	14.6	14.8
25~29	8.8	8.9	8.1	9.3	13.3	12.6	14.7	12.7
30~34	8.4	8.5	8.9	7.9	11.8	12.1	11.6	11.8
35~39	8.5	8.6	9.2	7.9	11.1	11.9	10.1	11.4
40~44	8.5	8.7	9.0	7.7	11.5	11.0	10.7	13.1
45~49	9.0	8.2	10.1	8.7	12.2	12.2	11.5	12.9
50~54	8.1	9.2	8.2	6.9	10.9	10.8	9.4	12.6
55~59	7.3	7.5	7.2	7.3	11.8	10.1	13.2	12.0
合计	8.8	8.9	9.0	8.5	12.1	11.8	11.9	12.6

（3）平衡能力

闭眼单脚站立反映的是受试者的平衡能力。

男女成年人闭眼单脚站立平均数分别为25.2秒、27.1秒，随年龄增长呈减少趋势。变化范围，男性为17.2~32.3秒，女性为17.1~34.9秒。除25~29岁、55~59岁年龄组，女性成年人各年龄组闭眼单脚站立平均数均大于同龄男性。男女成年人闭眼单脚站立平均数均表现为20~24岁城镇体力劳动者最大，分别为39.8秒、42.0秒（表35）。

表35　舟山市成年人闭眼单脚站立平均数　　　　　　　　单位：秒

年龄组（岁）	男				女			
	合计	农民	城镇体力	城镇非体力	合计	农民	城镇体力	城镇非体力
20~24	32.3	27.2	39.8	29.5	34.9	30.4	42.0	32.2

年龄组（岁）	男				女			
	合计	农民	城镇体力	城镇非体力	合计	农民	城镇体力	城镇非体力
25～29	30.2	29.3	29.6	31.6	29.8	30.1	25.5	33.7
30～34	28.5	28.8	28.5	28.2	34.3	34.2	32.5	36.2
35～39	28.9	29.4	32.7	24.7	29.9	31.6	28.7	29.4
40～44	24.0	22.0	25.3	24.6	26.4	22.7	28.1	28.7
45～49	20.7	18.6	21.4	21.9	24.6	21.2	27.4	25.1
50～54	19.1	17.0	20.1	20.3	20.2	17.1	22.1	21.5
55～59	17.2	14.3	19.0	18.3	17.1	13.9	21.4	16.2
合计	25.2	23.4	27.1	25.0	27.1	25.0	28.4	27.8

（4）反应能力

选择反应时反映的是受试者的反应能力。

男女成年人选择反应时平均数分别为0.58秒、0.63秒。变化范围，男性为0.55～0.66秒，女性为0.58～0.69秒。男性成年人各年龄组反应能力均好于同龄女性。除35～39岁、45～54岁，男性反应能力表现为城镇体力劳动者最好（表36）。

表36　舟山市成年人选择反应时平均数　　　　　　　　　　　　单位：秒

年龄组（岁）	男				女			
	合计	农民	城镇体力	城镇非体力	合计	农民	城镇体力	城镇非体力
20～24	0.55	0.57	0.54	0.55	0.60	0.60	0.62	0.60
25～29	0.56	0.56	0.56	0.56	0.58	0.56	0.57	0.60
30～34	0.55	0.55	0.54	0.57	0.59	0.61	0.57	0.60
35～39	0.56	0.57	0.56	0.55	0.61	0.62	0.62	0.60
40～44	0.57	0.57	0.57	0.57	0.63	0.62	0.64	0.62
45～49	0.60	0.59	0.61	0.61	0.64	0.65	0.64	0.63
50～54	0.62	0.61	0.62	0.62	0.66	0.68	0.65	0.65
55～59	0.66	0.67	0.64	0.66	0.69	0.67	0.69	0.70
合计	0.58	0.59	0.58	0.59	0.63	0.63	0.62	0.63

（三）老年人（60～79岁）

1. 身体形态

（1）身高

男女老年人身高平均数分别为166.5厘米、156.5厘米，随年龄增长而波动变化。变化范围，男性为166.0～166.8厘米，女性为154.8～158.1厘米。男性各年龄组身高平均数均大于同龄女性。除60～64岁年龄组的男性，男女性身高平均数表现为城镇大于乡村（表37）。

表37　舟山市老年人身高平均数　　　　　　　　　　　　　　单位：厘米

年龄组（岁）	男			女		
	合计	乡村	城镇	合计	乡村	城镇
60～64	166.7	166.8	166.7	158.1	157.0	159.1
65～69	166.8	166.3	167.3	156.2	154.5	157.9
70～74	166.3	164.4	168.2	154.8	153.4	156.3
75～79	166.0	164.5	167.4	156.8	155.5	158.0
合计	166.5	165.5	167.4	156.5	155.1	157.9

（2）体重与BMI

男女老年人体重平均数分别为67.9千克、60.0千克，随年龄增长而波动变化。变化范围，男性为67.2～69.0千克，女性为58.1～61.0千克。男性各年龄组体重平均数均大于同龄女性。除60～64岁年龄组，男女性体重平均数均表现为城镇大于乡村（表38）。

表38　舟山市老年人体重平均数　　　　　　　　　　　　　单位：千克

年龄组（岁）	男			女		
	合计	乡村	城镇	合计	乡村	城镇
60～64	69.0	69.5	68.5	61.0	61.9	60.1
65～69	67.6	66.8	68.4	60.3	58.3	62.2
70～74	67.2	65.3	69.2	58.1	57.3	58.9
75～79	67.7	65.1	70.2	60.5	59.7	61.1
合计	67.9	66.7	69.0	60.0	59.3	60.6

男女老年人BMI［体重（千克）/身高²（米²）］平均数均为24.5千克/米²，随年龄增长而波动变化。变化范围，男性为24.3～24.8千克/米²，女性为24.2～24.7千克/米²。男女性老年人BMI平均数均表现为乡村60～64岁年龄组最大，分别为25.0千克/米²、25.1千克/米²（表39）。

表39　舟山市老年人BMI平均数　　　　　　　　　　　　单位：千克/米²

年龄组（岁）	男			女		
	合计	乡村	城镇	合计	乡村	城镇
60～64	24.8	25.0	24.6	24.4	25.1	23.7
65～69	24.3	24.2	24.4	24.7	24.3	25.0
70～74	24.3	24.2	24.4	24.2	24.3	24.1
75～79	24.5	24.0	25.0	24.6	24.7	24.5
合计	24.5	24.3	24.6	24.5	24.6	24.3

（3）腰围

男女老年人腰围平均数分别为88.0厘米、85.5厘米，随年龄增长而波动变化。变化范围，男性为87.3～88.7厘米，女性为84.9～86.0厘米。男性各年龄组腰围平均数均大于同龄女性。男性腰围平均数表现为城镇大于乡村；除65～69岁年龄组，女性腰围平均数表现为乡村不小于城镇（表40）。

表40　舟山市老年人腰围平均数　　　　　　　　　　　　　单位：厘米

年龄组（岁）	男			女		
	合计	乡村	城镇	合计	乡村	城镇
60～64	88.2	88.0	88.4	84.9	86.6	83.2
65～69	87.3	87.1	87.5	85.7	85.6	85.7
70～74	87.9	86.9	89.0	85.3	86.0	84.5
75～79	88.7	88.6	88.9	86.0	86.0	86.0
合计	88.0	87.6	88.4	85.5	86.1	84.9

（4）臀围

男女老年人臀围平均数分别为95.5厘米、94.6厘米，随年龄增长而波动变化。变化范围，男性为95.3～95.7厘米，女性为93.9～95.0厘米。男性各年龄组臀围平均数均大于同龄女性。除60～64岁年龄组，男女性臀围平均数均表现为城镇大于乡村（表41）。

表41　舟山市老年人臀围平均数　　　　　　　　　　　　　单位：厘米

年龄组（岁）	男			女		
	合计	乡村	城镇	合计	乡村	城镇
60～64	95.4	96.5	94.5	94.7	95.8	93.5

年龄组（岁）	男			女		
	合计	乡村	城镇	合计	乡村	城镇
65~69	95.3	95.0	95.5	95.0	93.9	96.1
70~74	95.6	95.3	95.8	93.9	93.5	94.4
75~79	95.7	95.1	96.2	94.7	93.8	95.5
合计	95.5	95.5	95.5	94.6	94.2	94.9

（5）腰臀比

男女老年人腰臀比平均数分别为0.92、0.90。整体变化范围不大，男性为0.92~0.93，女性为0.90~0.91。男性各年龄组腰臀比平均数均大于同龄女性。女性腰臀比平均数表现为乡村大于城镇（表42）。

表42　舟山市老年人腰臀比平均数

年龄组（岁）	男			女		
	合计	乡村	城镇	合计	乡村	城镇
60~64	0.92	0.91	0.94	0.90	0.90	0.89
65~69	0.92	0.92	0.92	0.90	0.91	0.89
70~74	0.92	0.91	0.93	0.91	0.92	0.90
75~79	0.93	0.93	0.92	0.91	0.92	0.90
合计	0.92	0.92	0.93	0.90	0.91	0.89

（6）体脂率

男女老年人体脂率平均数分别为23.5%、33.5%。男性体脂率平均数随年龄增长而波动变化，女性体脂率平均数随年龄增长而增大。变化范围，男性为23.0%~24.0%，女性为32.8%~34.6%。女性各年龄组体脂率平均数均大于同龄男性。男性体脂率平均数表现为城镇大于乡村（表43）。

表43　舟山市老年人体脂率平均数　　　　　　　　　　　单位：%

年龄组（岁）	男			女		
	合计	乡村	城镇	合计	乡村	城镇
60~64	23.8	22.9	24.7	32.8	33.3	32.3
65~69	23.0	22.1	23.8	33.3	32.4	34.1
70~74	23.1	22.5	23.6	33.3	33.0	33.6
75~79	24.0	22.9	25.0	34.6	34.9	34.3
合计	23.5	22.6	24.3	33.5	33.3	33.6

2.身体机能

（1）安静脉搏

男女老年人安静脉搏平均数分别为74.9次/分、76.4次/分，随年龄增长呈波动变化。变化范围，男性为73.5~75.7次/分，女性为75.8~76.9次/分。男性各年龄组安静脉搏平均数小于同龄女性。除70~74岁年龄组，男性安静脉搏平均数表现为城镇大于乡村；除75~79岁年龄组，女性安静脉搏平均数均表现为乡村大于城镇（表44）。

表44　舟山市老年人安静脉搏平均数　　　　　　　　　　单位：次/分

年龄组（岁）	男			女		
	合计	乡村	城镇	合计	乡村	城镇
60~64	74.9	73.2	76.6	76.4	76.8	76.0
65~69	75.5	73.7	77.5	76.6	77.5	75.8
70~74	75.7	76.5	74.9	76.9	78.4	75.2

年龄组（岁）	男			女		
	合计	乡村	城镇	合计	乡村	城镇
75～79	73.5	72.9	74.1	75.8	74.2	77.1
合计	74.9	74.1	75.8	76.4	76.9	76.0

（2）血压

男女老年人收缩压平均数分别为141.3毫米汞柱、139.6毫米汞柱，随年龄增长而波动变化。变化范围，男性为139.9～142.2毫米汞柱，女性为135.2～143.3毫米汞柱。除70～74岁年龄组，男性各年龄组收缩压平均数均高于同龄女性（表45）。

表45　舟山市老年人收缩压平均数　　　　　　　　　　　单位：毫米汞柱

年龄组（岁）	男			女		
	合计	乡村	城镇	合计	乡村	城镇
60～64	139.9	137.0	142.9	137.7	141.3	134.0
65～69	142.2	138.2	147.0	142.0	143.1	140.9
70～74	141.1	139.5	142.9	143.3	144.5	142.0
75～79	141.8	141.2	142.5	135.2	134.6	135.7
合计	141.3	139.0	143.8	139.6	141.2	138.1

男女老年人舒张压平均数分别为82.6毫米汞柱、80.3毫米汞柱，随年龄增长而呈波动变化，在65～69岁年龄组达到最大值。变化范围，男性为81.6～83.0毫米汞柱，女性为79.6～81.1毫米汞柱。男性各年龄组舒张压平均数均高于同龄女性。除75～79岁年龄组，男性舒张压平均数均表现为城镇大于乡村；除75～79岁年龄组，女性舒张压平均数均表现为乡村大于城镇（表46）。

表46　舟山市老年人舒张压平均数　　　　　　　　　　　单位：毫米汞柱

年龄组（岁）	男			女		
	合计	乡村	城镇	合计	乡村	城镇
60～64	82.8	80.8	84.8	80.3	82.8	77.7
65～69	83.0	82.0	84.2	81.1	83.1	79.1
70～74	81.6	80.5	82.9	79.6	80.1	79.0
75～79	82.9	83.3	82.5	79.9	78.5	81.1
合计	82.6	81.7	83.6	80.3	81.3	79.3

（3）肺活量

男女老年人肺活量平均数分别为2465.9毫升、1790.6毫升，随年龄增长而波动变化。变化范围，男性为2146.1～2739.3毫升，女性为1685.2～1928.3毫升。男性各年龄组肺活量平均数均大于同龄女性。男女性肺活量平均数表现为城镇大于乡村（表47）。

表47　舟山市老年人肺活量平均数　　　　　　　　　　　单位：毫升

年龄组（岁）	男			女		
	合计	乡村	城镇	合计	乡村	城镇
60～64	2739.3	2567.6	2898.3	1928.3	1814.9	2041.6
65～69	2472.4	2456.5	2487.7	1799.0	1738.1	1858.7
70～74	2490.5	2393.9	2587.0	1685.2	1555.1	1828.4
75～79	2146.1	2118.6	2173.1	1748.4	1708.5	1784.7
合计	2465.9	2386.6	2542.5	1790.6	1702.9	1878.0

（4）2分钟原地高抬腿

男女老年人2分钟原地高抬腿平均数分别为77.3次、80.7次，大致随年龄增长而减少。变化范围，男性为69.8~80.6次，女性为75.3~87.5次。除70~74岁年龄组，女性各年龄组2分钟原地高抬腿平均数均大于同龄男性。女性2分钟原地高抬腿平均数均表现为城镇明显大于乡村（表48）。

表48　舟山市老年人2分钟原地高抬腿平均数　　　　单位：次

年龄组（岁）	男			女		
	合计	乡村	城镇	合计	乡村	城镇
60~64	80.6	81.2	80.0	87.5	83.7	91.2
65~69	80.4	79.4	81.3	82.7	79.5	85.9
70~74	77.8	79.7	75.9	75.3	71.4	79.5
75~79	69.8	70.3	69.4	76.8	73.4	79.8
合计	77.3	77.7	76.8	80.7	77.1	84.2

3. 身体素质

（1）力量素质

握力主要反映受试者前臂及手部肌肉的最大力量，从一个侧面反映受试者的最大肌力。

男女老年人握力平均数分别为36.8千克、23.5千克，大致随年龄增长而减小。变化范围，男性为33.7~39.8千克，女性为22.1~25.3千克。男性各年龄组握力平均数均高于同龄女性。男女性握力平均数表现为城镇大于乡村（表49）。

表49　舟山市老年人握力平均数　　　　单位：千克

年龄组（岁）	男			女		
	合计	乡村	城镇	合计	乡村	城镇
60~64	39.8	39.5	40.1	25.3	24.5	26.0
65~69	38.0	37.0	38.9	24.3	23.5	25.1
70~74	35.6	34.1	37.1	22.1	20.9	23.5
75~79	33.7	31.9	35.5	22.4	20.9	23.7
合计	36.8	35.6	38.0	23.5	22.5	24.6

30秒坐站主要反映受试者的下肢力量，从一个侧面反映受试者力量素质。

男女老年人30秒坐站平均数分别为11.7次、11.1次，大致随年龄增加而减少。变化范围，男性为10.3~13.1次，女性为10.2~12.1次。除75~79岁年龄组，男性各年龄组30秒坐站平均数均大于同龄女性。女性30秒坐站平均数均表现为城镇大于乡村（表50）。

表50　舟山市老年人30秒坐站平均数　　　　单位：次

年龄组（岁）	男			女		
	合计	乡村	城镇	合计	乡村	城镇
60~64	13.1	14.3	12.0	12.1	11.2	12.9
65~69	12.0	11.8	12.3	11.0	10.5	11.6
70~74	11.6	11.3	11.9	10.2	9.5	10.9
75~79	10.3	10.7	9.8	11.1	10.8	11.5
合计	11.7	12.0	11.5	11.1	10.5	11.7

（2）柔韧素质

坐位体前屈反映的是受试者的柔韧素质。

男女老年人坐位体前屈平均数分别为5.2厘米、8.3厘米，男性老年人坐位体前屈平均数随年龄增长先增加后减小，变化范围为2.7~6.7厘米；女性老年人坐位体前屈平均数随年龄增长先增加后减小，变化范围为4.0~10.1厘米。女性各年龄组坐位体前屈平均数均大于同龄男性。女性坐位体前屈平均数表现为城镇大于乡村（表51）。

表51 舟山市老年人坐位体前屈平均数　　　　　　　单位：厘米

年龄组（岁）	男			女		
	合计	乡村	城镇	合计	乡村	城镇
60~64	6.4	7.4	5.5	9.9	8.2	11.7
65~69	6.7	6.2	7.2	10.1	9.1	11.2
70~74	4.6	4.1	5.0	8.9	6.8	11.2
75~79	2.7	3.5	1.8	4.0	3.1	4.9
合计	5.2	5.3	5.0	8.3	6.9	9.7

（3）平衡能力

闭眼单脚站立反映的是受试者的平衡能力。

男女老年人闭眼单脚站立平均数分别为11.4秒、11.9秒，随年龄增长而减小。变化范围，男性为8.9~14.0秒，女性为10.1~14.6秒。女性各年龄组闭眼单脚站立平均数大于同龄男性。除女性70~74岁年龄组外，男女性闭眼单脚站立平均数均表现为城镇大于乡村（表52）。

表52 舟山市老年人闭眼单脚站立平均数　　　　　　　单位：秒

年龄组（岁）	男			女		
	合计	乡村	城镇	合计	乡村	城镇
60~64	14.0	12.7	15.3	14.6	12.7	16.4
65~69	12.0	10.8	13.3	12.3	10.7	13.9
70~74	10.6	9.9	11.2	10.7	10.7	10.6
75~79	8.9	8.6	9.2	10.1	7.8	12.3
合计	11.4	10.5	12.3	11.9	10.5	13.4

（4）反应能力

选择反应时反映的是受试者的反应能力。

男女老年人选择反应时平均数分别为0.73秒、0.75秒，随年龄增长而增大。变化范围，男性为0.68~0.79秒，女性为0.73~0.78秒。除75~79岁年龄组，男性各年龄组选择反应时平均数均不大于同龄女性。除65~69岁年龄组，男性选择反应时平均数表现为城镇不大于乡村；女性选择反应时平均数表现为城镇小于或等于乡村（表53）。

表53 舟山市老年人选择反应时平均数　　　　　　　单位：秒

年龄组（岁）	男			女		
	合计	乡村	城镇	合计	乡村	城镇
60~64	0.68	0.68	0.67	0.73	0.74	0.72
65~69	0.73	0.73	0.74	0.74	0.75	0.72
70~74	0.75	0.75	0.75	0.75	0.75	0.75
75~79	0.79	0.80	0.78	0.78	0.80	0.77
合计	0.73	0.74	0.73	0.75	0.76	0.74

四、2020年与2014年监测结果比较

（一）幼儿（3~6岁）

从身体形态指标来看，与2014年相比，2020年男幼儿坐高（乡村 $p<0.05$；城镇 $p<0.01$）和体重平均数（ $p<0.01$ ）均有明显差异，乡村男幼儿胸围平均数也有显著差异（ $p<0.01$ ）。其中2020年乡村男幼儿体重、胸围的平均数均小于2014年，且存在显著性差异（ $p<0.01$ ）。在坐高指标方面，2020年城镇男幼儿（ $p<0.01$ ）、乡村男幼儿（ $p<0.05$ ）的坐高平均数均高于2014年，且存在显著性差异。除此之外，2020年男幼儿的体重平均数也小于2014年，且存在显著性差异（ $p<0.01$ ）。

身体机能指标方面，与2014年相比，2020年乡村男幼儿安静心率平均数略微减小；城镇男幼儿安静心率平均数显著增加（$p<0.01$）。

身体素质指标方面，与2014年相比，2020年男幼儿立定跳远、坐位体前屈平均数均有所变化，且存在显著性差异（$p<0.01$），具体表现为男幼儿立定跳远平均数明显下降，坐位体前屈平均数明显上升。除此之外，城镇男幼儿的双脚连续跳平均数显著增加（$p<0.05$），走平衡木平均数明显减小（$p<0.05$）。这说明6年时间里，乡村男幼儿的下肢力量有所下降，但柔韧素质有所提升；而城镇男幼儿的柔韧素质和平衡能力有所提升，但灵敏素质、下肢力量有所下降（表54）。

表54　2020年、2014年舟山市男性幼儿体质指标比较

指标	2020年		2014年	
	乡村	城镇	乡村	城镇
身高（厘米）	112.5	112.8	113.3	112.0
坐高（厘米）	64.5*	64.5**	63.6	63.1
体重（千克）	18.2**	17.7**	19.9	19.6
胸围（厘米）	54.6**	54.5	55.3	54.6
安静心率（次/分）	98.4	98.7**	99.2	93.1
双脚连续跳（秒）	6.9	7.1*	6.4	6.5
立定跳远（厘米）	90.0**	87.2**	105.1	95.1
坐位体前屈（厘米）	9.7**	9.2**	5.0	4.6
走平衡木（秒）	8.2	11.1*	8.5	13.3

注：*代表$p<0.05$，**代表$p<0.01$，下同。

从身体形态指标来看，与2014年相比，2020年乡村女幼儿体重（$p<0.01$）和胸围平均数均明显下降（$p<0.05$），而坐高平均数则明显上升（$p<0.05$）；城镇女幼儿坐高平均数明显上升（$p<0.01$），体重平均数明显下降（$p<0.01$）。

身体机能指标方面，与2014年相比，2020年乡村女幼儿安静心率平均数略微增加；城镇女幼儿安静心率平均数显著增加（$p<0.01$）。

身体素质指标方面，与2014年相比，2020年乡村女幼儿坐位体前屈平均数有所上升，且存在显著性差异（$p<0.01$），而立定跳远和走平衡木平均数则显著下降（$p<0.01$），表明6年内乡村女幼儿的下肢力量有所下降，但柔韧素质和平衡能力均有所提升。2020年城镇女幼儿坐位体前屈平均数显著上升（$p<0.01$），走平衡木平均数显著减小（$p<0.01$），可见，6年内城镇女幼儿的柔韧素质和平衡能力均有所提升（表55）。

表55　2020年、2014年舟山市女性幼儿体质指标比较

指标	2020年		2014年	
	乡村	城镇	乡村	城镇
身高（厘米）	111.2	112.3	111.8	111.0
坐高（厘米）	63.7*	64.1**	62.8	62.3
体重（千克）	17.0**	17.4**	19.1	18.9
胸围（厘米）	52.7*	53.1	53.6	53.1
安静心率（次/分）	100.3	99.0**	99.0	92.0
双脚连续跳（秒）	6.7	6.8	6.3	6.6
立定跳远（厘米）	87.1**	87.4	98.0	86.0
坐位体前屈（厘米）	13.0**	12.7**	7.4	6.9
走平衡木（秒）	7.7**	10.1**	10.6	14.1

（二）成年人（20~59岁）

身体形态指标方面，与2014年相比，2020年成年男性不同工作种类人群的身高和体重有所上升，其中农

民的身高和体重平均数以及城镇非体力劳动者的体重平均数存在显著性差异（$p<0.01$）。同时，2020年成年男性不同工作种类人群的腰围和臀围平均数呈上升趋势，均存在显著性差异（$p<0.01$）。这说明6年时间里，男性成年人的围度和重量均有所增加。

身体机能指标方面，与2014年相比，2020年成年男性不同工作种类人群安静脉搏、收缩压和舒张压平均数均有所上升，除城镇体力劳动者的舒张压平均数外均存在显著性差异（$p<0.01$）。此外，2020年城镇体力劳动者和城镇非体力劳动者的肺活量平均数与2014年相比有所下降，且存在显著性差异（$p<0.05$）。这说明6年时间里成年男性的身体机能有明显变化。

身体素质指标方面，与2014年相比，2020年成年男性不同工作种类人群握力平均数有所上升，且城镇体力劳动者存在显著性差异（$p<0.05$），此外，城镇非体力劳动者的纵跳平均数明显上升（$p<0.01$）。同时，2020年成年男性不同工作种类人群的坐位体前屈平均数明显上升（$p<0.01$），农民（$p<0.05$）和城镇非体力劳动者（$p<0.01$）的闭眼单脚站立平均数明显下降。与2014年相比，2020年农民和城镇非体力劳动者的选择反应时平均数显著上升（$p<0.01$）。这表明在6年时间里男性成年人的平衡能力和反应能力有明显下降，柔韧素质有所提升（表56）。

表56　2020年、2014年舟山市成年男性体质指标比较

指标	2020年			2014年		
	农民	城镇体力	城镇非体力	农民	城镇体力	城镇非体力
身高（厘米）	172.2**	170.9	172.7	170.6	170.6	171.9
体重（千克）	71.8**	70.9	73.6**	69.2	70.2	70.5
腰围（厘米）	85.3**	85.7**	86.2**	81.6	82.2	81.5
臀围（厘米）	96.9**	96.1**	97.3**	92.2	92.6	92.0
安静脉搏（次/分）	80.9**	79.8**	79.3**	76.0	77.6	76.2
收缩压（毫米汞柱）	127.8**	127.9**	131.6**	123.7	121.2	125.4
舒张压（毫米汞柱）	81.8**	80.0	82.9**	77.4	78.4	79.2
肺活量（毫升）	3693.0	3601.3*	3797.7*	3688.6	3720.5	3919.9
握力（千克）	44.0	44.0*	45.1	43.3	42.6	44.2
背力（千克）	119.5	120.2	122.3	123.4	121.6	121.3
纵跳（厘米）	36.9	36.1	38.4**	35.5	34.9	35.5
俯卧撑（个）	23.2	20.8	23.3	28.3	27.7	29.0
坐位体前屈（厘米）	8.9**	9.0**	8.5**	5.2	6.0	4.6
闭眼单脚站立（秒）	23.4*	27.1	25.0**	26.7	26.3	31.2
选择反应时（秒）	0.59**	0.58	0.59**	0.56	0.57	0.55

注：* 代表$p<0.05$，** 代表$p<0.01$；背力、纵跳、俯卧撑三项指标只包括20~39岁成年人的。

身体形态指标方面，与2014年相比，除城镇非体力劳动者的身高平均数以外，2020年成年女性不同工作种类人群的身高（农民$p<0.05$；城镇体力劳动者$p<0.01$）、体重（农民和城镇非体力劳动者$p<0.01$；城镇体力劳动者$p<0.05$）平均数有所上升，且呈显著性差异。同时，2020年不同工作种类人群的腰围和臀围平均数显著上升（$p<0.01$）。

身体机能指标方面，与2014年相比，2020年成年女性不同工作种类人群的安静脉搏平均数呈上升趋势，且存在显著性差异（$p<0.01$）。2020年不同工作种类人群的收缩压平均数显著增高（$p<0.01$），农民与城镇非体力劳动者的舒张压平均数也显著增高（农民$p<0.01$；城镇非体力劳动者$p<0.05$）。这说明6年时间里成年女性的身体机能有明显变化。

身体素质方面，与2014年相比，2020年不同工作种类人群的握力平均数有所上升，且均存在显著性差异（$p<0.01$）。2020年城镇非体力劳动者的背力平均数显著上升（$p<0.05$），城镇体力劳动者和非体力劳动者的纵跳平均数显著上升（$p<0.01$），不同工作种类人群的坐位体前屈平均数显著上升（$p<0.01$）。同时，2020年

城镇体力劳动者的闭眼单脚站立平均数显著上升（$p<0.01$）。与2014年相比，2020年农民（$p<0.01$）和城镇非体力劳动者（$p<0.05$）的选择反应时平均数显著上升。这说明6年时间里成年女性的上肢力量、柔韧素质提升，城镇体力劳动者的平衡能力提升，而城镇非体力劳动者和农民的反应能力下降（表57）。

表57　2020年、2014年舟山市成年女性体质指标比较

指标	2020年			2014年		
	农民	城镇体力	城镇非体力	农民	城镇体力	城镇非体力
身高（厘米）	159.8*	160.0**	160.3	159.0	158.8	160.3
体重（千克）	59.1**	57.0*	57.5**	56.1	56.0	56.1
腰围（厘米）	78.0**	75.9**	76.1**	74.6	74.0	73.0
臀围（厘米）	93.2**	91.9**	92.3**	90.8	90.6	90.6
安静脉搏（次/分）	82.3**	80.8**	80.7**	77.4	75.1	76.9
收缩压（毫米汞柱）	122.3**	121.5**	122.3**	116.7	114.0	117.2
舒张压（毫米汞柱）	76.9**	74.0	75.5*	73.3	73.4	73.6
肺活量（毫升）	2519.2	2523.7	2527.4	2504.8	2466.2	2533.0
握力（千克）	27.3**	27.5**	27.3**	26.1	25.3	25.8
背力（千克）	67.1	70.0	68.2*	67.3	67.8	65.1
纵跳（厘米）	24.7	25.1**	25.6**	23.9	23.6	23.4
1分钟仰卧起坐（个）	25.4	27.1	26.6	26.8	24.8	28.4
坐位体前屈（厘米）	11.8**	11.9**	12.6**	9.1	7.8	8.3
闭眼单脚站立（秒）	25.0	28.4**	27.8	25.0	24.1	26.3
选择反应时（秒）	0.63**	0.62	0.63*	0.60	0.63	0.61

注：*代表$p<0.05$，**代表$p<0.01$；背力、纵跳、1分钟仰卧起坐三项指标只包括20~39岁成年人的。

（三）老年人（60~69岁）

身体形态指标方面，与2014年相比，2020年男性老年人身高和体重平均数不存在显著性差异。2020年乡村男性老年人的腰围和臀围平均数有所上升，且存在显著性差异（$p<0.01$），而城镇男性老年人的腰围和臀围平均数虽有所上升，但不存在显著性差异。

身体机能指标方面，与2014年相比，2020年男性城镇老年人安静脉搏平均数虽有所上升，但不存在显著性差异。2020年男性城镇老年人的收缩压和舒张压平均数有所上升，且存在显著性差异（$p<0.01$）；男性乡村老年人的收缩压和舒张压有所上升，但不存在显著性差异。2020年男性城镇和乡村老年人的肺活量均有所下降，且存在显著性差异（$p<0.01$）。

身体素质指标方面，与2014年相比，2020年男性老年人的握力平均数有所上升，但只有男性乡村老年人存在显著性差异（$p<0.01$）。2020年男性老年人的坐位体前屈平均数有所上升，且存在显著性差异（$p<0.01$）。2020年乡村男性老年人的闭眼单脚站立平均数有所下降，但不存在显著性差异；而城镇男性老年人的有所上升，且存在显著性差异（$p<0.01$）。此外，2020年乡村男性老年人的选择反应时平均数有所下降，且存在显著性差异（$p<0.01$）。这说明6年时间里乡村男性老年人的力量素质、柔韧素质以及反应能力有所上升，而城镇男性老年人的柔韧素质和平衡能力有所上升（表58）。

表58　2020年、2014年舟山市老年男性体质指标比较

指标	2020年		2014年	
	乡村	城镇	乡村	城镇
身高（厘米）	166.5	167.0	166.8	167.8
体重（千克）	68.1	68.4	66.0	69.8
腰围（厘米）	87.5**	88.0	83.6	87.1
臀围（厘米）	95.7**	95.0	91.6	94.6

指标	2020年		2014年	
	乡村	城镇	乡村	城镇
安静脉搏（次/分）	73.5	77.0	73.8	74.0
收缩压（毫米汞柱）	137.7	144.9**	134.2	133.3
舒张压（毫米汞柱）	81.4	84.5**	79.9	80.3
肺活量（毫升）	2510.4**	2691.1**	2817.4	3071.5
握力（千克）	38.2**	39.5	34.5	39.2
坐位体前屈（厘米）	6.8**	6.4**	-0.6	0.0
闭眼单脚站立（秒）	11.7	14.3**	13.5	10.4
选择反应时（秒）	0.70**	0.70	0.81	0.71

注：* 代表 $p < 0.05$，** 代表 $p < 0.01$。

身体形态指标方面，与2014年相比，2020年女性老年人身高、体重平均数差异不大。2020年女性老年人的腰围平均数显著上升（乡村 $p < 0.01$；城镇 $p < 0.05$），乡村老年女性的臀围也显著增大（$p < 0.01$）。这说明6年时间里，女性老年人的体形呈横向发展的趋势，尤其是乡村女性老年人。

身体机能指标方面，与2014年相比，2020年女性老年人的安静脉搏平均数有所上升，且乡村女性老年人存在显著性差异（$p < 0.01$）。2020年乡村女性老年人的收缩压平均数和舒张压平均数较2014年显著上升（$p < 0.01$），城镇老年女性的收缩压也有明显提升（$p < 0.05$）。同时，2020年女性老年人的肺活量平均数下降，但不存在显著性差异。

身体素质指标方面，与2014年相比，2020年女性老年人握力、坐位体前屈和闭眼单脚站立平均数均有所上升，其中乡村女性老年人的握力平均数显著增长（$p < 0.05$），城镇女性老年人的坐位体前屈和闭眼单脚站立平均数均存在显著性差异（$p < 0.01$）。与2014年相比，2020年乡村女性老年人的选择反应时平均数显著下降（$p < 0.01$）。这说明6年来女性老年人的力量素质、柔韧素质、平衡能力和反应能力均有所提升（表59）。

表59 2020年、2014年舟山市老年女性体质指标比较

指标	2020年		2014年	
	乡村	城镇	乡村	城镇
身高（厘米）	155.7	158.5	156.0	157.9
体重（千克）	60.1	61.2	57.5	60.5
腰围（厘米）	86.1**	84.5*	82.2	82.1
臀围（厘米）	94.8**	94.8	91.7	93.5
安静脉搏（次/分）	77.1**	75.9	72.7	74.3
收缩压（毫米汞柱）	142.2**	137.6*	129.6	132.5
舒张压（毫米汞柱）	82.9**	78.4	78.2	80.1
肺活量（毫升）	1776.2	1948.5	1779.4	2036.1
握力（千克）	24.0*	25.6	22.5	24.6
坐位体前屈（厘米）	8.6	11.4**	6.4	7.9
闭眼单脚站立（秒）	11.7	15.2**	11.6	11.1
选择反应时（秒）	0.74**	0.72	0.82	0.72

五、小结

2020年，舟山市国民体质监测4117人，整体达到合格及以上的比例（合格率）为93.7%，比2014年上升1.2个百分点，低于全省平均比例为0.1个百分点。

男女幼儿身高、体重、胸围平均数随年龄增长而增大；胸围指数平均数随年龄增长而减小，表明围度增长速度小于身高增长速度；坐高指数平均数随年龄增长而减小，表明躯干增长速度小于下肢增长速度。男女

幼儿身体形态存在性别和城乡差异，男幼儿的长度、围度和重量指标平均数均大于女幼儿，体脂率平均数小于女幼儿。城镇幼儿身高平均数高于乡村幼儿。3岁、4岁年龄组男幼儿的安静心率平均数低于女幼儿。男女幼儿速度、灵敏、力量素质和平衡能力随年龄增长而提高；男幼儿速度和力量素质好于女幼儿，女幼儿柔韧素质好于男幼儿；城镇幼儿的灵敏素质相对更好。

男性成年人身高平均数随年龄增长而减小，体重、BMI、腰围、臀围、体脂率平均数随年龄增长而波动变化；女性成年人身高、体重、臀围平均数随年龄增长而波动变化，BMI、腰围、腰臀比平均数随年龄增长而增大。除体脂率外的各项身体形态指标平均数，男性均大于同龄女性。成年人的身体机能随年龄增长呈下降趋势，主要表现为收缩压和舒张压平均数升高，肺活量平均数下降。身体机能有明显的性别差异，男性收缩压、舒张压和肺活量平均数大于同龄女性。男女成年人不同工作种类人群安静脉搏平均数均为农民最大，男性收缩压、舒张压和肺活量平均数均为城镇非体力劳动者最大。成年人的身体素质基本趋势为随年龄增长而下降，各项指标因年龄、性别、工作种类表现出不同的变化特征。成年人下肢力量、肌肉耐力和反应能力随年龄增长而下降，平衡能力呈现下降趋势；上肢力量、腰背力量和柔韧素质随年龄增长呈波动变化。身体素质有明显的性别差异，男性力量素质和反应能力好于女性，女性柔韧素质和平衡能力好于男性。不同工作种类人群的身体素质表现不同，男女成年人力量素质城乡差异不大，平衡能力和反应能力表现为城镇体力劳动者最好。

老年人身高、体重、BMI、腰围、臀围平均数随年龄增长而波动变化；身高、体重、腰围、臀围和腰臀比平均数均表现为男性老年人大于女性老年人，体脂率平均数表现为女性老年人大于男性老年人。城乡比较，男性老年人身高、体重、腰围、体脂率平均数均表现为城镇大于乡村，腰臀比平均数城乡差异不大；女性老年人身高、体重和臀围平均数均表现为城镇大于乡村，体脂率平均数城乡差异不大。身体机能指标，男女性老年人的安静脉搏、收缩压、舒张压和肺活量平均数随年龄增长而波动变化。收缩压、舒张压和肺活量平均数表现为男性老年人均大于女性老年人，安静脉搏和心肺耐力平均数表现为女性老年人大于男性老年人。男性老年人的收缩压和舒张压平均数表现为城镇大于乡村，而女性老年人的收缩压和舒张压平均数表现为乡村大于城镇。老年人肺活量平均数表现为城镇大于乡村。老年人身体素质均随年龄增加而下降。男性老年人力量素质和反应能力好于女性，女性老年人平衡能力和柔韧素质好于男性。城镇男性老年人上肢力量和平衡能力均好于乡村男性老年人；城镇女性老年人力量素质、柔韧素质、平衡能力和反应能力均好于乡村女性老年人。

六、建议

（1）加强舟山市全民健身意识和体育文化精神培养，形成重视健康、支持健身、参与运动的社会氛围，鼓励更多舟山市民进行体育锻炼。在"十四五"规划期间，政府相关职能部门应以《舟山市体育改革发展"十四五"规划》为指导方针，建设"美丽中国海岛样板"，让体育运动成为美好生活的重要组成部分。

（2）实施全民健身惠民行动，助力"健康舟山"建设。各级部门需要积极打造城市社区"10分钟健身圈"，丰富全民健身场地设施供给。切实推进各地公共体育"一场两馆"建设，加强全民健身中心、体育公园、健身步道、足球场、社区多功能运动场、百姓健身房等场地设施建设。同时，也要加大对农村地区公共体育设施建设的投入，优化乡村健身场地布局和设施供给，构建高质量的体育场所服务体系。

（3）提供科学精准的全民健身指导服务。深入推进"体医融合"，实施健康促进行动，建设运动促进健康指导中心、运动医学和康复中心，加强运动科学研究，促进医疗机构开具运动处方。

（4）积极打造舟山特色体育产业，依托独特的滨海文化与体育旅游资源，大力发展水上综合赛事，积极打造"中国海岛赛事之城"。构建层级清晰、布局合理的海岛赛事体系，为市民提供满足需求的体育赛事服务体系。

（5）加强国民体质监测队伍培训，进一步提升测试人员和健身指导人员的专业技术水平。以数字化改革为引领，升级国民体质监测平台系统，为国民提供便捷、直观、可靠的数据结果和健身指导方案。

（执笔人：徐勇进）

2020年台州市国民体质监测报告

一、前言

为了解台州市国民体质现状和变化规律，长期动态地观察台州市国民体质健康状况，推动全民健身活动的开展，从而促进台州市经济建设和社会发展，根据浙江省体育局关于开展第五次浙江省国民体质监测工作的技术标准，台州市体育局于2020年开展了第五次国民体质监测工作。

二、监测对象与方法

调查对象为3~79岁的健康国民（7~19岁在校学生除外），采取分层随机整群抽样的原则，共监测有效样本4216人，其中幼儿（3~6岁）830人，成年人（20~59岁）2554人，老年人（60~79岁）832人（表1~表3）。使用SPSS25.0对数据进行统计分析。

表1　幼儿各组别人数统计表　　　　　　　　　　　　　　　单位：人

年龄组（岁）	男			女		
	合计	乡村	城镇	合计	乡村	城镇
3	101	53	48	104	55	49
4	107	54	53	103	50	53
5	106	55	51	106	55	51
6	102	49	53	101	51	50
合计	416	211	205	414	211	203

表2　成年人各组别人数统计表　　　　　　　　　　　　　　单位：人

年龄组（岁）	男				女			
	合计	农民	城镇体力	城镇非体力	合计	农民	城镇体力	城镇非体力
20~24	164	54	55	55	158	54	51	53
25~29	158	54	54	50	155	54	51	50
30~34	164	55	55	54	164	54	55	55
35~39	162	55	52	55	161	55	55	51
40~44	158	55	52	51	159	55	55	49
45~49	155	54	49	52	164	55	54	55
50~54	154	54	49	51	163	55	53	55
55~59	155	54	50	51	160	55	51	54
合计	1270	435	416	419	1284	437	425	422

表3　老年人各组别人数统计表　　　　　　　　　　　　　　单位：人

年龄组（岁）	男			女		
	合计	乡村	城镇	合计	乡村	城镇
60~64	99	49	50	110	55	55
65~69	107	55	52	110	55	55
70~74	102	50	52	108	53	55
75~79	97	48	49	99	50	49
合计	405	202	203	427	213	214

三、体质监测结果概述

（一）幼儿（3~6岁）

1.身体形态

（1）身高与坐高指数

男女幼儿身高平均数分别为110.2厘米、109.6厘米，随年龄增长而增大。变化范围，男幼儿为102.1~116.6

厘米，女幼儿为101.3~115.4厘米。除4岁组幼儿外，男幼儿各年龄组身高平均数均大于同龄女幼儿。同时，除4岁组女幼儿外，幼儿身高平均数均表现为城镇大于乡村（表4）。

表4　台州市幼儿身高平均数　　　　　　　　　　　　　　　　单位：厘米

年龄组（岁）	男			女		
	合计	乡村	城镇	合计	乡村	城镇
3	102.1	101.2	103.0	101.3	100.5	102.2
4	107.8	107.5	108.2	108.0	108.4	107.6
5	114.3	113.9	114.7	113.9	113.8	113.9
6	116.6	115.6	117.7	115.4	114.9	116.0
合计	110.2	109.5	111.0	109.6	109.3	109.9

男女幼儿坐高指数［坐高（厘米）/身高（厘米）×100］平均数分别为56.6、56.8，呈随年龄增长而减小的趋势。变化范围，男幼儿为56.1~57.1，女幼儿56.3~57.3。除5岁组幼儿外，幼儿坐高指数平均数均表现为城镇小于乡村（表5）。

表5　台州市幼儿坐高指数平均数

年龄组（岁）	男			女		
	合计	乡村	城镇	合计	乡村	城镇
3	56.9	56.9	56.8	57.3	57.4	57.2
4	57.1	57.4	56.8	57.1	57.5	56.8
5	56.5	56.4	56.5	56.5	56.5	56.5
6	56.1	56.1	56.0	56.3	56.4	56.1
合计	56.6	56.7	56.5	56.8	56.9	56.6

（2）体重与BMI

男女幼儿体重平均数分别为19.8千克、19.0千克，随年龄增长而增大。变化范围，男幼儿为16.8~22.5千克，女幼儿为16.3~21.0千克。男幼儿各年龄组体重平均数均大于同龄女幼儿。除5岁组幼儿和6岁组女幼儿外，幼儿体重平均数均表现为城镇大于乡村（表6）。

表6　台州市幼儿体重平均数　　　　　　　　　　　　　　　　单位：千克

年龄组（岁）	男			女		
	合计	乡村	城镇	合计	乡村	城镇
3	16.8	16.7	17.0	16.3	15.9	16.7
4	18.5	18.2	18.9	18.4	18.3	18.5
5	21.3	21.3	21.3	20.5	20.9	20.1
6	22.5	22.1	22.9	21.0	21.0	20.9
合计	19.8	19.5	20.1	19.0	19.0	19.1

男女幼儿BMI［体重（千克)/身高^2（米^2）］平均数分别为16.2千克/米^2、15.8千克/米^2。变化范围，男幼儿为15.9~16.5千克/米^2，女幼儿为15.7~15.9千克/米^2。男幼儿各年龄组BMI平均数均大于同龄女幼儿。3岁组和5岁组男幼儿、5岁和6岁组女幼儿BMI平均数均表现为城镇小于乡村（表7）。

表7　台州市幼儿BMI平均数　　　　　　　　　　　　　　单位：千克/米^2

年龄组（岁）	男			女		
	合计	乡村	城镇	合计	乡村	城镇
3	16.2	16.3	16.0	15.9	15.8	16.0
4	15.9	15.7	16.1	15.7	15.6	15.9

年龄组（岁）	男			女		
	合计	乡村	城镇	合计	乡村	城镇
5	16.3	16.4	16.2	15.8	16.0	15.5
6	16.5	16.5	16.5	15.7	15.8	15.5
合计	16.2	16.2	16.2	15.8	15.8	15.7

（3）胸围与胸围指数

男女幼儿胸围平均数分别为54.6厘米、52.7厘米，随年龄增长呈波动变化。变化范围，男幼儿为53.8~55.6厘米，女幼儿为51.6~54.2厘米。男幼儿各年龄组胸围平均数均大于同龄女幼儿。男女幼儿胸围平均数均表现为城镇大于乡村（表8）。

表8　台州市幼儿胸围平均数　　　　　　　　　　　　　　　　　　单位：厘米

年龄组（岁）	男			女		
	合计	乡村	城镇	合计	乡村	城镇
3	54.0	53.2	55.0	51.6	49.9	53.4
4	53.8	52.4	55.3	52.6	50.3	54.7
5	55.6	54.0	57.3	54.2	52.5	55.9
6	55.1	51.8	58.2	52.5	49.2	56.0
合计	54.6	52.9	56.5	52.7	50.5	55.0

男女幼儿胸围指数［胸围（厘米）/身高（厘米）×100］平均数分别为49.7、48.2，随年龄增长而减小。变化范围，男幼为47.2~53.0，女幼儿为45.5~50.9。男幼儿各年龄组胸围指数平均数均大于同龄女幼儿。男女幼儿胸围指数平均数均表现为城镇大于乡村（表9）。

表9　台州市幼儿胸围指数平均数

年龄组（岁）	男			女		
	合计	乡村	城镇	合计	乡村	城镇
3	53.0	52.6	53.4	50.9	49.7	52.4
4	49.9	48.7	51.2	48.8	46.5	50.8
5	48.7	47.4	50.0	47.6	46.2	49.1
6	47.2	44.8	49.5	45.5	42.8	48.3
合计	49.7	48.5	51.0	48.2	46.3	50.2

（4）体脂率

男女幼儿体脂率平均数分别为18.9%、22.0%，男幼儿体脂率平均数随年龄增长而波动变化，女幼儿体脂率平均数随年龄增长而减小。变化范围，男幼儿为17.9%~19.8%，女幼儿为19.5%~23.5%。男幼儿各年龄组体脂率平均数均小于同龄女幼儿。除3岁组和5岁组男幼儿外，男幼儿体脂率平均数均表现为城镇大于乡村；除4岁组女幼儿外，女幼儿体脂率平均数均表现为城镇小于或等于乡村（表10）。

表10　台州市幼儿体脂率平均数　　　　　　　　　　　　　　　　　单位：%

年龄组（岁）	男			女		
	合计	乡村	城镇	合计	乡村	城镇
3	19.8	20.2	19.3	23.5	23.5	23.5
4	18.4	18.0	18.8	22.8	22.6	23.1
5	19.3	19.5	19.1	22.2	22.9	21.5
6	17.9	17.5	18.3	19.5	19.6	19.3
合计	18.9	18.8	18.9	22.0	22.2	21.8

2. 身体机能

男女幼儿安静心率平均数分别为100.3次/分、100.9次/分。变化范围，男幼儿为97.8~103.3次/分，女幼儿为98.3~103.7次/分。除4岁组幼儿外，男幼儿各年龄组安静心率平均数均低于同龄女幼儿。除5岁组女幼儿外，幼儿安静心率平均数均表现为城镇小于乡村（表11）。

表11 台州市幼儿安静心率平均数 单位：次/分

年龄组（岁）	男			女		
	合计	乡村	城镇	合计	乡村	城镇
3	102.1	104.1	99.9	103.7	106.7	100.3
4	103.3	103.6	103.0	103.0	103.8	102.3
5	97.8	99.0	96.4	98.3	97.6	99.1
6	98.1	100.2	96.2	98.4	100.3	96.5
合计	100.3	101.7	98.9	100.9	102.1	99.6

3. 身体素质

（1）速度、灵敏素质

15米绕障碍跑和双脚连续跳反映幼儿速度和灵敏素质。

男女幼儿15米绕障碍跑平均数分别为7.6秒、7.9秒，双脚连续跳的平均数均为7.3秒。变化范围，15米绕障碍跑男幼儿为7.0~8.3秒，女幼儿为7.4~8.4秒；双脚连续跳男幼儿为6.0~8.6秒，女幼儿为6.3~9.1秒。除6岁组幼儿15米绕障碍跑平均数以外，各年龄组15米绕障碍跑和双脚连续跳平均数均随年龄增长而减小，表明幼儿的速度和灵敏素质基本随年龄增长而提高。除4岁组男幼儿双脚连续跳平均数以外，男幼儿各年龄组15米绕障碍跑和双脚连续跳平均数小于同龄女幼儿。男女幼儿15米绕障碍跑和双脚连续跳平均数均表现为城镇小于乡村（表12、表13）。

表12 台州市幼儿15米绕障碍跑平均数 单位：秒

年龄组（岁）	男			女		
	合计	乡村	城镇	合计	乡村	城镇
3	8.3	9.0	7.4	8.4	9.4	7.3
4	8.1	8.4	7.7	8.3	9.0	7.6
5	7.0	7.7	6.2	7.4	8.1	6.7
6	7.1	7.6	6.6	7.6	7.8	7.3
合计	7.6	8.2	7.0	7.9	8.6	7.2

表13 台州市幼儿双脚连续跳平均数 单位：秒

年龄组（岁）	男			女		
	合计	乡村	城镇	合计	乡村	城镇
3	8.6	10.4	6.2	9.1	10.4	7.2
4	8.2	8.8	7.2	7.5	7.7	7.1
5	6.3	6.7	5.5	6.4	6.6	6.0
6	6.0	6.3	5.6	6.3	6.7	5.8
合计	7.3	8.1	6.2	7.3	7.9	6.6

（2）力量素质

握力和立定跳远反映幼儿的力量素质。

男女幼儿握力平均数分别为6.9千克、6.8千克，立定跳远平均数分别为89.4厘米、87.3厘米。变化范围，握力男幼儿为6.0~7.8千克，女幼儿为5.9~7.3千克；立定跳远男幼儿为76.2~99.8厘米，女幼儿为76.5~95.3厘米。各年龄组握力和立定跳远平均数均随年龄增长而增大，表明幼儿力量素质随年龄增长而提高。除4岁组幼儿握力和3岁组、4岁组幼儿的立定跳远以外，男幼儿各年龄组指标平均数均大于同龄女幼儿。各年龄组幼儿握力和立定跳远平均数均表现为城镇大于乡村（表14、表15）。

表14　台州市幼儿握力平均数　　　　　　　　　　　　　　　单位：千克

年龄组（岁）	男			女		
	合计	乡村	城镇	合计	乡村	城镇
3	6.0	4.9	7.2	5.9	5.5	6.4
4	6.5	5.5	7.4	6.6	5.9	7.3
5	7.5	6.5	8.5	7.2	6.5	7.9
6	7.8	7.0	8.5	7.3	6.4	8.3
合计	6.9	5.9	7.9	6.8	6.1	7.5

表15　台州市幼儿立定跳远平均数　　　　　　　　　　　　　单位：厘米

年龄组（岁）	男			女		
	合计	乡村	城镇	合计	乡村	城镇
3	76.2	70.6	83.4	76.5	72.1	82.0
4	83.1	75.0	92.3	84.5	78.1	90.6
5	97.3	86.9	108.6	92.3	82.7	102.5
6	99.8	90.6	108.3	95.3	88.4	102.3
合计	89.4	80.5	99.0	87.3	80.2	94.8

（3）柔韧素质

坐位体前屈反映幼儿的柔韧素质。

男女幼儿坐位体前屈平均数分别为11.4厘米、13.1厘米，随年龄增大而波动变化。变化范围，男幼儿为10.5~13.0厘米，女幼儿为12.5~13.9厘米。女幼儿各年龄组坐位体前屈平均数均大于同龄男幼儿。除4岁组男幼儿以外，幼儿坐位体前屈平均数均表现为城镇大于乡村。（表16）

表16　台州市幼儿坐位体前屈平均数　　　　　　　　　　　　单位：厘米

年龄组（岁）	男			女		
	合计	乡村	城镇	合计	乡村	城镇
3	13.0	10.5	15.7	13.9	12.8	15.1
4	11.5	11.8	11.1	12.5	12.3	12.7
5	10.5	8.3	13.0	13.0	12.0	14.2
6	10.6	9.2	11.8	13.0	11.7	14.3
合计	11.4	10.0	12.8	13.1	12.2	14.0

（4）平衡能力

走平衡木反映幼儿的平衡能力。

男女幼儿走平衡木平均数分别为11.2秒、11.3秒，随年龄增长呈波动变化。变化范围，男幼儿为9.6~12.9秒，女幼儿为9.9~12.7秒。3岁组女幼儿、4岁组男幼儿和6岁组幼儿走平衡木平均数均表现为城镇小于乡村（表17）。

表17　台州市幼儿走平衡木平均数　　　　　　　　　　　　　单位：秒

年龄组（岁）	男			女		
	合计	乡村	城镇	合计	乡村	城镇
3	12.9	12.9	12.9	11.2	11.6	10.2
4	12.1	12.5	11.2	12.7	12.5	13.1

年龄组（岁）	男			女		
	合计	乡村	城镇	合计	乡村	城镇
5	9.6	9.4	10.1	9.9	9.5	10.9
6	10.4	10.7	9.9	11.3	11.6	10.7
合计	11.2	11.4	10.8	11.3	11.3	11.2

（二）成年人（20~59岁）

1. 身体形态

（1）身高

男女成年人身高平均数分别为169.3厘米、158.1厘米，男成年人身高平均数随年龄增加而减小，女成年人身高平均数随年龄增加而波动变化。变化范围，男性为167.0~171.5厘米，女性为155.8~160.3厘米。男性各年龄组身高平均数均大于同龄女性。除男性25~29岁年龄组、女性20~24岁年龄组以外，成年人身高平均数均为城镇非体力劳动者最大（表18）。

表18　台州市成年人身高平均数　　　　　　　　　　　　　　　　单位：厘米

年龄组（岁）	男				女			
	合计	农民	城镇体力	城镇非体力	合计	农民	城镇体力	城镇非体力
20~24	171.5	170.3	171.6	172.7	160.3	161.8	159.5	159.5
25~29	170.6	170.7	170.8	170.4	159.8	159.7	159.3	160.5
30~34	170.4	169.7	170.5	171.0	158.1	157.2	157.9	159.2
35~39	169.2	167.7	168.1	171.8	158.9	158.0	159.0	159.8
40~44	169.0	168.9	168.5	169.6	157.6	156.9	155.7	160.5
45~49	168.7	167.6	168.7	169.8	155.8	154.0	156.0	157.5
50~54	167.9	166.2	167.3	170.2	156.9	154.8	157.8	158.2
55~59	167.0	165.4	166.7	168.9	157.7	156.2	157.7	159.3
合计	169.3	168.3	169.1	170.6	158.1	157.3	157.8	159.3

（2）体重与BMI

男女成年人体重平均数分别为70.5千克、57.9千克，随年龄增长呈波动变化。男性各年龄组体重平均数变化范围为67.6~72.7千克，在30~34岁年龄组达到最大值；女性各年龄组体重平均数变化范围为55.1~60.0千克，在50~54岁年龄组达到最大值。男性各年龄组体重平均数均大于同龄女性（表19）。

表19　台州市成年人体重平均数　　　　　　　　　　　　　　　　单位：千克

年龄组（岁）	男				女			
	合计	农民	城镇体力	城镇非体力	合计	农民	城镇体力	城镇非体力
20~24	69.8	68.8	72.3	68.4	55.1	53.3	55.7	56.3
25~29	71.5	74.1	71.3	69.0	56.0	56.2	55.7	56.2
30~34	72.7	75.4	70.8	72.0	56.3	55.9	57.3	55.6
35~39	71.1	69.7	70.3	73.1	59.7	59.9	60.1	59.2
40~44	70.1	71.1	67.0	72.0	58.8	61.7	57.7	56.7
45~49	70.2	67.6	71.8	71.3	57.9	57.9	58.0	57.7
50~54	70.5	70.3	69.5	71.8	60.0	61.5	60.1	58.5
55~59	67.6	67.5	67.5	67.9	59.1	61.0	55.7	60.3
合计	70.5	70.6	70.1	70.7	57.9	58.4	57.6	57.6

男女成年人BMI［体重（千克）/身高²（米²）］平均数分别为24.6千克/米²、23.2千克/米²。男性各年龄组BMI平均数随年龄增长而波动变化，变化范围为23.7~25.1千克/米²，在50~54岁年龄组达到最大值；除

55~59岁年龄组，女性各年龄组BMI平均数随年龄增长而增大，变化范围为21.4~24.4千克/米²，在50~54岁年龄组达到最大值。男性各年龄组BMI平均数均高于同龄女性。男性BMI平均数表现为30~34岁农民最大，为26.1千克/米²；20~24岁城镇非体力劳动者最小，为22.9千克/米²。女性BMI平均数表现为50~54岁农民最大，为25.6千克/米²；20~24岁农民最小，为20.3千克/米²（表20）。

表20 台州市成年人BMI平均数　　　　　　　　　　　　　　　　　　单位：千克/米²

年龄组（岁）	男				女			
	合计	农民	城镇体力	城镇非体力	合计	农民	城镇体力	城镇非体力
20~24	23.7	23.6	24.5	22.9	21.4	20.3	21.9	22.2
25~29	24.5	25.5	24.4	23.7	21.9	22.0	22.0	21.8
30~34	25.0	26.1	24.3	24.6	22.5	22.6	22.9	22.0
35~39	24.8	24.8	24.8	24.7	23.7	24.1	23.7	23.2
40~44	24.6	25.0	23.6	25.1	23.7	25.1	23.8	22.1
45~49	24.6	24.1	25.2	24.6	23.9	24.5	23.9	23.3
50~54	25.1	25.5	24.8	24.9	24.4	25.6	24.2	23.4
55~59	24.3	24.7	24.3	23.8	23.7	25.0	22.4	23.7
合计	24.6	24.9	24.5	24.3	23.2	23.7	23.1	22.7

（3）腰围

男女成年人腰围平均数分别为85.7厘米、77.3厘米。除55~59岁年龄组外，男性各年龄组腰围平均数随年龄增长而增大，变化范围为81.0~88.0厘米，在45~54岁年龄组达到最大值；女性各年龄组腰围平均数随年龄增长而波动变化，变化范围为74.5~80.6厘米，在55~59岁达到最大值。男性各年龄组腰围平均数均大于同龄女性。除男性40~49岁年龄段，各年龄组男女性腰围平均数表现为农民最大（表21）。

表21 台州市成年人腰围平均数　　　　　　　　　　　　　　　　　　单位：厘米

年龄组（岁）	男				女			
	合计	农民	城镇体力	城镇非体力	合计	农民	城镇体力	城镇非体力
20~24	81.0	82.2	82.0	78.7	74.5	77.8	72.4	73.3
25~29	83.5	86.8	80.0	83.9	74.7	75.9	74.6	73.6
30~34	84.4	87.6	81.5	84.0	75.2	78.0	73.3	74.4
35~39	86.6	87.4	85.8	86.6	78.5	80.7	76.5	78.4
40~44	87.4	87.8	85.3	89.0	77.0	81.6	75.0	74.0
45~49	88.0	87.0	89.7	87.5	77.5	79.6	76.2	76.7
50~54	88.0	89.4	86.3	88.0	80.2	84.1	78.1	78.5
55~59	87.1	88.7	86.7	85.7	80.6	84.8	76.7	80.0
合计	85.7	87.1	84.5	85.4	77.3	80.3	75.4	76.2

（4）臀围

男女成年人臀围平均数分别为95.2厘米、91.6厘米，随年龄增长呈波动变化。变化范围，男性为93.8~97.0厘米，女性为89.9~93.3厘米。男性各年龄组臀围平均数均大于同龄女性。男性臀围平均数表现为30~34岁农民最大，为98.5厘米，30~34岁城镇体力劳动者最小，为91.5厘米；女性臀围平均数表现为40~44岁农民最大，为95.4厘米，20~29岁城镇体力劳动者最小，为88.1厘米（表22）。

表22 台州市成年人臀围平均数　　　　　　　　　　　　　　　　　　单位：厘米

年龄组（岁）	男				女			
	合计	农民	城镇体力	城镇非体力	合计	农民	城镇体力	城镇非体力
20~24	93.8	95.3	93.4	92.8	90.7	93.2	88.1	90.7

续表

年龄组 （岁）	男				女			
	合计	农民	城镇体力	城镇非体力	合计	农民	城镇体力	城镇非体力
25~29	94.7	97.4	91.6	95.2	89.9	92.0	88.1	89.5
30~34	94.7	98.5	91.5	94.0	90.9	92.0	89.6	91.0
35~39	95.9	96.3	95.3	95.8	93.3	94.9	92.4	92.5
40~44	95.7	96.3	93.3	97.5	91.9	95.4	90.5	89.4
45~49	97.0	96.6	98.2	96.2	92.1	93.7	90.9	91.7
50~54	95.1	96.1	93.6	95.3	92.0	92.7	91.6	91.8
55~59	94.8	95.3	94.8	94.3	92.2	94.3	89.0	92.9
合计	95.2	96.5	93.9	95.1	91.6	93.5	90.1	91.2

（5）腰臀比

男女成年人腰臀比平均数分别为0.90、0.84，除55~59岁男性外，随年龄增长而增大。变化范围，男性为0.86~0.93，女性为0.82~0.87。男性各年龄组腰臀比平均数均大于同龄女性（表23）。

表23 台州市成年人腰臀比平均数

年龄组 （岁）	男				女			
	合计	农民	城镇体力	城镇非体力	合计	农民	城镇体力	城镇非体力
20~24	0.86	0.86	0.88	0.85	0.82	0.83	0.82	0.81
25~29	0.88	0.89	0.87	0.88	0.83	0.82	0.85	0.82
30~34	0.89	0.89	0.89	0.89	0.83	0.85	0.82	0.82
35~39	0.90	0.91	0.90	0.90	0.84	0.85	0.83	0.85
40~44	0.91	0.91	0.91	0.91	0.84	0.86	0.83	0.83
45~49	0.91	0.90	0.91	0.91	0.84	0.85	0.84	0.84
50~54	0.93	0.93	0.92	0.92	0.87	0.91	0.85	0.85
55~59	0.92	0.93	0.92	0.92	0.87	0.90	0.86	0.86
合计	0.90	0.90	0.90	0.90	0.84	0.86	0.84	0.83

（6）体脂率

男女成年人体脂率平均数分别为22.9%、28.6%。男性各年龄组体脂率平均数随年龄增长呈波动变化，变化范围为20.7%~24.0%；除40~44岁、55~59岁年龄组以外，女性各年龄组体脂率平均数随年龄增加而增大，变化范围为23.9%~31.2%。女性各年龄组体脂率平均数均大于同龄男性。男性体脂率平均数表现为45~49岁城镇体力劳动者最大，为25.5%，20~24岁城镇非体力劳动者最小，为19.1%；女性体脂率平均数表现为50~54岁农民最大，为32.5%，20~24岁农民最小，为21.2%（表24）。

表24 台州市成年人体脂率平均数 单位：%

年龄组 （岁）	男				女			
	合计	农民	城镇体力	城镇非体力	合计	农民	城镇体力	城镇非体力
20~24	20.7	19.9	22.9	19.1	23.9	21.2	26.6	24.0
25~29	23.0	24.4	22.8	21.6	26.1	26.7	26.8	24.6
30~34	23.3	24.9	22.1	22.9	27.4	27.6	28.8	25.7
35~39	24.0	23.7	23.7	24.6	29.7	29.8	30.2	29.0
40~44	22.9	23.0	22.7	22.8	29.2	31.4	30.0	25.5
45~49	23.9	23.2	25.5	23.0	30.3	31.1	29.9	30.0
50~54	23.4	23.2	24.3	22.8	31.2	32.5	31.1	30.1
55~59	22.2	22.4	22.3	21.8	30.4	32.3	26.7	32.0
合计	22.9	23.1	23.3	22.4	28.6	29.1	28.8	27.7

2. 身体机能

（1）安静脉搏

男女成年人安静脉搏平均数分别为83.2次/分、82.0次/分，男性安静脉搏平均数基本随年龄增长而减小，女性安静脉搏平均数随年龄增长而减小。变化范围，男性为80.6~86.5次/分，女性为77.6~86.5次/分。除30~34岁、35~39岁年龄组以外，男性安静脉搏平均数表现为城镇非体力劳动者最小；除25~29岁年龄组以外，女性安静脉搏平均数均表现为城镇非体力劳动者最小（表25）。

表25　台州市成年人安静脉搏平均数　　　　　　　　　　　　　　　　　单位：次/分

年龄组（岁）	男				女			
	合计	农民	城镇体力	城镇非体力	合计	农民	城镇体力	城镇非体力
20~24	86.2	85.8	89.1	83.6	86.5	86.3	87.7	85.5
25~29	86.5	87.6	87.5	84.1	84.3	84.6	83.7	84.5
30~34	84.8	85.0	83.7	85.9	83.5	85.9	82.6	82.1
35~39	82.3	81.4	83.8	81.7	83.3	83.5	85.3	81.0
40~44	82.2	80.9	85.2	80.7	81.2	83.8	81.8	77.7
45~49	82.0	84.1	84.0	78.0	80.4	82.0	80.7	78.4
50~54	80.9	82.7	82.6	77.4	79.2	80.3	79.6	77.8
55~59	80.6	83.0	81.4	77.3	77.6	77.6	79.6	75.8
合计	83.2	83.8	84.7	81.1	82.0	83.0	82.6	80.3

（2）血压

男女成年人收缩压平均数分别为131.5毫米汞柱、125.9毫米汞柱，舒张压平均数分别为80.4毫米汞柱、75.9毫米汞柱。除45~49岁、55~59岁年龄组外，男性各年龄组收缩压平均数随年龄增长而增大，变化范围为126.0~137.3毫米汞柱；除20~24岁、30~34岁年龄组外，女性各年龄组收缩压平均数随年龄增长而增大，变化范围为118.6~133.0毫米汞柱。除55~59岁年龄组外，男性各年龄组舒张压平均数随年龄增加而增大，变化范围为73.6~84.9毫米汞柱；除30~34岁、55~59岁年龄组外，女性各年龄组舒张压平均数随年龄增加而增大，变化范围为72.3~80.0毫米汞柱。男性各年龄组收缩压和舒张压平均数均大于同龄女性（表26、表27）。

表26　台州市成年人收缩压平均数　　　　　　　　　　　　　　　　单位：毫米汞柱

年龄组（岁）	男				女			
	合计	农民	城镇体力	城镇非体力	合计	农民	城镇体力	城镇非体力
20~24	126.0	124.8	129.0	124.1	123.8	123.8	125.6	122.2
25~29	127.6	128.5	129.0	125.1	120.0	119.5	120.3	120.3
30~34	128.1	129.5	125.8	129.0	118.6	115.7	123.0	117.2
35~39	130.6	129.8	131.9	130.3	123.8	124.4	123.7	123.0
40~44	134.0	133.8	138.4	129.8	126.5	130.9	126.1	121.8
45~49	133.3	132.3	135.6	132.3	128.9	132.4	127.4	127.0
50~54	137.3	139.0	136.9	135.9	132.7	139.2	128.6	130.2
55~59	135.6	138.7	132.7	135.1	133.0	136.2	128.8	133.7
合计	131.5	132.0	132.3	130.2	125.9	127.8	125.4	124.5

表27　台州市成年人舒张压平均数　　　　　　　　　　　　　　　　单位：毫米汞柱

年龄组（岁）	男				女			
	合计	农民	城镇体力	城镇非体力	合计	农民	城镇体力	城镇非体力
20~24	73.6	72.0	75.0	73.8	72.3	70.0	74.9	72.1
25~29	77.7	78.0	79.1	75.8	73.0	71.9	73.7	73.4
30~34	79.3	78.8	79.8	79.3	72.7	70.2	74.2	73.6

年龄组 （岁）	男				女			
	合计	农民	城镇体力	城镇非体力	合计	农民	城镇体力	城镇非体力
35~39	81.4	80.7	82.1	81.3	75.1	74.1	75.5	75.7
40~44	82.8	83.3	83.8	81.1	76.4	80.1	74.7	74.0
45~49	83.6	78.8	87.2	85.1	78.7	81.6	77.9	76.7
50~54	84.9	87.8	80.8	85.8	80.0	83.0	76.1	80.9
55~59	80.1	82.0	76.5	81.7	78.6	80.3	76.7	78.7
合计	80.4	80.2	80.5	80.4	75.9	76.4	75.5	75.7

（3）肺活量

男女成年人肺活量的平均数分别为3573.3毫升、2456.9毫升，大致随年龄增长而下降。变化范围，男性为3234.6~3921.2毫升，女性为2251.2~2695.8毫升。男性各年龄组肺活量平均数均大于同龄女性。除25~39岁以外，男性肺活量平均数表现为城镇体力劳动者最大；除20~24岁、30~34岁、45~49岁年龄组外，女性肺活量平均数表现为城镇体力劳动者最大（表28）。

表28　台州市成年人肺活量平均数　　　　　　　　　　　单位：毫升

年龄组 （岁）	男				女			
	合计	农民	城镇体力	城镇非体力	合计	农民	城镇体力	城镇非体力
20~24	3921.2	3844.4	3987.5	3930.2	2633.3	2573.6	2651.9	2676.2
25~29	3833.5	3941.7	3884.9	3661.1	2695.8	2607.0	2805.0	2680.3
30~34	3672.1	3606.1	3695.6	3715.5	2506.3	2398.3	2521.6	2597.2
35~39	3528.8	3338.1	3538.3	3710.5	2451.6	2311.0	2531.6	2517.0
40~44	3560.3	3385.4	3693.4	3613.2	2421.8	2312.7	2559.3	2390.1
45~49	3486.8	3206.8	3639.6	3633.6	2325.2	2245.9	2356.9	2373.5
50~54	3318.6	3189.8	3552.1	3230.8	2251.2	2089.0	2371.0	2297.8
55~59	3234.6	2988.8	3549.4	3186.3	2385.0	2200.0	2685.6	2289.5
合计	3573.3	3437.7	3697.7	3590.5	2456.9	2340.9	2557.4	2475.7

3. 身体素质

（1）力量素质

握力主要反映受试者前臂及手部肌肉的最大力量，从一个侧面反映受试者的最大肌力。

男女成年人握力平均数分别为43.5千克、28.1千克，随年龄增长而呈波动变化。变化范围，男性为42.3~44.3千克，女性为26.9~29.5千克。男性各年龄组握力平均数明显大于同龄女性。男性握力平均数表现为35~39岁城镇体力劳动者最大；女性握力平均数表现为40~44岁农民最大（表29）。

表29　台州市成年人握力平均数　　　　　　　　　　　单位：千克

年龄组 （岁）	男				女			
	合计	农民	城镇体力	城镇非体力	合计	农民	城镇体力	城镇非体力
20~24	43.1	40.8	45.2	43.1	29.1	29.7	28.7	28.8
25~29	43.9	45.7	44.3	41.6	28.8	27.6	30.2	28.6
30~34	43.4	44.6	43.4	42.0	27.4	26.7	28.6	26.9
35~39	44.3	43.5	46.1	43.3	28.9	28.5	29.1	29.2
40~44	43.6	43.9	42.7	44.3	29.5	30.4	28.3	29.8
45~49	44.1	43.9	44.4	44.0	27.6	27.6	26.7	28.5
50~54	43.4	44.0	41.7	44.4	26.9	27.3	26.9	26.4
55~59	42.3	41.6	42.6	42.8	27.3	26.5	27.4	27.9
合计	43.5	43.5	43.9	43.2	28.1	28.0	28.2	28.2

背力反映的是受试者腰背部伸展动作的最大肌力，从一个侧面反映受试者的最大肌力。

男女成年人背力平均数分别为113.0千克、66.3千克。除55~59岁年龄组以外，男性背力平均数随着年龄增长而增大；女性背力平均数随着年龄增长而波动变化。变化范围，男性为110.2~116.9千克，女性为62.9~69.2千克。男性各年龄组背力平均数均大于同龄女性。除25~29岁、50~54岁年龄组以外，女性背力平均数表现为城镇非体力劳动者最大（表30）。

表30　台州市成年人背力平均数　　　　　　　　　　　　　　　　　单位：千克

年龄组（岁）	男				女			
	合计	农民	城镇体力	城镇非体力	合计	农民	城镇体力	城镇非体力
20~24	110.2	101.0	110.9	118.4	66.1	67.2	63.8	67.2
25~29	111.1	113.9	110.0	109.3	67.0	61.2	73.8	66.3
30~34	111.4	113.7	108.4	112.1	62.9	59.0	64.8	64.8
35~39	113.3	110.0	117.6	112.5	66.9	65.1	65.4	70.5
40~44	114.0	110.5	117.3	114.6	69.2	66.2	68.9	73.1
45~49	114.2	106.3	119.6	116.8	67.0	62.0	69.0	70.0
50~54	116.9	118.5	117.3	114.8	63.8	62.3	64.7	64.4
55~59	113.2	108.9	118.0	113.2	67.3	63.5	68.5	70.2
合计	113.0	110.4	114.7	114.0	66.3	63.5	67.3	68.3

纵跳主要反映受试者的下肢爆发力和全身协调用力的能力，从一个侧面反映受试者的力量素质。

男女成年人纵跳平均数分别为31.8厘米、22.5厘米，大致随着年龄的增长而减小。变化范围，男性为26.8~35.9厘米，女性为20.6~25.5厘米。男性各年龄组纵跳平均数均大于同龄女性（表31）。

表31　台州市成年人纵跳平均数　　　　　　　　　　　　　　　　　单位：厘米

年龄组（岁）	男				女			
	合计	农民	城镇体力	城镇非体力	合计	农民	城镇体力	城镇非体力
20~24	35.9	33.0	35.7	38.9	25.2	25.3	25.5	24.7
25~29	33.5	34.2	33.2	33.0	25.5	24.6	27.0	25.0
30~34	34.0	33.8	33.4	34.8	23.0	21.8	23.3	23.7
35~39	32.6	32.3	31.8	33.7	22.3	20.9	22.8	23.4
40~44	31.4	29.8	32.4	32.1	22.2	21.3	21.8	23.6
45~49	30.5	27.3	33.4	30.9	20.6	19.5	20.2	22.2
50~54	29.0	25.4	33.0	29.0	20.6	19.8	21.2	20.9
55~59	26.8	24.2	29.4	27.2	21.1	18.6	23.8	21.0
合计	31.8	30.0	32.8	32.5	22.5	21.5	23.1	23.0

1分钟仰卧起坐和俯卧撑（男）/跪卧撑（女）反映的是受试者的肌肉耐力，从一个侧面反映人体的力量素质。

男女成年人1分钟仰卧起坐平均数分别为21.3次、17.5次，大致随年龄增加而减少。变化范围，男性为16.7~24.9次，女性为12.7~21.9次。男性各年龄组1分钟仰卧起坐平均数均大于同龄女性。除少数年龄组外，男女成年人1分钟仰卧起坐平均数表现为城镇非体力劳动者最大（表32）。

表32　台州市成年人1分钟仰卧起坐平均数　　　　　　　　　　　　　单位：次

年龄组（岁）	男				女			
	合计	农民	城镇体力	城镇非体力	合计	农民	城镇体力	城镇非体力
20~24	24.9	21.8	23.5	29.4	21.7	19.9	21.8	23.5
25~29	23.5	22.6	25.3	22.6	21.9	21.3	21.6	23.0

续表

年龄组	男				女			
（岁）	合计	农民	城镇体力	城镇非体力	合计	农民	城镇体力	城镇非体力
30～34	23.6	22.7	22.7	25.4	19.5	18.0	19.5	20.9
35～39	23.0	21.1	22.4	25.6	18.7	15.7	18.4	22.2
40～44	20.9	20.1	21.4	21.2	17.2	15.8	15.6	20.6
45～49	19.6	17.1	20.6	21.3	15.5	12.5	14.1	19.9
50～54	18.0	14.4	20.1	19.8	13.2	10.7	11.5	17.2
55～59	16.7	15.1	17.3	17.7	12.7	11.2	12.8	13.9
合计	21.3	19.4	21.7	23.0	17.5	15.7	16.9	20.1

男女成年人俯卧撑（男）/跪卧撑（女）平均数分别为24.8次、24.1次，整体来看，随年龄增加而减少。变化范围，男性为18.5～29.1次，女性为22.4～25.8次。除少数年龄组外，男性各年龄组俯卧撑平均数大于女性跪卧撑平均数。除25～29岁、30～34岁、50～54岁年龄组，男性俯卧撑平均数表现为农民最大；除40～44岁、45～49岁年龄组，女性跪卧撑平均数表现为城镇体力劳动者最大（表33）。

表33　台州市成年人俯卧撑（男）/跪卧撑（女）平均数　　　　单位：次

年龄组	男				女			
（岁）	合计	农民	城镇体力	城镇非体力	合计	农民	城镇体力	城镇非体力
20～24	29.1	31.6	28.5	27.5	25.8	26.4	26.8	23.8
25～29	27.5	27.7	30.3	24.7	24.2	24.1	27.7	20.3
30～34	26.2	26.2	27.7	24.7	24.7	24.7	24.9	24.5
35～39	26.1	27.2	25.2	26.1	24.0	23.3	25.8	22.9
40～44	24.7	26.2	23.9	24.2	24.8	21.6	26.2	26.5
45～49	24.7	26.2	25.1	23.0	24.1	21.9	25.1	25.2
50～54	21.2	21.1	21.5	21.0	22.7	20.5	27.0	20.5
55～59	18.5	20.6	18.9	15.9	22.4	19.0	25.5	22.8
合计	24.8	25.9	25.1	23.5	24.1	22.7	26.1	23.3

（2）柔韧素质

坐位体前屈反映的是受试者的柔韧素质。

男女成年人坐位体前屈平均数分别为6.6厘米、8.5厘米，随年龄增长呈波动变化。变化范围，男性为5.6～8.0厘米，女性为7.0～10.0厘米。女性各年龄组坐位体前屈平均数大于同龄男性。除25～29岁年龄组外，女性成年人坐位体前屈平均数表现为城镇非体力劳动者最大（表34）。

表34　台州市成年人坐位体前屈平均数　　　　单位：厘米

年龄组	男				女			
（岁）	合计	农民	城镇体力	城镇非体力	合计	农民	城镇体力	城镇非体力
20～24	7.0	7.7	4.4	8.9	9.6	9.7	6.5	12.5
25～29	6.5	7.4	3.6	8.6	10.0	10.5	9.5	9.8
30～34	5.6	7.5	2.8	6.5	7.7	7.7	7.2	8.2
35～39	6.1	7.1	4.3	6.9	7.8	8.4	5.5	9.6
40～44	7.4	8.0	6.8	7.4	9.3	10.0	7.0	11.1
45～49	8.0	8.8	5.6	9.6	9.0	8.1	6.8	12.0
50～54	6.5	6.9	4.4	8.2	7.0	5.1	3.7	12.1
55～59	5.7	7.1	3.8	5.9	7.8	5.6	6.7	11.1
合计	6.6	7.6	4.4	7.8	8.5	8.1	6.6	10.8

（3）平衡能力

闭眼单脚站立反映的是受试者的平衡能力。

男女成年人闭眼单脚站立平均数分别为34.9秒、35.5秒，男性闭眼单脚站立平均数随年龄增长先增加后减小，女性闭眼单脚站立平均数随年龄增长而波动变化。变化范围，男性为29.3~37.6秒，女性为31.7~38.6秒。男女成年人闭眼单脚站立平均数均表现为城镇体力劳动者最大（表35）。

表35 台州市成年人闭眼单脚站立平均数　　　　　　　　单位：秒

年龄组（岁）	男				女			
	合计	农民	城镇体力	城镇非体力	合计	农民	城镇体力	城镇非体力
20~24	36.1	22.4	53.1	32.7	35.8	22.6	47.6	38.0
25~29	37.0	23.2	53.9	33.9	37.4	25.2	47.1	41.1
30~34	37.1	22.5	54.9	33.8	38.1	23.9	52.7	37.5
35~39	37.6	23.4	56.0	34.3	35.2	22.4	51.1	32.4
40~44	34.6	22.7	46.7	35.2	38.6	23.9	55.5	36.8
45~49	33.9	23.1	46.8	33.5	33.3	21.9	45.3	33.0
50~54	33.1	21.7	47.1	31.6	33.9	22.4	46.4	33.4
55~59	29.3	20.1	41.2	27.7	31.7	19.5	43.5	33.1
合计	34.9	22.4	50.2	32.8	35.5	22.7	48.7	35.6

（4）反应能力

选择反应时反映的是受试者的反应能力。

男女成年人选择反应时平均数分别为0.64秒、0.68秒。变化范围，男性为0.60~0.72秒，女性为0.63~0.75秒。男性各年龄组反应能力均好于同龄女性。除25~29岁、55~59岁年龄组，女性反应能力表现为城镇非体力劳动者最好（表36）。

表36 台州市成年人选择反应时平均数　　　　　　　　单位：秒

年龄组（岁）	男				女			
	合计	农民	城镇体力	城镇非体力	合计	农民	城镇体力	城镇非体力
20~24	0.60	0.62	0.60	0.58	0.64	0.65	0.63	0.63
25~29	0.61	0.61	0.59	0.62	0.63	0.64	0.61	0.63
30~34	0.61	0.63	0.62	0.58	0.64	0.65	0.65	0.62
35~39	0.60	0.62	0.60	0.59	0.66	0.69	0.63	0.65
40~44	0.64	0.66	0.64	0.60	0.68	0.70	0.69	0.66
45~49	0.65	0.67	0.65	0.64	0.71	0.75	0.69	0.68
50~54	0.70	0.74	0.68	0.70	0.75	0.77	0.76	0.73
55~59	0.72	0.75	0.70	0.70	0.75	0.81	0.69	0.73
合计	0.64	0.66	0.64	0.63	0.68	0.71	0.67	0.67

（三）老年人（60~79岁）

1.身体形态

（1）身高

男女老年人身高平均数分别为164.6厘米、153.8厘米，随年龄增长而减小。变化范围，男性为163.9~165.9厘米，女性为152.6~155.4厘米。男性各年龄组身高平均数均大于同龄女性。男性身高平均数表现为城镇小于乡村；除75~79岁年龄组的女性，女性身高平均数表现为城镇大于乡村（表37）。

表37　台州市老年人身高平均数　　　　　　　　　　　　单位：厘米

年龄组（岁）	男			女		
	合计	乡村	城镇	合计	乡村	城镇
60~64	165.9	167.3	164.4	155.4	154.3	156.6
65~69	164.5	165.3	163.6	154.4	153.1	155.6
70~74	164.1	164.2	164.1	152.6	151.9	153.3
75~79	163.9	166.0	161.7	152.6	152.8	152.4
合计	164.6	165.7	163.5	153.8	153.0	154.6

（2）体重与BMI

男女老年人体重平均数分别为66.1千克、58.5千克，随年龄增长而波动变化。变化范围，男性为64.3~67.4千克，女性为56.3~60.7千克。男性各年龄组体重平均数均大于同龄女性。女性体重平均数表现为乡村小于或等于城镇（表38）。

表38　台州市老年人体重平均数　　　　　　　　　　　　单位：千克

年龄组（岁）	男			女		
	合计	乡村	城镇	合计	乡村	城镇
60~64	65.7	65.6	65.7	60.7	60.7	60.7
65~69	66.8	67.7	65.9	58.4	57.4	59.4
70~74	67.4	66.1	68.7	58.5	58.0	59.0
75~79	64.3	64.5	64.1	56.3	55.3	57.4
合计	66.1	66.0	66.1	58.5	57.9	59.2

男女老年人BMI［体重（千克）/身高^2（米^2）］平均数分别为24.4千克/米^2、24.8千克/米^2。男性BMI平均数随年龄增长先增长后减小，女性BMI平均数随年龄增长而波动变化。变化范围，男性为23.9~25.0千克/米^2，女性为24.3~25.1千克/米^2。除65~69岁年龄组，男性BMI平均数表现为城镇大于乡村（表39）。

表39　台州市老年人BMI平均数　　　　　　　　　　　　单位：千克/米^2

年龄组（岁）	男			女		
	合计	乡村	城镇	合计	乡村	城镇
60~64	23.9	23.5	24.3	25.1	25.5	24.8
65~69	24.7	24.8	24.6	24.5	24.5	24.6
70~74	25.0	24.6	25.5	25.1	25.1	25.1
75~79	24.0	23.4	24.5	24.3	23.7	24.8
合计	24.4	24.1	24.7	24.8	24.7	24.8

（3）腰围

男女老年人腰围平均数分别为84.5厘米、84.2厘米。腰围平均数随年龄增长而波动变化。变化范围，男性为83.2~86.1厘米，女性为83.4~85.7厘米。除65~69岁年龄组，男性各年龄组腰围平均数均大于同龄女性。男女性腰围平均数均表现为城镇小于乡村（表40）。

表40　台州市老年人腰围平均数　　　　　　　　　　　　单位：厘米

年龄组（岁）	男			女		
	合计	乡村	城镇	合计	乡村	城镇
60~64	84.1	87.2	81.1	83.4	84.8	82.1
65~69	83.2	87.4	78.8	83.5	85.3	81.7
70~74	86.1	87.3	85.0	85.7	88.2	83.3
75~79	84.7	86.8	82.7	84.1	84.3	83.9
合计	84.5	87.2	81.9	84.2	85.7	82.7

（4）臀围

男女老年人臀围平均数分别为89.8厘米、91.0厘米，臀围平均数随年龄增长而波动变化。变化范围，男性为88.2~90.6厘米，女性为89.2~92.8厘米。除75~79岁年龄组，男性各年龄组臀围平均数小于同龄女性。男性臀围平均数均表现为乡村大于城镇（表41）。

表41　台州市老年人臀围平均数　　　　　　　　　　　　单位：厘米

年龄组（岁）	男			女		
	合计	乡村	城镇	合计	乡村	城镇
60~64	90.2	92.6	88.0	92.8	92.6	93.1
65~69	88.2	91.6	84.7	90.1	89.8	90.4
70~74	90.2	91.1	89.3	91.9	92.3	91.4
75~79	90.6	92.4	88.8	89.2	89.5	88.8
合计	89.8	91.9	87.7	91.0	91.1	91.0

（5）腰臀比

男女老年人腰臀比平均数分别为0.94、0.93。整体变化范围不大，男性为0.93~0.96，女性为0.90~0.94。男性各年龄组腰臀比平均数大于等于同龄女性。男性腰臀比平均数表现为乡村大于城镇；除75~79岁年龄组，女性腰臀比平均数表现为乡村大于城镇（表42）。

表42　台州市老年人腰臀比平均数

年龄组（岁）	男			女		
	合计	乡村	城镇	合计	乡村	城镇
60~64	0.93	0.94	0.92	0.90	0.92	0.88
65~69	0.94	0.95	0.93	0.93	0.95	0.90
70~74	0.96	0.96	0.95	0.93	0.96	0.91
75~79	0.94	0.94	0.93	0.94	0.94	0.95
合计	0.94	0.95	0.93	0.93	0.94	0.91

（6）体脂率

男女老年人体脂率平均数分别为23.3%、33.2%。除75~79岁年龄组男性，男性体脂率平均数随年龄增长而增大；女性体脂率平均数随年龄增长而波动变化。变化范围，男性为22.3%~23.9%，女性为32.6%~33.6%。女性各年龄组体脂率平均数均大于同龄男性。除65~69岁年龄组，男性体脂率平均数表现为乡村小于城镇（表43）。

表43　台州市老年人体脂率平均数　　　　　　　　　　　　单位：%

年龄组（岁）	男			女		
	合计	乡村	城镇	合计	乡村	城镇
60~64	22.3	21.9	22.8	33.5	33.8	33.3
65~69	23.2	23.9	22.6	32.6	32.4	32.7
70~74	23.9	22.8	24.9	33.6	33.6	33.6
75~79	23.7	23.3	24.0	33.0	32.3	33.6
合计	23.3	23.0	23.6	33.2	33.0	33.3

2. 身体机能

（1）安静脉搏

男女老年人安静脉搏平均数均为80.4次/分，随年龄增长呈波动变化。变化范围，男性为79.0~81.5次/分，女性为79.7~81.9次/分。男性安静脉搏平均数表现为乡村大于城镇；除75~79岁年龄组外，女性安静脉搏平均数均表现为乡村大于城镇（表44）。

表44　台州市老年人安静脉搏平均数

单位：次/分

年龄组（岁）	男			女		
	合计	乡村	城镇	合计	乡村	城镇
60~64	81.5	83.2	79.9	80.2	82.4	78.1
65~69	79.9	81.7	78.1	79.7	80.3	79.2
70~74	79.0	80.0	77.9	79.8	81.5	78.2
75~79	81.1	83.9	78.5	81.9	81.8	82.1
合计	80.4	82.2	78.6	80.4	81.5	79.3

（2）血压

男女老年人收缩压平均数分别为136.8毫米汞柱、139.3毫米汞柱。老年人收缩压平均数随年龄增长而波动变化。变化范围，男性为132.4~139.2毫米汞柱，女性为136.2~143.9毫米汞柱。除65~69岁年龄组外，男性各年龄组收缩压平均数均小于同龄女性（表45）。

表45　台州市老年人收缩压平均数

单位：毫米汞柱

年龄组（岁）	男			女		
	合计	乡村	城镇	合计	乡村	城镇
60~64	132.4	132.5	132.2	137.6	138.1	137.0
65~69	139.2	138.1	140.5	136.2	134.2	138.3
70~74	138.7	137.1	140.3	140.0	137.2	142.8
75~79	136.6	133.0	140.0	143.9	139.8	148.0
合计	136.8	135.3	138.3	139.3	137.2	141.4

男女老年人舒张压平均数分别为78.0毫米汞柱、77.7毫米汞柱，男性舒张压平均数随年龄增长先增加后减小，女性舒张压平均数随年龄增长先减小后增加。变化范围，男性为75.8~79.9毫米汞柱，女性为77.3~78.5毫米汞柱。除60~64岁年龄组外，女性舒张压平均数均表现为乡村小于城镇（表46）。

表46　台州市老年人舒张压平均数

单位：毫米汞柱

年龄组（岁）	男			女		
	合计	乡村	城镇	合计	乡村	城镇
60~64	77.3	78.5	76.2	78.5	78.7	78.3
65~69	79.9	81.0	78.8	77.3	76.2	78.3
70~74	78.9	77.7	80.0	77.3	76.6	78.1
75~79	75.8	74.9	76.7	77.6	77.4	77.8
合计	78.0	78.1	78.0	77.7	77.2	78.1

（3）肺活量

男女老年人肺活量平均数分别为2146.1毫升、1592.5毫升，大致随年龄增长而减小。变化范围，男性为2058.6~2287.1毫升，女性为1459.2~1743.2毫升。男性各年龄组肺活量平均数均大于同龄女性。除60~64岁年龄组男性，男女性肺活量平均数表现为城镇大于乡村（表47）。

表47　台州市老年人肺活量平均数

单位：毫升

年龄组（岁）	男			女		
	合计	乡村	城镇	合计	乡村	城镇
60~64	2287.1	2295.8	2278.7	1743.2	1671.9	1813.2
65~69	2149.1	2038.3	2266.4	1648.2	1583.8	1712.6
70~74	2058.6	1881.2	2229.2	1501.5	1444.8	1558.3
75~79	2091.6	2082.7	2100.6	1459.2	1335.8	1580.1
合计	2146.1	2071.3	2220.5	1592.5	1514.7	1669.5

（4）2分钟原地高抬腿

男女老年人2分钟原地高抬腿平均数分别为80.2次、85.3次，大致随年龄增长而减少。变化范围，男性为74.5~83.3次，女性为75.1~91.0次。女性各年龄组2分钟原地高抬腿平均数均大于同龄男性。除60~64岁年龄组男性，男女性2分钟原地高抬腿平均数均表现为城镇明显大于乡村（表48）。

表48　台州市老年人2分钟原地高抬腿平均数　　　　　　　　　　　单位：次

年龄组（岁）	男			女		
	合计	乡村	城镇	合计	乡村	城镇
60~64	83.3	84.4	82.0	90.5	83.6	97.6
65~69	82.3	80.9	83.8	91.0	85.6	96.3
70~74	80.7	76.8	84.3	83.0	74.8	90.3
75~79	74.5	70.5	78.3	75.1	72.6	77.6
合计	80.2	78.2	82.2	85.3	79.6	90.8

3. 身体素质

（1）力量素质

握力主要反映受试者前臂及手部肌肉的最大力量，从一个侧面反映受试者的最大肌力。

男女老年人握力平均数分别为34.8千克、23.2千克，大致随年龄增长而减小。变化范围，男性为33.3~36.1千克，女性为22.1~24.3千克。男性各年龄组握力平均数均高于同龄女性。男性握力平均数表现为城镇不大于乡村，女性握力平均数表现为城镇大于乡村（表49）。

表49　台州市老年人握力平均数　　　　　　　　　　　　　　单位：千克

年龄组（岁）	男			女		
	合计	乡村	城镇	合计	乡村	城镇
60~64	36.1	36.1	36.1	24.3	24.2	24.4
65~69	35.4	35.6	35.1	23.8	23.4	24.2
70~74	34.4	34.7	34.2	22.1	21.9	22.3
75~79	33.3	33.5	33.1	22.6	21.7	23.4
合计	34.8	35.0	34.6	23.2	22.8	23.6

30秒坐站主要反映受试者的下肢力量，从一个侧面反映受试者的力量素质。

男女老年人30秒坐站平均数分别为11.1次、10.8次，随年龄增加而减少。变化范围，男性为10.3~11.7次，女性为9.9~11.7次。除60~64岁年龄组，男性各年龄组30秒坐站平均数均大于同龄女性（表50）。

表50　台州市老年人30秒坐站平均数　　　　　　　　　　　　单位：次

年龄组（岁）	男			女		
	合计	乡村	城镇	合计	乡村	城镇
60~64	11.7	11.9	11.6	11.7	11.7	11.7
65~69	11.5	12.3	10.7	11.1	10.8	11.4
70~74	10.8	10.8	10.8	10.4	10.2	10.6
75~79	10.3	10.4	10.2	9.9	9.8	10.0
合计	11.1	11.4	10.8	10.8	10.6	10.9

（2）柔韧素质

坐位体前屈反映的是受试者的柔韧素质。

男女老年人坐位体前屈平均数分别为-0.8厘米、3.3厘米，大致随年龄增长而减小。变化范围，男性为-2.0~1.6厘米，女性为1.6~5.0厘米。女性各年龄组坐位体前屈平均数均大于同龄男性。男性坐位体前屈平均数表现为乡村大于城镇（表51）。

表51　台州市老年人坐位体前屈平均数　　　　单位：厘米

年龄组（岁）	男			女		
	合计	乡村	城镇	合计	乡村	城镇
60~64	1.6	3.1	0.1	5.0	5.3	4.8
65~69	−1.1	0.2	−2.6	4.3	3.2	5.4
70~74	−2.0	−1.2	−2.7	2.2	3.3	1.2
75~79	−1.8	0.2	−3.8	1.6	0.9	2.4
合计	−0.8	0.5	−2.2	3.3	3.2	3.5

（3）平衡能力

闭眼单脚站立反映的是受试者的平衡能力。

男女老年人闭眼单脚站立平均数分别为15.1秒、15.7秒，男性随年龄增长先增加后减小，女性随年龄增长而减少。变化范围，男性为14.5~16.3秒，女性为12.9~17.2秒。除70~74岁年龄组，男性闭眼单脚站立平均数均表现为乡村小于城镇；除65~69岁年龄组，女性闭眼单脚站立平均数均表现为乡村小于城镇（表52）。

表52　台州市老年人闭眼单脚站立平均数　　　　单位：秒

年龄组（岁）	男			女		
	合计	乡村	城镇	合计	乡村	城镇
60~64	14.6	14.0	15.2	17.2	16.2	18.3
65~69	15.0	14.1	16.1	17.2	17.5	16.8
70~74	16.3	16.6	15.9	15.1	14.1	16.1
75~79	14.5	14.1	14.9	12.9	12.6	13.2
合计	15.1	14.7	15.5	15.7	15.2	16.2

（4）反应能力

选择反应时反映的是受试者的反应能力。

男女老年人选择反应时平均数分别为0.81秒、0.88秒，大致随年龄增长而增大。变化范围，男性为0.77~0.84秒，女性为0.83~0.90秒。男性各年龄组选择反应时平均数均小于同龄女性（表53）。

表53　台州市老年人选择反应时平均数　　　　单位：秒

年龄组（岁）	男			女		
	合计	乡村	城镇	合计	乡村	城镇
60~64	0.77	0.78	0.76	0.83	0.85	0.81
65~69	0.81	0.81	0.82	0.88	0.88	0.87
70~74	0.84	0.86	0.83	0.90	0.89	0.91
75~79	0.80	0.78	0.82	0.90	0.83	0.98
合计	0.81	0.81	0.81	0.88	0.86	0.89

四、2020年与2014年监测结果比较

（一）幼儿（3~6岁）

从身体形态指标来看，与2014年相比，2020年男幼儿坐高和体重平均数无明显差异，但乡村男幼儿的身高平均数显著降低（$p<0.05$）。2020年乡村男幼儿胸围平均数小于2014年，且存在显著性差异（$p<0.01$），表明6年内乡村男幼儿胸围明显减小。

身体机能指标方面，与2014年相比，2020年男幼儿安静心率平均数均减小，但无显著性差异。

身体素质指标方面，与2014年相比，2020年男幼儿双脚连续跳和立定跳远平均数存在显著性差异（$p<0.01$），且乡村和城镇表现为不同结果。在双脚连续跳平均数方面，乡村幼儿显著增加，城镇男幼儿显著减小；而

在立定跳远平均数方面，乡村男幼儿显著减小，城镇男幼儿显著增加。在坐位体前屈平均数方面，乡村和城镇男幼儿都显著增加（$p<0.05$）。这说明6年时间里，乡村男幼儿的灵敏素质和力量素质有所下降，但柔韧素质有所提高；而城镇男幼儿的灵敏素质、力量素质和柔韧素质均明显提升（表54）。

表54　2020年、2014年台州市男性幼儿体质指标比较

指标	2020年		2014年	
	乡村	城镇	乡村	城镇
身高（厘米）	109.5*	111.0	111.1	111.3
坐高（厘米）	62.1	62.7	62.1	62.6
体重（千克）	19.5	20.1	19.4	19.7
胸围（厘米）	52.9**	56.5	56.2	56.2
安静心率（次/分）	101.7	98.9	102.5	99.5
双脚连续跳（秒）	8.1**	6.2**	7.2	7.8
立定跳远（厘米）	80.5**	99.0**	95.4	87.4
坐位体前屈（厘米）	10.0*	12.8*	8.7	11.3
走平衡木（秒）	11.4	10.8	10.6	11.5

注：*代表$p<0.05$，**代表$p<0.01$，下同。

从身体形态指标来看，与2014年相比，2020年女幼儿身高和体重平均数无明显差异，表明6年内女幼儿生长发育速度基本不变。乡村女幼儿坐高平均数增加，且存在显著性差异（$p<0.05$）。2020年乡村女幼儿胸围平均数小于2014年，且存在显著性差异（$p<0.01$），表明6年内乡村女幼儿胸围明显减小。

身体机能指标方面，与2014年相比，2020年女幼儿安静心率平均数均下降，但无显著性差异。

身体素质指标方面，与2014年相比，2020年女幼儿立定跳远和坐位体前屈平均数存在显著性差异（$p<0.01$）。在立定跳远平均数方面，乡村女幼儿显著减小，城镇女幼儿显著增加；在坐位体前屈平均数方面，乡村和城镇女幼儿都显著增加。此外，城镇女幼儿的双脚连续跳平均数显著减小（$p<0.01$）。这表明6年内，乡村女幼儿的力量素质有所下降，柔韧素质有所提升，而城镇女幼儿的灵敏素质、力量素质和柔韧素质均明显提升（表55）。

表55　2020年、2014年台州市女性幼儿体质指标比较

指标	2020年		2014年	
	乡村	城镇	乡村	城镇
身高（厘米）	109.3	109.9	110.5	110.0
坐高（厘米）	62.2*	62.2	61.3	61.9
体重（千克）	19.0	19.1	18.8	19.2
胸围（厘米）	50.5**	55.0	54.7	54.6
安静心率（次/分）	102.1	99.6	102.7	99.7
双脚连续跳（秒）	7.9	6.6**	7.5	8.3
立定跳远（厘米）	80.2**	94.8**	89.1	82.8
坐位体前屈（厘米）	12.2**	14.0**	10.4	12.4
走平衡木（秒）	11.3	11.2	11.3	11.7

（二）成年人（20~59岁）

身体形态指标方面，与2014年相比，2020年成年男性农民和城镇体力劳动者的体重平均数升高，存在显著性差异（农民$p<0.05$；城镇体力劳动者$p<0.01$）。同时，2020年成年男性不同工作种类人群的腰围和臀围平均数呈不同趋势，其中城镇非体力劳动者腰围和臀围平均数显著降低（腰围$p<0.05$，臀围$p<0.01$），城镇体力劳动者臀围平均数显著降低（$p<0.05$），农民臀围平均数显著增加（$p<0.01$）。这说明6年时间里，男性成年人的重量有所增加，围度变化则呈现城乡差异。

身体机能指标方面，与2014年相比，2020年成年男性不同工作种类人群安静脉搏、收缩压和舒张压平均

数均有所上升，除农民的舒张压平均数外均存在显著性差异（$p<0.01$）。此外，2020年农民和城镇体力劳动者的肺活量平均数与2014年相比有所增加，且存在显著性差异（$p<0.01$）。这说明6年时间里成年男性的身体机能有明显变化。

身体素质指标方面，与2014年相比，2020年农民（$p<0.01$）和城镇体力劳动者（$p<0.05$）背力平均数有所下降，且存在显著性差异。同时，2020年农民和城镇非体力劳动者的坐位体前屈平均数明显上升（$p<0.01$）。与2014年相比，2020年农民的闭眼单脚站立平均数显著下降（$p<0.01$），而城镇体力劳动者的则显著上升（$p<0.01$）。2020年成年男性不同工作种类人群选择反应时平均数显著上升（$p<0.01$）。这表明在6年时间里男性成年人的反应能力明显下降，城镇体力劳动者的平衡能力显著提升，农民和城镇非体力劳动者的柔韧素质显著增强（表56）。

表56　2020年、2014年台州市成年男性体质指标比较

指标	2020年			2014年		
	农民	城镇体力	城镇非体力	农民	城镇体力	城镇非体力
身高（厘米）	168.3	169.1	170.6	168.3	168.2	170.6
体重（千克）	70.6*	70.1**	70.7	68.5	68.1	70.9
腰围（厘米）	87.1	84.5	85.4*	86.5	84.9	86.7
臀围（厘米）	96.5**	93.9*	95.1**	94.9	95.1	96.6
安静脉搏（次/分）	83.8**	84.7**	81.1**	78.3	79.8	78.4
收缩压（毫米汞柱）	132.0**	132.3**	130.2**	129.1	128.2	126.0
舒张压（毫米汞柱）	80.2	80.5**	80.4**	78.7	76.7	75.6
肺活量（毫升）	3437.7**	3697.7**	3590.5	3191.2	3222.2	3494.3
握力（千克）	43.5	43.9	43.2	43.7	43.5	42.5
背力（千克）	109.7**	111.7*	113.2	126.7	116.7	115
纵跳（厘米）	33.3	33.6	35.2	34.7	34.2	36.4
俯卧撑（个）	18.2	23.2	23.7	21.0	22.4	25.2
坐位体前屈（厘米）	7.6**	4.4	7.8**	5.5	3.8	5.3
闭眼单脚站立（秒）	22.4**	50.2**	32.8	26.2	24.0	33.3
选择反应时（秒）	0.66**	0.64**	0.63**	0.60	0.57	0.56

注：*代表$p<0.05$，**代表$p<0.01$；背力、纵跳、俯卧撑三项指标只包括20~39岁成年人的。

身体形态指标方面，与2014年相比，2020年成年女性不同工作种类人群的身高、体重平均数有所上升，其中，农民和城镇体力劳动者的身高平均数显著增加（$p<0.05$），三类人群的体重平均数均显著增大（农民和城镇体力劳动者$p<0.05$；城镇非体力劳动者$p<0.01$）。同时，2020年不同工作种类人群的腰围平均数显著下降（$p<0.01$），城镇体力劳动者和城镇非体力劳动者的臀围平均数显著下降（$p<0.01$）。

身体机能指标方面，与2014年相比，2020年成年女性不同工作种类人群的安静脉搏平均数呈上升趋势，且存在显著性差异（农民和城镇体力劳动者$p<0.01$，城镇非体力劳动者$p<0.05$）。2020年不同工作种类人群的收缩压和舒张压平均数均上升，且存在显著性差异（$p<0.01$）。2020年成年女性不同工作种类人群的肺活量平均数均上升，且存在显著性差异（$p<0.01$）。这说明6年时间里成年女性的身体机能有明显变化。

身体素质指标方面，与2014年相比，2020年不同工作种类人群的握力平均数有所上升，且均存在显著性差异（$p<0.01$）。2020年农民女性的背力平均数显著下降（$p<0.05$），而城镇体力劳动者女性的背力平均数则显著上升（$p<0.05$）。2020年城镇体力劳动者的纵跳平均数显著上升（$p<0.01$），城镇非体力劳动者的坐位体前屈平均数显著上升（$p<0.01$）。同时，2020年农民的闭眼单脚站立平均数显著下降（$p<0.01$），而城镇体力劳动者的显著上升（$p<0.01$）。与2014年相比，2020年不同工作种类人群选择反应时平均数显著上升（$p<0.01$）。这说明6年时间里成年女性的力量素质、柔韧素质和城镇体力劳动者的平衡能力提升，但成年女性的反应能力有所下降（表57）。

表57　2020年、2014年台州市成年女性体质指标比较

指标	2020年			2014年		
	农民	城镇体力	城镇非体力	农民	城镇体力	城镇非体力
身高（厘米）	157.3*	157.8*	159.3	156.4	157.0	159.2
体重（千克）	58.4*	57.6*	57.6**	56.9	56.1	55.9
腰围（厘米）	80.3**	75.4**	76.2**	83.7	81.2	79.2
臀围（厘米）	93.5	90.1**	91.2**	93.2	93.5	92.4
安静脉搏（次/分）	83.0**	82.6**	80.3*	79.5	79.9	78.5
收缩压（毫米汞柱）	127.8**	125.4**	124.5**	119.3	117.7	112.8
舒张压（毫米汞柱）	76.4**	75.5**	75.7**	73.4	72.0	68.3
肺活量（毫升）	2340.9**	2557.4**	2475.7**	2084.3	2042.7	2347.2
握力（千克）	28.0**	28.2**	28.2**	25.4	25.3	24.6
背力（千克）	63.1*	66.9*	67.2	67.2	63.3	66.0
纵跳（厘米）	23.1	24.6**	24.2	22.6	21.4	23.9
1分钟仰卧起坐（个）	18.7	20.3	22.4	15.5	17.8	24.0
坐位体前屈（厘米）	8.1	6.6	10.8**	7.6	6.5	8.5
闭眼单脚站立（秒）	22.7**	48.7**	35.6	26.1	29.0	40.0
选择反应时（秒）	0.71**	0.67**	0.67**	0.66	0.52	0.58

注：* 代表 $p < 0.05$，** 代表 $p < 0.01$；背力、纵跳、1分钟仰卧起坐三项指标只包括20~39岁成年人的。

（三）老年人（60~69岁）

身体形态指标方面，与2014年相比，2020年乡村男性老年人身高（$p < 0.01$）和体重（$p < 0.05$）平均数有所上升，且存在显著性差异。2020年城镇男性老年人的腰围和臀围平均数有所下降，且存在显著性差异（$p < 0.01$）。

身体机能指标方面，与2014年相比，2020年男性老年人安静脉搏平均数有所上升，其中乡村男性老年人的安静脉搏平均数存在显著性差异（$p < 0.01$）。同时，2020年乡村男性老年人的收缩压平均数（$p < 0.01$）有所下降、舒张压平均数（$p < 0.05$）有所上升，且存在显著性差异。2020年男性老年人的肺活量平均数显著下降（$p < 0.05$）。

身体素质指标方面，与2014年相比，2020年男性老年人的闭眼单脚站立平均数有所上升，且存在显著性差异（$p < 0.01$）。同时，2020年城镇男性的选择反应时平均数显著上升（$p < 0.05$）。这说明6年时间里男性老年人的平衡能力明显增加，城镇男性老年人的反应能力有所下降（表58）。

表58　2020年、2014年台州市老年男性体质指标比较

指标	2020年		2014年	
	乡村	城镇	乡村	城镇
身高（厘米）	166.3**	164.0	163.2	165.5
体重（千克）	66.7*	65.8	63.9	67.3
腰围（厘米）	87.3	79.9**	86.0	88.5
臀围（厘米）	92.0	86.3**	93.4	94.9
安静脉搏（次/分）	82.4**	79.0	74.2	78.1
收缩压（毫米汞柱）	135.4**	136.4	143.0	140.5
舒张压（毫米汞柱）	79.8*	77.5	76.8	76.2
肺活量（毫升）	2158.3**	2272.4*	2543.7	2465.4
握力（千克）	35.9	35.6	34.6	36.8
坐位体前屈（厘米）	1.6	-1.2	1.9	0.6
闭眼单脚站立（秒）	14.0**	15.6**	6.5	5.7
选择反应时（秒）	0.80	0.79*	0.80	0.73

注：* 代表 $p < 0.05$，** 代表 $p < 0.01$。

身体形态指标方面，与2014年相比，2020年女性老年人身高和体重平均数略有上升，但不存在显著性差异。2020年女性老年人的臀围平均数有所下降，且存在显著性差异（城镇老年女性 $p<0.05$ ，乡村老年女性 $p<0.01$ ）。这说明6年时间里，女性老年人在纵向发展的基础上，围度有所下降，尤其是乡村老年人。

身体机能指标方面，与2014年相比，2020年女性老年人的安静脉搏平均数有所上升，但不存在显著性差异。2020年女性老年人的舒张压平均数有所上升，且存在显著性差异（ $p<0.01$ ）。同时，2020年城镇女性老年人的肺活量平均数显著增加（ $p<0.05$ ）。

身体素质指标方面，与2014年相比，2020年女性老年人握力和闭眼单脚站立平均数有所上升，且存在显著性差异（ $p<0.01$ ）。这说明6年来女性老年人的力量素质和平衡能力均有所提升（表59）。

表59　2020年、2014年台州市老年女性体质指标比较

指标	2020年		2014年	
	乡村	城镇	乡村	城镇
身高（厘米）	153.7	156.1	152.1	155.1
体重（千克）	59.1	60.0	57.6	57.9
腰围（厘米）	85.0	81.9	84.4	82.4
臀围（厘米）	91.2**	91.7*	94.6	94.2
安静脉搏（次/分）	81.4	78.6	78.6	76.3
收缩压（毫米汞柱）	136.1	137.6	137.8	137.6
舒张压（毫米汞柱）	77.5**	78.3**	72.7	73.1
肺活量（毫升）	1627.5	1762.9*	1644.6	1631.7
握力（千克）	23.8**	24.3**	20.6	21.8
坐位体前屈（厘米）	4.2	5.1	4.5	3.7
闭眼单脚站立（秒）	16.9**	17.5**	4.3	6.7
选择反应时（秒）	0.87	0.84	0.92	0.79

五、小结

2020年，台州市国民体质监测4216人，整体达到合格及以上的比例（合格率）为93.5%，比2014年上升6.1个百分点，低于全省平均比例0.3个百分点。

男女幼儿身高、体重平均数随年龄增长而增大；胸围平均数随年龄增长呈波动变化，胸围指数平均数随年龄增长逐渐减小，表明随着年龄增大围度增长速度小于身高增长速度。男女幼儿身体形态存在性别和城乡差异。男幼儿的长度、围度和重量指标平均数均大于女幼儿，体脂率平均数小于女幼儿。身高、体重、胸围平均数均表现为城镇幼儿高于乡村幼儿。各年龄组男幼儿的安静心率平均数低于女幼儿（除4岁年龄组外）。男女幼儿速度、灵敏和力量素质基本随年龄增长而提高；男幼儿速度、灵敏和力量素质好于女幼儿；女幼儿柔韧素质好于男幼儿；城镇幼儿力量素质和柔韧素质好于乡村幼儿。

成年人身高平均数随年龄增长而减小，体重、男性BMI、臀围、男性体脂率平均数随年龄增长而波动变化，男性腰围、腰臀比平均数随年龄增长而增大，除体脂率外的各项形态指标平均数，男性均大于同龄女性，女性体脂率平均数明显大于男性。成年人的身体机能随年龄增长呈下降趋势，主要表现为收缩压和舒张压平均数升高，肺活量平均数下降。身体机能有明显的性别差异，男性收缩压、舒张压和肺活量平均数大于同龄女性。女性成年人不同工作种类人群收缩压和舒张压平均数均为农民最大；男女性城镇体力劳动者肺活量平均数最大。成年人的身体素质基本趋势为随年龄增长而下降，各项指标因年龄、性别、工作种类表现出不同的变化特征。成年人下肢力量、肌肉耐力和反应能力随年龄增长而下降；上肢力量、女性腰背力量、柔韧素质和女性平衡能力随年龄增长呈波动变化。身体素质有明显的性别差异，男性力量素质和反应能力好于女性，女性柔韧素质和平衡能力好于男性。不同工作种类人群的身体素质表现不同，男女成年人上肢力量、平衡能力表现为城镇体力劳动者更好。

老年人身高平均数随年龄增长而减小；老年人体重、老年女性BMI、腰围、臀围、老年女性体脂率平均数随年龄增长而波动变化。身高、体重、腰围和腰臀比平均数表现为男性老年人大于女性老年人，臀围、体脂率平均数表现为女性老年人大于男性老年人。城乡比较，男性老年人身高、腰围、臀围和腰臀比平均数均表现为乡村大于城镇；女性老年人身高、体重和体脂率平均数均表现为城镇大于乡村。身体机能指标，男女性老年人的收缩压平均数随年龄增长而波动变化，而肺活量和心肺耐力平均数大致随年龄增长而减小。肺活量平均数表现为男性老年人均大于女性老年人，收缩压和心肺耐力平均数表现为女性老年人大于男性老年人。乡村老年人的安静脉搏平均数大于城镇老年人，而收缩压、肺活量和心肺耐力平均数小于城镇老年人。老年人力量素质、柔韧素质、反应能力均随年龄增加而下降。男性老年人力量素质、反应能力好于女性，女性老年人柔韧素质、平衡能力好于男性。男性乡村老年人力量素质、柔韧素质好于城镇老年人；而女性城镇老年人力量素质好于乡村老年人，柔韧素质城乡差异不大。城镇老年人平衡能力好于乡村老年人。

六、建议

（1）加强台州市体育科普知识与健康生活理念的宣传和普及，增强台州市民体育锻炼的意识与能力，鼓励更多的台州市民参与体育运动。在"十四五"规划期间，政府相关职能部门应以《浙江省体育改革发展"十四五"规划》为指导方针，以建设体育现代化先行市为战略牵引，逐步推进体育事业的发展。

（2）强化基础设施，提升全民健身惠民质量。要加快建设体育馆、全民健身中心等场馆设施，为群众提供更便捷的公共体育服务，构建惠及全市、满足需求的体育服务体系。

（3）践行全域覆盖，推动运动休闲项目健康发展。依托台州的地理环境，积极推动骑行、登山、徒步等户外体育运动发展，积极探索水上休闲运动，形成山水联动的互促体系，为人民群众提供满足需求、普惠便利的体育服务体系。

（4）2020年国民体质监测结果与2014年相比，虽然整体合格率提升较大，但成年人、老年人的体重增加情况仍为突出，需引起高度关注。同时，还需要着重关注成年人和老年人的城乡差距，推进城乡一体化发展。要积极推广以有氧运动为主的体育运动，改善心血管系统的机能，以防治慢性疾病。

（5）将社会体育指导员的培养服务工作与基层体育委员遴选工作有机结合，推进体育委员智治及参与社会治理等工作，总结提炼形成台州经验并推广到全省。

（执笔人：徐勇进）

2020年丽水市国民体质监测报告

一、前言

为了解丽水市国民体质现状和变化规律，长期动态地观察丽水市国民体质健康状况，推动全民健身活动的开展，从而促进丽水市经济建设和社会发展，根据《浙江省体育局关于开展浙江省第五次国民体质监测的通知》，丽水市体育局于2020年开展了第五次国民体质检测工作。

二、监测对象与方法

调查对象为3~79岁的健康国民（7~19岁在校学生除外），采取分层随机整群抽样的原则，共监测有效样本4302人，其中幼儿（3~6岁）839人，成年人（20~59岁）2591人，老年人（60~79岁）872人（表1~表3）。使用SPSS25.0对数据进行统计分析。

表1 幼儿各组别人数统计表　　　　　　　　　　　　　　　　　　单位：人

年龄组（岁）	男			女		
	合计	乡村	城镇	合计	乡村	城镇
3	98	45	53	99	44	55
4	105	54	51	108	54	54
5	109	55	54	108	54	54
6	105	52	53	107	53	54
合计	417	206	211	422	205	217

表2 成年人各组别人数统计表　　　　　　　　　　　　　　　　　单位：人

年龄组（岁）	男				女			
	合计	农民	城镇体力	城镇非体力	合计	农民	城镇体力	城镇非体力
20~24	164	55	55	54	161	54	54	53
25~29	160	53	53	54	158	53	53	52
30~34	159	53	54	52	160	55	54	51
35~39	164	54	55	55	162	54	54	54
40~44	161	54	54	53	165	55	55	55
45~49	160	54	54	52	163	54	55	54
50~54	162	54	54	54	164	54	55	55
55~59	163	54	55	54	165	55	55	55
合计	1293	431	434	428	1298	434	435	429

表3 老年人各组别人数统计表　　　　　　　　　　　　　　　　　单位：人

年龄组（岁）	男			女		
	合计	乡村	城镇	合计	乡村	城镇
60~64	110	55	55	110	55	55
65~69	109	55	54	108	53	55
70~74	109	55	54	110	55	55
75~79	107	54	53	109	54	55
合计	435	219	216	437	217	220

三、体质监测结果概述

（一）幼儿（3~6岁）

1.身体形态

（1）身高与坐高指数

男女幼儿身高平均数分别为110.8厘米、109.9厘米，随年龄增长而增大。分布区间，男幼儿为101.5~119.3

厘米，女幼儿为100.2~118.3厘米。男幼儿各年龄组身高平均数均大于同龄女幼儿。除3岁组男幼儿外，男女幼儿身高平均数均表现为城镇大于乡村（表4）。

表4　丽水市幼儿身高平均数　　　　　　　　　　单位：厘米

年龄组（岁）	男			女		
	合计	乡村	城镇	合计	乡村	城镇
3	101.5	101.8	101.2	100.2	100.0	100.4
4	107.4	106.2	108.6	106.4	105.4	107.4
5	114.3	113.0	115.7	113.8	113.5	114.2
6	119.3	117.9	120.7	118.3	116.4	120.2
合计	110.8	110.0	111.6	109.9	109.2	110.5

男女幼儿坐高指数［坐高（厘米）/身高（厘米）×100］平均数分别为56.9、57.0，随年龄增长而降低。分布区间，男幼儿为56.0~58.1，女幼儿56.0~57.8。男幼儿除6岁组外，坐高指数平均数表现为城镇大于乡村（表5）。

表5　丽水市幼儿坐高指数平均数

年龄组（岁）	男			女		
	合计	乡村	城镇	合计	乡村	城镇
3	58.1	57.7	58.5	57.8	57.3	58.2
4	57.1	57.0	57.1	57.3	57.1	57.5
5	56.7	56.6	56.8	56.8	57.0	56.7
6	56.0	56.0	56.0	56.0	56.1	56.0
合计	56.9	56.8	57.1	57.0	56.8	57.1

（2）体重与BMI

男女幼儿体重平均数分别为20.6千克、19.7千克，随年龄增长而增大。分布区间，男幼儿为17.2~23.9千克，女幼儿为16.3~22.7千克。男幼儿各年龄组体重平均数均大于同龄女幼儿。除5岁组女幼儿外，男女幼儿体重平均数均表现为城镇大于乡村（表6）。

表6　丽水市幼儿体重平均数　　　　　　　　　　单位：千克

年龄组（岁）	男			女		
	合计	乡村	城镇	合计	乡村	城镇
3	17.2	17.2	17.3	16.3	16.2	16.3
4	19.2	19.0	19.4	18.3	18.1	18.5
5	21.8	21.4	22.1	21.2	21.3	21.1
6	23.9	23.7	24.2	22.7	22.0	23.3
合计	20.6	20.4	20.8	19.7	19.6	19.8

男女幼儿BMI［体重（千克）/身高²（米²）］平均数分别为16.7千克/米²、16.2千克/米²。分布区间，男幼儿为16.6~16.7千克/米²，女幼儿为16.1~16.4千克/米²。男幼儿各年龄组BMI平均数均大于同龄女幼儿。除3岁组幼儿外，男女幼儿BMI平均数均表现为城镇小于乡村（表7）。

表7　丽水市幼儿BMI平均数　　　　　　　　　　单位：千克/米²

年龄组（岁）	男			女		
	合计	乡村	城镇	合计	乡村	城镇
3	16.7	16.6	16.9	16.1	16.1	16.1
4	16.6	16.7	16.5	16.1	16.2	16.0
5	16.6	16.7	16.5	16.4	16.5	16.2

续表

年龄组（岁）	男			女		
	合计	乡村	城镇	合计	乡村	城镇
6	16.7	17.0	16.5	16.1	16.2	16.1
合计	16.7	16.8	16.6	16.2	16.3	16.1

（3）胸围与胸围指数

男女幼儿胸围平均数分别为51.5厘米、50.2厘米，基本随年龄增长而增大。分布区间，男幼儿为50.5~54.1厘米，女幼儿为49.1~52.9厘米。男幼儿各年龄组胸围平均数均大于同龄女幼儿。除6岁组幼儿外，男女幼儿胸围平均数均表现为城镇小于乡村（表8）。

表8　丽水市幼儿胸围平均数　　　　　　　　　　　　　　　　单位：厘米

年龄组（岁）	男			女		
	合计	乡村	城镇	合计	乡村	城镇
3	50.6	52.8	48.6	49.1	50.4	48.0
4	50.9	54.0	47.7	49.3	51.7	47.0
5	50.5	53.5	47.4	49.4	52.9	45.9
6	54.1	54.8	53.5	52.9	52.7	53.2
合计	51.5	53.8	49.3	50.2	52.0	48.5

男女幼儿胸围指数［胸围（厘米）/身高（厘米）×100］平均数分别为46.7、45.8，除6岁组幼儿外，随年龄增长而减小。分布区间，男幼儿为44.2~49.9，女幼儿为43.5~49.0。男幼儿各年龄组胸围指数平均数均大于同龄女幼儿。男女幼儿胸围指数平均数均表现为城镇小于乡村（表9）。

表9　丽水市幼儿胸围指数平均数

年龄组（岁）	男			女		
	合计	乡村	城镇	合计	乡村	城镇
3	49.9	51.9	48.1	49.0	50.5	47.8
4	47.5	50.9	44.0	46.4	49.1	43.8
5	44.2	47.4	41.0	43.5	46.6	40.3
6	45.4	46.5	44.4	44.8	45.2	44.3
合计	46.7	49.1	44.4	45.8	47.7	44.1

（4）体脂率

男女幼儿体脂率平均数分别为21.3%、24.2%，随年龄增长而波动。分布区间，男幼儿为20.7%~22.2%，女幼儿为22.9%~25.3%。男幼儿各年龄组体脂率平均数小于同龄女幼儿。男女幼儿体脂率平均数均表现为城镇大于乡村（表10）。

表10　丽水市幼儿体脂率平均数　　　　　　　　　　　　　　　单位：%

年龄组（岁）	男			女		
	合计	乡村	城镇	合计	乡村	城镇
3	22.2	21.9	22.5	25.3	24.9	25.6
4	21.0	20.6	21.4	24.2	23.7	24.8
5	21.3	20.6	21.9	24.6	24.3	24.9
6	20.7	20.5	20.9	22.9	21.8	23.9
合计	21.3	20.8	21.7	24.2	23.6	24.8

2.身体机能

男女幼儿安静心率平均数均为93.0次/分。分布区间，男幼儿为91.5~94.7次/分，女幼儿为90.7~96.0次/分。

幼儿安静心率平均数均表现为城镇大于乡村（表11）。

表11　丽水市幼儿安静心率平均数　　　　　　　　　　　　　　　单位：次/分

年龄组（岁）	男			女		
	合计	乡村	城镇	合计	乡村	城镇
3	94.7	91.7	97.2	96.0	95.1	96.7
4	93.7	93.7	93.8	93.5	91.9	95.2
5	91.5	90.8	92.1	92.0	91.9	92.1
6	92.3	92.2	92.5	90.7	90.3	91.1
合计	93.0	92.1	93.9	93.0	92.2	93.8

3. 身体素质

（1）速度、灵敏素质

15米绕障碍跑和双脚连续跳反映幼儿速度和灵敏素质。

男女幼儿15米绕障碍跑平均数分别为8.0秒、8.3秒，双脚连续跳的平均数分别为6.8秒、7.1秒。分布区间，15米绕障碍跑男幼儿为7.1~9.2秒，女幼儿为7.2~9.6秒；双脚连续跳男幼儿为5.5~9.1秒，女幼儿为5.7~9.2秒。各年龄组15米绕障碍跑和双脚连续跳平均数均随年龄增长而降低，表明幼儿的速度和灵敏素质随年龄增长而提高。男幼儿各年龄组15米绕障碍跑和双脚连续跳平均数小于同龄女幼儿。男女幼儿15米绕障碍跑平均数均表现为城镇小于乡村（表12）；除3岁组幼儿外，男女幼儿双脚连续跳平均数均表现为城镇小于乡村（表13）。

表12　丽水市幼儿15米绕障碍跑平均数　　　　　　　　　　　　　　单位：秒

年龄组（岁）	男			女		
	合计	乡村	城镇	合计	乡村	城镇
3	9.2	9.4	9.0	9.6	10.0	9.3
4	8.3	8.8	7.8	8.5	8.7	8.3
5	7.4	7.8	7.0	7.7	7.9	7.6
6	7.1	7.6	6.6	7.2	7.5	7.0
合计	8.0	8.3	7.6	8.3	8.5	8.0

表13　丽水市幼儿双脚连续跳平均数　　　　　　　　　　　　　　　单位：秒

年龄组（岁）	男			女		
	合计	乡村	城镇	合计	乡村	城镇
3	9.1	8.3	9.8	9.2	8.7	9.7
4	7.1	7.4	6.9	7.3	7.4	7.3
5	5.8	6.0	5.7	6.2	6.4	6.1
6	5.5	5.7	5.3	5.7	5.7	5.6
合计	6.8	6.8	6.9	7.1	7.0	7.2

（2）力量素质

握力和立定跳远反映幼儿的力量素质。

男女幼儿握力平均数分别为5.7千克、4.7千克，立定跳远平均数分别为82.5厘米、78.6厘米。分布区间，握力男幼儿为4.2~7.9千克，女幼儿为3.3~6.4千克；立定跳远男幼儿为59.0~99.9厘米，女幼儿为57.5~96.3厘米。各年龄组握力和立定跳远平均数均随年龄增长而增大，表明幼儿力量素质随年龄增长而提高。无论是握力还是立定跳远项目，男幼儿各年龄组指标平均数均大于同龄女幼儿。除6岁组幼儿外，男女幼儿握力平均数均表现为城镇小于乡村（表14）；除5岁组女幼儿外，男女幼儿立定跳远平均数均表现为城镇大于乡村（表15）。

表14　丽水市幼儿握力平均数

单位：千克

年龄组（岁）	男			女		
	合计	乡村	城镇	合计	乡村	城镇
3	4.2	5.5	3.1	3.3	4.4	2.5
4	4.6	5.2	4.0	4.0	5.0	3.0
5	5.9	6.4	5.3	5.1	5.9	4.3
6	7.9	7.7	8.1	6.4	6.3	6.4
合计	5.7	6.2	5.1	4.7	5.5	4.0

表15　丽水市幼儿立定跳远平均数

单位：厘米

年龄组（岁）	男			女		
	合计	乡村	城镇	合计	乡村	城镇
3	59.0	56.8	60.9	57.5	55.9	58.8
4	76.9	74.4	79.7	73.6	71.2	75.9
5	92.5	92.3	92.7	85.3	86.4	84.1
6	99.9	94.1	105.6	96.3	93.0	99.5
合计	82.5	80.3	84.7	78.6	77.7	79.5

（3）柔韧素质

坐位体前屈反映幼儿的柔韧素质。

男女幼儿坐位体前屈平均数分别为6.8厘米、8.2厘米。分布区间，男幼儿为6.2~8.2厘米，随年龄增大呈下降趋势；女幼儿为7.5~9.1厘米，随年龄增大而增大。除3岁年龄组外，女幼儿各年龄组坐位体前屈平均数均大于同龄男幼儿。除4岁组女幼儿外，女幼儿坐位体前屈平均数表现为城镇大于乡村。（表16）

表16　丽水市幼儿坐位体前屈平均数

单位：厘米

年龄组（岁）	男			女		
	合计	乡村	城镇	合计	乡村	城镇
3	8.2	8.5	7.9	7.5	6.3	8.5
4	6.4	5.7	7.1	7.6	8.5	6.8
5	6.2	5.7	6.6	8.6	8.3	9.0
6	6.5	6.5	6.4	9.1	8.0	10.2
合计	6.8	6.5	7.0	8.2	7.8	8.6

（4）平衡能力

走平衡木反映幼儿的平衡能力。

男女幼儿走平衡木平均数为10.1秒、9.9秒，除6岁组男幼儿外，随年龄增长而降低，表明平衡能力随年龄增长呈提高趋势。分布区间，男幼儿为7.6~14.4秒，女幼儿为7.0~14.2秒。除6岁组男幼儿外，男女幼儿走平衡木平均数均表现为城镇小于乡村（表17）。

表17　丽水市幼儿走平衡木平均数

单位：秒

年龄组（岁）	男			女		
	合计	乡村	城镇	合计	乡村	城镇
3	14.4	15.2	13.8	14.2	16.6	12.3
4	11.2	12.6	9.7	11.0	11.5	10.4
5	7.6	8.3	6.9	7.8	8.1	7.6
6	7.7	7.4	8.0	7.0	7.1	6.9
合计	10.1	10.6	9.6	9.9	10.6	9.3

（二）成年人（20~59岁）

1.身体形态

（1）身高

男女成年人身高平均数分别为170.2厘米、158.4厘米。除40~44岁男性和25~29岁女性外，男女成年人身高平均数随年龄增加而降低。分布区间，男性为166.9~172.8厘米，女性为155.9~161.2厘米。男性各年龄组身高平均数均大于同龄女性（表18）。

表18 丽水市成年人身高平均数 单位：厘米

年龄组	男				女			
（岁）	合计	农民	城镇体力	城镇非体力	合计	农民	城镇体力	城镇非体力
20~24	172.8	173.3	172.1	173.2	160.3	161.7	158.9	160.4
25~29	172.4	172.0	173.4	171.9	161.2	160.2	159.2	164.4
30~34	171.9	170.8	171.2	173.6	159.8	159.5	158.2	161.9
35~39	170.0	170.3	168.4	171.3	158.3	159.3	158.1	157.5
40~44	170.5	171.4	169.8	170.3	158.0	158.0	156.2	159.7
45~49	169.2	169.1	168.1	170.6	157.0	157.7	156.4	157.0
50~54	167.9	167.3	167.3	169.1	157.0	157.0	155.9	157.9
55~59	166.9	168.2	166.1	166.4	155.9	154.9	156.5	156.3
合计	170.2	170.3	169.5	170.8	158.4	158.5	157.4	159.3

（2）体重与BMI

男女成年人体重平均数分别为70.8千克、56.7千克，男性成年人体重平均数随年龄增长呈波动变化，女性成年人体重平均数随年龄增长而增大。男性各年龄组体重平均数分布区间为69.3~72.9千克，在25~29岁年龄组达到最大值；女性各年龄组体重平均数分布区间为54.5~59.1千克，在55~59岁年龄组达到最大值。男性各年龄组体重平均数均大于同龄女性。除50~54岁年龄组，男性体重平均数表现为城镇体力劳动者大于农民和城镇非体力劳动者（表19）。

表19 丽水市成年人体重平均数 单位：千克

年龄组	男				女			
（岁）	合计	农民	城镇体力	城镇非体力	合计	农民	城镇体力	城镇非体力
20~24	70.5	69.2	71.8	70.6	54.5	55.2	55.5	52.7
25~29	72.9	70.3	78.0	70.6	55.5	54.0	55.8	56.8
30~34	72.3	69.4	73.9	73.6	55.7	54.6	54.9	57.7
35~39	70.0	66.8	72.5	70.7	56.0	54.4	57.6	56.2
40~44	69.8	68.6	71.4	69.6	57.4	56.8	57.2	58.4
45~49	70.8	67.5	72.6	72.4	57.7	56.2	57.9	58.8
50~54	70.8	71.6	70.3	70.4	57.8	56.7	58.1	58.6
55~59	69.3	68.1	70.2	69.5	59.1	57.1	60.7	59.4
合计	70.8	68.9	72.6	70.9	56.7	55.6	57.2	57.3

男女成年人BMI［体重（千克）/身高²（米²）］平均数分别为24.4千克/米²、22.6千克/米²。男性各年龄组BMI平均数随年龄增长而波动变化，分布区间为23.6~25.1千克/米²，在50~54岁年龄组达到最大值；女性各年龄组BMI平均数随年龄增长而增大，分布区间为21.2~24.3千克/米²，在55~59岁年龄组达到最大值。男性各年龄组BMI平均数均高于同龄女性。男性BMI平均数表现为25~29岁城镇体力劳动者最大，为25.9千克/米²；20~24岁农民和35~39岁农民最小，为23.0千克/米²。女性BMI平均数表现为55~59岁城镇体力劳动者最大，为24.7千克/米²；20~24岁城镇非体力劳动者最小，为20.5千克/米²（表20）。

表20 丽水市成年人BMI平均数   单位：千克/米²

| 年龄组 | 男 | | | | 女 | | | |
（岁）	合计	农民	城镇体力	城镇非体力	合计	农民	城镇体力	城镇非体力
20~24	23.6	23.0	24.2	23.5	21.2	21.1	22.0	20.5
25~29	24.5	23.7	25.9	23.9	21.4	21.1	22.0	21.0
30~34	24.4	23.8	25.1	24.4	21.8	21.5	22.0	22.0
35~39	24.2	23.0	25.5	24.0	22.4	21.4	23.0	22.6
40~44	24.1	23.4	24.8	24.0	23.0	22.8	23.5	22.9
45~49	24.7	23.7	25.7	24.9	23.4	22.7	23.7	23.9
50~54	25.1	25.6	25.1	24.7	23.5	23.0	23.9	23.5
55~59	24.9	24.1	25.4	25.1	24.3	23.8	24.7	24.3
合计	24.4	23.8	25.2	24.3	22.6	22.2	23.1	22.6

（3）腰围

男女成年人腰围平均数分别为83.4厘米、74.3厘米。男性各年龄组腰围平均数随年龄增长而波动变化，分布区间为82.7~85.0厘米，在50~54岁年龄组达到最大值；除35~39岁年龄组外，女性各年龄组腰围平均数随年龄增长而增大，分布区间为72.3~80.3厘米，在55~59岁年龄组达到最大值。男性各年龄组腰围平均数均大于同龄女性。除35~39岁年龄组男性和20~24岁年龄组女性外，男女成年人腰围平均数均表现为农民最大（表21）。

表21 丽水市成年人腰围平均数   单位：厘米

| 年龄组 | 男 | | | | 女 | | | |
（岁）	合计	农民	城镇体力	城镇非体力	合计	农民	城镇体力	城镇非体力
20~24	82.9	84.4	84.2	80.1	72.4	71.6	73.8	71.9
25~29	82.7	85.8	85.8	76.6	72.5	73.8	72.6	71.0
30~34	83.4	85.1	84.0	80.9	72.9	76.8	72.7	68.9
35~39	82.8	84.2	85.6	78.5	72.3	76.3	73.1	67.5
40~44	82.7	87.5	80.3	80.1	73.1	78.6	72.9	67.8
45~49	83.6	87.2	83.3	80.1	74.4	77.4	75.2	70.5
50~54	85.0	90.9	85.4	78.7	76.2	79.9	79.4	69.5
55~59	84.3	89.5	85.9	77.4	80.3	83.5	82.5	74.7
合计	83.4	86.8	84.3	79.0	74.3	77.3	75.3	70.2

（4）臀围

男女成年人臀围平均数分别为94.4厘米、90.1厘米，随年龄增长呈波动变化。分布区间，男性为92.6~100.1厘米，女性为88.7~93.0厘米。男性各年龄组臀围平均数均大于同龄女性。男性臀围平均数表现为20~24岁农民最大，为100.9厘米，55~59岁城镇非体力劳动者最小，为85.4厘米；女性臀围平均数表现为20~24岁城镇非体力劳动者最大，为96.1厘米，35~39岁城镇非体力劳动者最小，为83.4厘米（表22）。

表22 丽水市成年人臀围平均数   单位：厘米

| 年龄组 | 男 | | | | 女 | | | |
（岁）	合计	农民	城镇体力	城镇非体力	合计	农民	城镇体力	城镇非体力
20~24	100.1	100.9	99.0	100.3	93.0	90.6	92.4	96.1
25~29	94.4	97.5	97.3	88.3	89.3	91.1	89.0	87.7
30~34	95.4	97.7	95.7	92.7	89.6	94.3	88.4	85.6
35~39	93.8	96.5	95.0	89.9	88.7	92.7	90.0	83.4
40~44	92.9	98.8	90.9	88.8	89.0	94.1	89.0	84.0
45~49	92.8	96.1	93.0	89.1	89.8	94.2	91.2	84.1

续表

年龄组	男				女			
（岁）	合计	农民	城镇体力	城镇非体力	合计	农民	城镇体力	城镇非体力
50~54	93.7	98.1	94.7	88.3	90.3	93.1	93.3	84.5
55~59	92.6	97.6	94.5	85.4	91.3	93.3	94.4	86.1
合计	94.4	97.9	95.0	90.4	90.1	92.9	91.0	86.4

（5）腰臀比

男女成年人腰臀比平均数分别为0.88、0.82，随年龄增长而增大。分布区间，男性为0.83~0.91，女性为0.78~0.88。男性各年龄组腰臀比平均数均大于同龄女性（表23）。

表23 丽水市成年人腰臀比平均数

年龄组	男				女			
（岁）	合计	农民	城镇体力	城镇非体力	合计	农民	城镇体力	城镇非体力
20~24	0.83	0.84	0.85	0.80	0.78	0.79	0.80	0.75
25~29	0.87	0.88	0.88	0.86	0.81	0.81	0.82	0.81
30~34	0.87	0.87	0.88	0.87	0.81	0.81	0.82	0.80
35~39	0.88	0.87	0.90	0.87	0.81	0.82	0.81	0.81
40~44	0.89	0.89	0.88	0.90	0.82	0.84	0.82	0.81
45~49	0.90	0.91	0.90	0.90	0.83	0.82	0.82	0.84
50~54	0.91	0.93	0.90	0.89	0.84	0.86	0.85	0.82
55~59	0.91	0.92	0.91	0.91	0.88	0.89	0.87	0.87
合计	0.88	0.89	0.89	0.87	0.82	0.83	0.83	0.81

（6）体脂率

男女成年人体脂率平均数分别为22.8%、28.1%。男性各年龄组体脂率平均数随年龄增长呈波动变化，分布区间为21.4%~24.3%；除25~29岁外，女性各年龄组体脂率平均数随年龄增加而增大，分布区间为24.5%~32.4%。女性各年龄组体脂率平均数均大于同龄男性。男性体脂率平均数表现为25~29岁城镇体力劳动者最大，为26.8%，35~39岁农民最小，为18.9%；女性体脂率平均数表现为55~59岁城镇体力劳动者最大，为33.6%，25~29岁及35~39岁农民最小，为23.1%（表24）。

表24 丽水市成年人体脂率平均数 单位：%

年龄组	男				女			
（岁）	合计	农民	城镇体力	城镇非体力	合计	农民	城镇体力	城镇非体力
20~24	21.4	20.6	22.1	21.3	25.2	25.0	26.4	24.2
25~29	23.3	20.7	26.8	22.5	24.5	23.1	26.8	23.6
30~34	23.0	20.5	25.2	23.3	26.1	24.7	27.0	26.7
35~39	22.1	18.9	25.1	22.2	26.9	23.1	29.2	28.4
40~44	21.7	20.2	23.1	21.8	28.7	27.4	29.9	28.9
45~49	23.3	20.4	25.3	24.3	29.8	27.7	30.7	30.9
50~54	24.3	24.7	24.7	23.3	30.8	29.2	31.9	31.2
55~59	23.5	21.6	24.5	24.4	32.4	31.2	33.6	32.5
合计	22.8	21.0	24.6	22.9	28.1	26.4	29.5	28.4

2.身体机能

（1）安静脉搏

男女成年人安静脉搏的平均数分别为80.2次/分、81.6次/分，随年龄增长而呈波动变化。分布区间，男性为78.7~82.0次/分，女性为77.4~87.0次/分，一半以上的年龄组男性城镇非体力劳动者的安静脉搏平均数最小，35岁以上年龄组女性农民安静脉搏平均数最大。（表25）。

表25 丽水市成年人安静脉搏平均数 单位：次/分

年龄组	男				女			
（岁）	合计	农民	城镇体力	城镇非体力	合计	农民	城镇体力	城镇非体力
20~24	80.8	82.8	80.1	79.6	87.0	86.7	87.8	86.5
25~29	82.0	83.5	82.8	79.9	82.4	83.8	83.9	79.6
30~34	81.6	83.1	83.3	78.3	84.3	84.8	83.1	85.1
35~39	81.2	85.7	81.5	76.5	84.0	87.0	82.6	82.4
40~44	79.2	80.5	77.4	79.7	80.2	82.3	79.9	78.4
45~49	78.7	80.3	75.0	80.7	78.8	81.1	77.5	77.9
50~54	78.7	79.3	78.6	78.2	77.4	77.6	77.1	77.4
55~59	79.8	78.3	82.7	78.2	78.4	78.6	78.3	78.3
合计	80.2	81.7	80.2	78.9	81.6	82.7	81.3	80.7

（2）血压

男女成年人收缩压平均数分别为130.9毫米汞柱、123.4毫米汞柱，舒张压平均数分别为80.9毫米汞柱、75.8毫米汞柱。除30~34岁、40~44岁年龄组外，男性各年龄组收缩压平均数随年龄增长而增大，分布区间为126.0~135.5毫米汞柱；除30~34岁年龄组外，女性各年龄组收缩压平均数随年龄增长而增大，分布区间为116.3~135.2毫米汞柱。除20~24岁、40~44岁年龄组外，男性各年龄组舒张压平均数随年龄增加而增大，分布区间为77.5~86.5毫米汞柱；女性各年龄组舒张压平均数随年龄增加而呈现先下降后上升的趋势，分布区间为71.2~81.4毫米汞柱。男性各年龄组收缩压和舒张压平均数均大于同龄女性，男性和女性收缩压在多数年龄组中以城镇体力劳动者最高，男性城镇体力劳动者舒张压普遍最高，女性舒张压一半组别中城镇体力劳动者最高（表26、表27）。

表26 丽水市成年人收缩压平均数 单位：毫米汞柱

年龄组	男				女			
（岁）	合计	农民	城镇体力	城镇非体力	合计	农民	城镇体力	城镇非体力
20~24	129.9	131.0	130.3	128.5	116.9	115.3	120.4	114.9
25~29	130.4	124.8	133.5	132.7	118.4	118.8	119.5	116.8
30~34	128.5	127.8	131.3	126.5	116.3	115.9	116.2	117.0
35~39	130.4	127.6	133.3	130.3	119.9	118.9	122.1	118.8
40~44	126.0	120.2	132.8	125.0	123.5	120.3	127.3	122.9
45~49	133.3	130.0	137.0	133.0	125.8	122.2	127.0	128.3
50~54	133.3	131.6	137.6	130.6	130.3	124.9	135.3	130.5
55~59	135.5	129.6	139.7	137.2	135.2	132.9	138.0	134.7
合计	130.9	127.8	134.4	130.5	123.4	121.2	125.8	123.1

表27 丽水市成年人舒张压平均数 单位：毫米汞柱

年龄组	男				女			
（岁）	合计	农民	城镇体力	城镇非体力	合计	农民	城镇体力	城镇非体力
20~24	78.2	76.6	79.8	78.0	73.9	72.0	75.9	73.8
25~29	77.6	72.1	82.2	78.4	72.4	71.1	72.7	73.4
30~34	77.9	73.7	82.9	77.0	71.2	69.7	70.8	73.2
35~39	80.9	78.0	85.0	79.7	72.9	71.3	75.6	71.9
40~44	77.5	73.4	81.8	77.3	76.3	73.2	80.2	75.5
45~49	84.2	79.8	88.9	83.7	78.0	74.9	79.1	79.9

续表

年龄组（岁）	男				女			
	合计	农民	城镇体力	城镇非体力	合计	农民	城镇体力	城镇非体力
50~54	84.8	82.8	89.1	82.6	80.2	76.6	81.8	82.2
55~59	86.5	82.3	89.6	87.5	81.4	80.3	83.4	80.5
合计	80.9	77.4	84.9	80.5	75.8	73.7	77.5	76.4

（3）肺活量

男女成年人肺活量的平均数分别为3452.7毫升、2325.2毫升，随年龄增长而下降。分布区间，男性为2898.6~4034.5毫升，女性为1981.3~2611.6毫升。男性各年龄组肺活量平均数均大于同龄女性，40岁以下年龄组男性城镇非体力劳动者的肺活量最大，5个年龄组中女性农民的肺活量最大（表28）。

表28　丽水市成年人肺活量平均数

单位：毫升

年龄组（岁）	男				女			
	合计	农民	城镇体力	城镇非体力	合计	农民	城镇体力	城镇非体力
20~24	4034.5	4015.2	3968.8	4120.9	2611.6	2672.4	2565.4	2596.7
25~29	3866.8	3779.0	3910.3	3910.3	2551.8	2660.4	2505.4	2488.5
30~34	3762.2	3668.0	3744.5	3876.4	2498.3	2513.1	2453.9	2529.5
35~39	3407.6	3323.2	3348.5	3549.7	2379.6	2535.9	2319.8	2283.2
40~44	3381.2	3338.7	3568.9	3233.3	2355.1	2397.3	2231.3	2436.7
45~49	3338.7	3374.2	3458.1	3177.7	2163.2	2354.7	2123.9	2011.8
50~54	2937.8	2986.9	2915.7	2910.7	2079.6	2095.3	1988.4	2155.5
55~59	2898.6	3150.8	2888.4	2656.9	1981.3	1993.3	1987.5	1963.0
合计	3452.7	3454.5	3473.9	3429.3	2325.2	2401.5	2269.7	2304.2

3.身体素质

（1）力量素质

握力反映受试者前臂及手部肌肉的最大力量，从一个侧面反映受试者的最大肌力。

男女成年人握力平均数分别为43.0千克、26.2千克，随年龄增长而呈波动变化。分布区间，男性为41.0~44.7千克，女性为25.1~27.0千克。男性各年龄组握力平均数明显大于同龄女性。男性三类人群握力差距较小，女性多数年龄组中城镇体力劳动者握力最小（表29）。

表29　丽水市成年人握力平均数

单位：千克

年龄组（岁）	男				女			
	合计	农民	城镇体力	城镇非体力	合计	农民	城镇体力	城镇非体力
20~24	42.9	42.5	41.8	44.5	25.1	24.9	24.5	25.9
25~29	43.9	45.5	43.4	42.7	26.4	27.1	25.0	27.1
30~34	44.7	42.7	44.0	47.4	26.7	26.3	25.4	28.6
35~39	42.9	42.2	41.9	44.7	26.8	27.3	26.2	26.9
40~44	43.4	43.9	43.1	43.3	27.0	27.1	26.0	27.9
45~49	43.3	44.4	42.4	43.1	27.0	27.2	26.8	27.1
50~54	42.0	42.0	42.1	41.8	25.8	25.3	25.9	26.2
55~59	41.0	42.2	39.9	40.9	25.2	23.9	26.3	25.4
合计	43.0	43.2	42.3	43.5	26.2	26.1	25.8	26.9

背力反映受试者腰背部伸展动作的最大肌力，从一个侧面反映受试者的最大肌力。

男女成年人背力平均数分别为110.0千克、63.4千克，随年龄增长而波动变化。分布区间，男性为107.2~114.1千克，女性为60.8~66.2千克。男性各年龄组背力平均数均明显大于同龄女性。除50~54岁、55~59岁年龄组，女性背力平均数表现为城镇非体力劳动者最大（表30）。

表30　丽水市成年人背力平均数　　　　　　　　　　　　　　　　单位：千克

年龄组（岁）	男				女			
	合计	农民	城镇体力	城镇非体力	合计	农民	城镇体力	城镇非体力
20~24	114.1	113.4	109.9	119.1	61.3	61.6	59.9	62.5
25~29	109.7	104.7	113.2	111.1	60.8	60.1	59.4	62.9
30~34	113.9	103.9	119.4	118.1	62.9	61.8	61.7	65.4
35~39	107.4	101.8	107.8	112.4	63.3	61.0	59.6	69.1
40~44	107.2	103.1	107.3	111.1	64.3	62.5	63.0	67.4
45~49	107.4	101.2	113.3	107.6	66.2	65.6	64.4	68.5
50~54	113.0	108.3	114.5	116.1	65.0	68.6	62.3	64.3
55~59	107.6	109.5	103.4	110.0	63.2	62.1	66.9	60.7
合计	110.0	105.8	111.1	113.2	63.4	62.9	62.2	65.1

纵跳反映受试者的下肢爆发力和全身协调用力的能力，从一个侧面反映受试者的力量素质。

男女成年人纵跳平均数分别为34.0厘米、22.4厘米，除30~34岁年龄组外，随着年龄的增长而减小。分布区间，男性为25.8~42.7厘米，女性为17.7~25.6厘米。男性各年龄组纵跳平均数均大于同龄女性。男性农民纵跳平均数在多数年龄组中最小，女性三类人群纵跳平均数差距较小（表31）。

表31　丽水市成年人纵跳平均数　　　　　　　　　　　　　　　　单位：厘米

年龄组（岁）	男				女			
	合计	农民	城镇体力	城镇非体力	合计	农民	城镇体力	城镇非体力
20~24	42.7	42.1	41.7	44.2	25.6	25.2	25.4	26.2
25~29	38.8	37.9	39.5	38.9	24.6	24.9	25.0	24.0
30~34	39.0	38.7	39.3	38.9	25.2	25.9	24.6	25.2
35~39	34.7	33.0	35.1	35.8	23.0	22.3	23.4	23.4
40~44	32.6	31.4	33.8	32.7	22.8	23.0	21.9	23.7
45~49	30.8	29.3	32.3	30.7	21.1	21.2	21.2	20.7
50~54	27.9	27.1	28.6	28.0	18.9	19.6	19.0	18.2
55~59	25.8	26.8	25.1	25.5	17.7	17.5	18.8	16.9
合计	34.0	33.3	34.4	34.3	22.4	22.4	22.4	22.2

1分钟仰卧起坐和俯卧撑（男）/跪卧撑（女）反映受试者的肌肉耐力，从一个侧面反映人体的力量素质。

男女成年人1分钟仰卧起坐平均数分别为26.8次、21.7次，除30~34岁年龄组女性外，随年龄增加而减少。分布区间，男性为19.4~34.8次，女性为14.9~29.7次。男性各年龄组1分钟仰卧起坐平均数均大于同龄女性。一半年龄组中男性和女性城镇非体力劳动者的1分钟仰卧起坐平均数最大，整体上男女性三类人群之间差距不大（表32）。

表32　丽水市成年人1分钟仰卧起坐平均数　　　　　　　　　　　　单位：次

年龄组（岁）	男				女			
	合计	农民	城镇体力	城镇非体力	合计	农民	城镇体力	城镇非体力
20~24	34.8	35.1	31.6	37.8	29.7	28.9	28.8	31.5
25~29	31.1	31.5	29.0	32.9	23.7	24.7	22.3	24.3
30~34	29.6	29.2	29.6	30.2	23.8	22.4	23.9	25.3
35~39	27.4	25.6	27.3	29.1	23.3	22.6	23.2	24.1
40~44	26.6	26.4	27.2	26.3	21.8	21.3	21.5	22.6
45~49	24.1	23.6	24.6	24.1	19.7	20.5	20.1	18.5

年龄组（岁）	男				女			
	合计	农民	城镇体力	城镇非体力	合计	农民	城镇体力	城镇非体力
50~54	21.5	19.7	22.6	22.2	17.0	17.4	17.5	16.1
55~59	19.4	19.4	19.4	19.4	14.9	13.0	16.5	15.2
合计	26.8	26.3	26.4	27.7	21.7	21.3	21.7	22.1

男女成年人俯卧撑（男）/跪卧撑（女）平均数分别为22.8次、15.6次。男性成年人俯卧撑平均数除40~44岁年龄组外，随年龄增加而下降，分布区间为17.8~26.9次；女性跪卧撑平均数随年龄增加呈现先增大后下降的趋势，分布区间为14.0~17.3次。男性各年龄组俯卧撑平均数大于女性跪卧撑平均数。除25~29岁、55~59岁年龄组，男性俯卧撑平均数表现为农民最大（表33）。

表33　丽水市成年人俯卧撑（男）/跪卧撑（女）平均数　　　　　单位：次

年龄组（岁）	男				女			
	合计	农民	城镇体力	城镇非体力	合计	农民	城镇体力	城镇非体力
20~24	26.9	28.1	25.8	26.7	14.4	15.7	12.5	15.1
25~29	25.4	27.8	20.4	27.9	16.3	16.9	13.5	18.5
30~34	24.4	26.1	21.4	25.9	16.8	18.1	14.3	18.1
35~39	23.4	24.7	21.6	23.8	17.3	18.6	15.5	17.9
40~44	24.5	25.3	23.7	24.4	16.0	16.5	13.8	17.5
45~49	21.2	21.9	20.7	21.0	15.0	15.8	14.9	14.3
50~54	19.3	19.5	18.8	19.5	14.5	15.0	15.2	13.3
55~59	17.8	17.8	18.0	17.6	14.0	15.5	12.7	13.8
合计	22.8	23.9	21.3	23.4	15.6	16.5	14.1	16.1

（2）柔韧素质

坐位体前屈反映受试者的柔韧素质。

男女成年人坐位体前屈平均数分别为5.5厘米、10.0厘米，随年龄增长呈波动变化。分布区间，男性为4.3~7.3厘米，女性为9.0~11.6厘米。女性各年龄组坐位体前屈平均数大于同龄男性。除40~54岁年龄段外，男性成年人坐位体前屈平均数表现为农民最大；除20~24岁年龄组外，女性成年人坐位体前屈平均数表现为城镇体力劳动者最大（表34）。

表34　丽水市成年人坐位体前屈平均数　　　　　单位：厘米

年龄组（岁）	男				女			
	合计	农民	城镇体力	城镇非体力	合计	农民	城镇体力	城镇非体力
20~24	7.3	8.2	6.7	6.9	11.6	10.7	11.2	12.8
25~29	4.7	5.3	3.5	5.2	9.6	10.2	10.5	8.3
30~34	4.6	6.4	2.6	4.7	9.6	9.1	10.0	9.7
35~39	4.7	6.0	3.5	4.7	10.0	8.9	11.8	9.4
40~44	7.1	7.2	8.1	6.2	9.1	9.4	9.5	8.3
45~49	6.9	6.9	8.9	4.8	10.0	10.9	10.9	8.1
50~54	4.5	2.5	6.3	4.7	9.0	9.1	10.2	7.6
55~59	4.3	4.9	4.3	3.7	10.9	10.0	13.3	9.4
合计	5.5	5.9	5.5	5.1	10.0	9.9	10.9	9.2

（3）平衡能力

闭眼单脚站立反映的是受试者的平衡能力。

男女成年人闭眼单脚站立平均数分别为23.1秒、23.6秒，除25~29岁女性和50~54岁男性与女性外，随年龄增长而降低。分布区间，男性为17.0~29.5秒，女性为17.2~30.1秒（表35）。

表35　丽水市成年人闭眼单脚站立平均数

单位：秒

年龄组（岁）	男				女			
	合计	农民	城镇体力	城镇非体力	合计	农民	城镇体力	城镇非体力
20~24	29.5	30.2	30.8	27.6	30.1	29.8	27.4	33.1
25~29	27.9	29.2	24.3	30.1	24.3	28.1	27.2	17.6
30~34	27.7	27.2	24.5	31.6	26.9	24.2	28.2	28.5
35~39	27.2	21.3	29.9	30.3	25.9	24.7	22.8	30.2
40~44	19.9	18.0	20.1	21.5	23.2	23.3	21.5	24.8
45~49	17.2	15.6	16.0	19.9	20.2	23.9	18.8	18.1
50~54	18.4	18.5	22.0	14.8	21.5	24.0	20.9	19.8
55~59	17.0	18.6	18.0	14.4	17.2	21.3	15.8	14.4
合计	23.1	22.3	23.2	23.8	23.6	24.9	22.8	23.3

（4）反应能力

选择反应时反映受试者的反应能力。

男女成年人选择反应时平均数分别为0.59秒、0.64秒，随年龄增加而增长。分布区间，男性为0.53~0.67秒，女性为0.57~0.72秒。男性成年人各年龄组反应能力均好于同龄女性（表36）。

表36　丽水市成年人选择反应时平均数

单位：秒

年龄组（岁）	男				女			
	合计	农民	城镇体力	城镇非体力	合计	农民	城镇体力	城镇非体力
20~24	0.53	0.54	0.54	0.52	0.57	0.59	0.56	0.57
25~29	0.54	0.53	0.55	0.54	0.58	0.58	0.59	0.58
30~34	0.55	0.57	0.56	0.53	0.61	0.62	0.63	0.59
35~39	0.57	0.57	0.56	0.58	0.61	0.60	0.62	0.62
40~44	0.58	0.56	0.58	0.59	0.64	0.66	0.66	0.59
45~49	0.61	0.61	0.60	0.63	0.68	0.67	0.68	0.70
50~54	0.65	0.65	0.64	0.66	0.69	0.67	0.72	0.69
55~59	0.67	0.66	0.68	0.67	0.72	0.72	0.69	0.75
合计	0.59	0.59	0.59	0.59	0.64	0.64	0.64	0.64

（三）老年人（60~79岁）

1. 身体形态

（1）身高

男女老年人身高平均数分别为164.9厘米、154.2厘米，除75~79岁年龄组的女性，随年龄增长而降低。分布区间，男性为164.2~165.6厘米，女性为153.4~155.6厘米。男性各年龄组身高平均数均大于同龄女性。除70~74岁、75~79岁年龄组的女性，男女性身高平均数表现为城镇小于或等于乡村（表37）。

表37　丽水市老年人身高平均数

单位：厘米

年龄组（岁）	男			女		
	合计	乡村	城镇	合计	乡村	城镇
60~64	165.6	166.0	165.2	155.6	155.6	155.5
65~69	165.2	165.3	165.1	154.2	154.4	154.0
70~74	164.6	164.8	164.4	153.4	153.1	153.6
75~79	164.2	164.2	164.2	153.8	153.7	153.9
合计	164.9	165.1	164.7	154.2	154.2	154.3

（2）体重与BMI

男女老年人体重平均数分别为65.8千克、57.8千克，除60~64岁年龄组的男性外，随年龄增长而降低。分布区间，男性为65.4~66.9千克，女性为56.8~58.7千克。男性各年龄组体重平均数均大于同龄女性。除75~79岁年龄组，女性体重平均数表现为乡村大于城镇（表38）。

表38　丽水市老年人体重平均数　　　　　　　　　　　　　单位：千克

年龄组（岁）	男			女		
	合计	乡村	城镇	合计	乡村	城镇
60~64	65.5	63.7	67.3	58.7	60.4	57.1
65~69	66.9	67.1	66.6	58.2	58.5	57.9
70~74	65.7	65.5	65.8	57.5	57.8	57.1
75~79	65.4	66.3	64.4	56.8	55.8	57.8
合计	65.8	65.6	66.0	57.8	58.1	57.5

男女老年人BMI［体重（千克）/身高²（米²）］平均数分别为24.2千克/米²、24.3千克/米²。女性BMI平均数随年龄增长先增大后降低，在65~69岁年龄组达到最大。除75~79岁年龄组，女性BMI平均数表现为乡村大于城镇（表39）。

表39　丽水市老年人BMI平均数　　　　　　　　　　　　单位：千克/米²

年龄组（岁）	男			女		
	合计	乡村	城镇	合计	乡村	城镇
60~64	23.9	23.1	24.7	24.3	24.9	23.6
65~69	24.5	24.5	24.4	24.5	24.5	24.4
70~74	24.2	24.1	24.3	24.4	24.7	24.2
75~79	24.3	24.6	23.9	24.1	23.7	24.4
合计	24.2	24.1	24.3	24.3	24.5	24.2

（3）腰围

男女老年人腰围平均数分别为86.8厘米、83.5厘米。男女老年人的腰围平均数随年龄增长先增大后降低。分布区间，男性为85.5~88.7厘米，女性为79.7~85.5厘米。男性各年龄组腰围平均数均大于同龄女性。老年人的腰围平均数均表现为城镇小于乡村（表40）。

表40　丽水市老年人腰围平均数　　　　　　　　　　　　　单位：厘米

年龄组（岁）	男			女		
	合计	乡村	城镇	合计	乡村	城镇
60~64	85.5	87.0	84.0	84.7	88.0	81.4
65~69	87.4	90.0	84.8	85.5	86.4	84.6
70~74	88.7	90.8	86.5	84.1	86.7	81.4
75~79	85.6	86.9	84.3	79.7	80.3	79.1
合计	86.8	88.7	84.9	83.5	85.4	81.6

（4）臀围

男女老年人臀围平均数分别为94.3厘米、92.4厘米。除60~64岁年龄组男性，老年人臀围平均数随年龄增长而降低。分布区间，男性为93.3~95.8厘米，女性为89.9~94.0厘米。除60~64岁年龄组，男性各年龄组臀围平均数均大于同龄女性。老年人臀围平均数均表现为乡村大于城镇（表41）。

表41　丽水市老年人臀围平均数　　　　　　单位：厘米

年龄组（岁）	男			女		
	合计	乡村	城镇	合计	乡村	城镇
60~64	93.8	95.1	92.6	94.0	95.4	92.6
65~69	95.8	98.0	93.7	93.7	93.9	93.6
70~74	94.3	96.2	92.5	92.1	95.4	88.8
75~79	93.3	94.9	91.7	89.9	90.3	89.5
合计	94.3	96.0	92.6	92.4	93.8	91.1

（5）腰臀比

男女老年人腰臀比平均数分别为0.92、0.90。男性老年人腰臀比平均数随年龄增长而波动变化，女性老年人腰臀比平均数整体分布区间不大。分布区间，男性为0.91~0.94，女性为0.89~0.91。除65~69岁年龄组，男性各年龄组腰臀比平均数大于同龄女性。老年人腰臀比平均数均表现为乡村大于或等于城镇（表42）。

表42　丽水市老年人腰臀比平均数

年龄组（岁）	男			女		
	合计	乡村	城镇	合计	乡村	城镇
60~64	0.91	0.91	0.91	0.90	0.92	0.88
65~69	0.91	0.92	0.90	0.91	0.92	0.90
70~74	0.94	0.95	0.94	0.91	0.91	0.91
75~79	0.92	0.92	0.92	0.89	0.89	0.88
合计	0.92	0.92	0.92	0.90	0.91	0.90

（6）体脂率

男女老年人体脂率平均数分别为23.6%、33.0%，随年龄增长而先增大后降低。分布区间，男性为22.6%~24.1%，女性为32.5%~33.6%。女性各年龄组体脂率平均数均大于同龄男性。除60~64岁年龄组，男性体脂率平均数表现为乡村大于城镇（表43）。

表43　丽水市老年人体脂率平均数　　　　　　单位：%

年龄组（岁）	男			女		
	合计	乡村	城镇	合计	乡村	城镇
60~64	22.6	21.4	23.8	33.0	34.0	31.9
65~69	24.0	24.1	23.8	33.1	32.9	33.4
70~74	24.1	24.3	23.9	33.6	33.8	33.4
75~79	23.7	23.8	23.5	32.5	31.6	33.4
合计	23.6	23.4	23.8	33.0	33.1	33.0

2.身体机能

（1）安静脉搏

男女老年人安静脉搏平均数分别为78.2次/分、80.7次/分，随年龄增长呈波动变化。分布区间，男性为76.7~79.1次/分，女性为78.2~86.0次/分。男性各年龄组安静脉搏平均数小于同龄女性。除70~74岁年龄组，女性安静脉搏平均数表现为乡村大于城镇（表44）。

表44　丽水市老年人安静脉搏平均数　　　　　　单位：次/分

年龄组（岁）	男			女		
	合计	乡村	城镇	合计	乡村	城镇
60~64	79.1	81.2	77.0	79.5	81.3	77.8
65~69	77.9	78.1	77.8	78.2	78.5	77.9

续表

年龄组（岁）	男			女		
	合计	乡村	城镇	合计	乡村	城镇
70~74	76.7	76.7	76.8	79.2	78.7	79.8
75~79	79.1	77.7	80.6	86.0	86.1	85.8
合计	78.2	78.4	78.0	80.7	81.2	80.3

（2）血压

男女老年人收缩压平均数分别为141.0毫米汞柱、141.1毫米汞柱。除75~79岁年龄组女性，老年人收缩压平均数随年龄增长而增大。分布区间，男性为137.7~143.9毫米汞柱，女性为139.8~142.4毫米汞柱。除75~79岁年龄组男性和65~69岁年龄组女性外，收缩压平均数均表现为城镇大于乡村（表45）。

男女老年人舒张压平均数分别为81.7毫米汞柱、78.6毫米汞柱，随年龄增长先增大后减小，在65~69岁年龄组达到最大值。分布区间，男性为79.6~83.0毫米汞柱，女性为76.2~80.2毫米汞柱。男性各年龄组舒张压平均数均高于同龄女性。除65~69岁、75~79岁年龄组女性外，男女性舒张压平均数均表现为乡村小于城镇（表45、表46）。

表45　丽水市老年人收缩压平均数　　　　　　　　单位：毫米汞柱

年龄组（岁）	男			女		
	合计	乡村	城镇	合计	乡村	城镇
60~64	137.7	136.0	139.5	139.8	139.7	139.9
65~69	140.8	140.3	141.4	141.2	142.4	140.0
70~74	141.7	140.9	142.4	142.4	137.3	147.5
75~79	143.9	145.1	142.8	141.1	140.0	142.1
合计	141.0	140.5	141.5	141.1	139.8	142.4

表46　丽水市老年人舒张压平均数　　　　　　　　单位：毫米汞柱

年龄组（岁）	男			女		
	合计	乡村	城镇	合计	乡村	城镇
60~64	82.9	81.6	84.3	80.1	79.3	80.8
65~69	83.0	82.6	83.4	80.2	81.6	78.8
70~74	81.1	79.6	82.7	78.2	75.8	80.5
75~79	79.6	79.4	79.8	76.2	77.4	74.9
合计	81.7	80.8	82.6	78.6	78.5	78.8

（3）肺活量

男女老年人肺活量平均数分别为2251.8毫升、1653.1毫升，随年龄增长而降低。分布区间，男性为1885.0~2468.6毫升，女性为1597.5~1765.5毫升。男性各年龄组肺活量平均数均大于同龄女性（表47）。

表47　丽水市老年人肺活量平均数　　　　　　　　单位：毫升

年龄组（岁）	男			女		
	合计	乡村	城镇	合计	乡村	城镇
60~64	2468.6	2424.1	2513.0	1765.5	1675.1	1855.9
65~69	2368.5	2271.2	2467.7	1636.9	1686.1	1589.5
70~74	2276.4	2306.4	2245.9	1611.8	1675.3	1548.3
75~79	1885.0	1921.2	1848.2	1597.5	1676.9	1519.5
合计	2251.8	2232.1	2271.8	1653.1	1678.3	1628.3

（4）2分钟原地高抬腿

男女老年人2分钟原地高抬腿平均数分别为88.8次、91.5次，随年龄增长而降低。分布区间，男性为77.3~

94.3次，女性为78.3~105.9次。女性各年龄组2分钟原地高抬腿平均数均大于同龄男性。除75~79岁年龄组，男女性2分钟原地高抬腿平均数均表现为城镇大于乡村（表48）。

表48 丽水市老年人2分钟原地高抬腿平均数　　　　　　　　　　　　　　　　　单位：次

年龄组（岁）	男			女		
	合计	乡村	城镇	合计	乡村	城镇
60~64	94.3	89.3	99.3	105.9	92.7	119.0
65~69	92.5	83.8	101.3	94.4	83.2	105.3
70~74	91.0	87.8	94.1	87.4	83.5	91.2
75~79	77.3	79.6	75.0	78.3	78.4	78.3
合计	88.8	85.2	92.5	91.5	84.5	98.4

3. 身体素质

（1）力量素质

握力反映受试者前臂及手部肌肉的最大力量，从一个侧面反映受试者的最大肌力。

男女老年人握力平均数分别为34.9千克、23.3千克，除75~79岁年龄组女性外，随年龄增长而降低。分布区间，男性为31.9~36.8千克，女性为22.6~23.9千克。男性各年龄组握力平均数均高于同龄女性。除75~79岁年龄组的女性，男女性握力平均数表现为城镇大于乡村（表49）。

表49 丽水市老年人握力平均数　　　　　　　　　　　　　　　　　　　单位：千克

年龄组（岁）	男			女		
	合计	乡村	城镇	合计	乡村	城镇
60~64	36.8	34.3	39.3	23.9	23.6	24.2
65~69	35.8	34.6	37.1	23.7	23.2	24.1
70~74	35.1	34.4	35.8	22.6	22.2	22.9
75~79	31.9	31.4	32.3	23.1	23.3	22.9
合计	34.9	33.7	36.1	23.3	23.1	23.6

30秒坐站测试反映受试者的下肢力量，从一个侧面反映受试者的力量素质。

男女老年人30秒坐站平均数分别为13.3次、12.5次，除70~74岁年龄组，随年龄增加而减少。分布区间，男性为12.4~14.0次，女性为11.7~13.3次。男性各年龄组30秒坐站平均数均大于同龄女性。除75~79岁年龄组，男女性30秒坐站平均数均表现为城镇大于乡村（表50）。

表50 丽水市老年人30秒坐站平均数　　　　　　　　　　　　　　　　　单位：次

年龄组（岁）	男			女		
	合计	乡村	城镇	合计	乡村	城镇
60~64	14.0	13.6	14.4	13.3	12.7	13.9
65~69	13.3	12.8	13.9	12.3	11.8	12.9
70~74	13.4	13.1	13.6	12.8	12.3	13.3
75~79	12.4	12.6	12.3	11.7	11.7	11.6
合计	13.3	13.0	13.6	12.5	12.1	12.9

（2）柔韧素质

坐位体前屈反映受试者的柔韧素质。

男女老年人坐位体前屈平均数分别为1.3厘米、7.9厘米，随年龄增长而降低。分布区间男性为−2.1~4.6厘米，女性为3.0~11.1厘米。女性各年龄组坐位体前屈平均数均大于同龄男性。除60~64岁年龄组，男性坐位体前屈平均数表现为乡村大于城镇；而女性坐位体前屈平均数表现为城镇大于乡村（表51）。

表51　丽水市老年人坐位体前屈平均数　　　　　　　　　　单位：厘米

年龄组（岁）	男			女		
	合计	乡村	城镇	合计	乡村	城镇
60~64	4.6	4.2	5.1	11.1	8.6	13.5
65~69	2.5	2.8	2.1	10.7	9.9	11.4
70~74	0.3	1.7	−1.2	6.9	6.1	7.7
75~79	−2.1	0.8	−5.1	3.0	2.4	3.7
合计	1.3	2.4	0.2	7.9	6.7	9.1

（3）平衡能力

闭眼单脚站立测试反映受试者的平衡能力。

男女老年人闭眼单脚站立平均数均为13.5秒，随年龄增长而降低。分布区间，男性为11.3~14.4秒，女性为11.1~15.4秒。男女性闭眼单脚站立平均数表现为乡村大于城镇（表52）。

表52　丽水市老年人闭眼单脚站立平均数　　　　　　　　　　单位：秒

年龄组（岁）	男			女		
	合计	乡村	城镇	合计	乡村	城镇
60~64	14.4	15.5	13.4	15.4	17.9	13.0
65~69	14.4	16.3	12.6	14.9	17.4	12.5
70~74	13.6	14.6	12.5	12.6	14.4	10.8
75~79	11.3	12.9	9.7	11.1	13.1	9.1
合计	13.5	14.8	12.1	13.5	15.7	11.3

（4）反应能力

选择反应时反映受试者的反应能力。

男女老年人选择反应时平均数分别为0.77秒、0.79秒，随年龄增长而增大。分布区间，男性为0.71~0.81秒，女性为0.75~0.82秒。男性各年龄组选择反应时平均数均小于同龄女性。老年人选择反应时平均数均表现为乡村小于城镇（表53）。

表53　丽水市老年人选择反应时平均数　　　　　　　　　　单位：秒

年龄组（岁）	男			女		
	合计	乡村	城镇	合计	乡村	城镇
60~64	0.71	0.69	0.74	0.75	0.72	0.79
65~69	0.75	0.73	0.77	0.81	0.75	0.86
70~74	0.79	0.74	0.85	0.81	0.74	0.87
75~79	0.81	0.77	0.85	0.82	0.77	0.86
合计	0.77	0.73	0.80	0.79	0.74	0.85

四、2020年与2014年监测结果比较

（一）幼儿（3~6岁）

从身体形态指标来看，与2014年相比，2020年男幼儿身高、坐高平均数无明显差异，乡村男幼儿的体重显著增加（$p<0.01$），表明6年来城镇男幼儿生长发育速度基本不变，而乡村男幼儿有一定的变化。2020年乡村男幼儿（$p<0.05$）和城镇男幼儿（$p<0.01$）胸围平均数均小于2014年，且存在显著性差异，表明6年内男幼儿胸围明显减小。

身体机能指标方面，与2014年相比，2020年男幼儿安静心率平均数无明显差异。

身体素质指标方面，与2014年相比，2020年乡村男幼儿双脚连续跳时间显著减少（$p<0.01$），而立定跳远距

离显著下降（p<0.05），坐位体前屈距离显著缩短（p<0.01）；城镇男幼儿立定跳远（p<0.01）和坐位体前屈（p<0.05）的距离显著下降。这说明6年时间里，乡村男幼儿的灵敏素质有所提高，但下肢力量素质和柔韧素质有所下降；而城镇男幼儿下肢力量素质和柔韧素质有所下降（表54）。

表54 2020年、2014年丽水市男性幼儿体质指标比较

指标	2020年		2014年	
	乡村	城镇	乡村	城镇
身高（厘米）	110.0	111.6	110.3	113.2
坐高（厘米）	62.4	63.6	62.2	63.6
体重（千克）	20.4**	20.8	18.1	20.6
胸围（厘米）	53.8*	49.3**	54.8	57.0
安静心率（次/分）	92.1	93.9	92.9	93.6
双脚连续跳（秒）	6.8**	6.9	8.4	6.8
立定跳远（厘米）	80.3*	84.7**	85.8	94.4
坐位体前屈（厘米）	6.5**	7.0*	8.0	8.2
走平衡木（秒）	10.6	9.6	12.2	10.8

注：*代表p<0.05，**代表p<0.01，下同。

从身体形态指标来看，与2014年相比，2020年女幼儿身高、坐高平均数无明显差异，乡村女幼儿的体重显著增加（p<0.01），乡村和城镇女幼儿胸围平均数均小于2014年，且存在显著性差异（p<0.01），表明6年内女幼儿生长发育速度基本不变，而胸围有一定的变化。

身体机能指标方面，与2014年相比，2020年女幼儿安静心率平均数无明显差异。

身体素质指标方面，与2014年相比，2020年乡村女幼儿双脚连续跳（p<0.01）和走平衡木（p<0.05）完成时间明显缩短，而坐位体前屈平均数有所下降，且存在显著性差异（p<0.01）；城镇女幼儿走平衡木完成时间显著减少（p<0.05），但立定跳远和坐位体前屈的距离都显著降低（p<0.01）。这表明6年内乡村女幼儿的柔韧素质有所下降，灵敏素质和平衡能力有所提升；城镇女幼儿下肢力量素质和柔韧素质有所下降，平衡能力有一定的提升（表55）。

表55 2020年、2014年丽水市女性幼儿体质指标比较

指标	2020年		2014年	
	乡村	城镇	乡村	城镇
身高（厘米）	109.2	110.5	108.9	111.6
坐高（厘米）	62.1	63.0	61.7	62.5
体重（千克）	19.6**	19.8	17.1	19.1
胸围（厘米）	52.0**	48.5**	53.4	54.4
安静心率（次/分）	92.2	93.8	94.2	93.3
双脚连续跳（秒）	7.0**	7.2	8.8	6.9
立定跳远（厘米）	77.7	79.5**	76.6	88.2
坐位体前屈（厘米）	7.8**	8.6**	9.7	11.6
走平衡木（秒）	10.6*	9.3*	12.8	10.9

（二）成年人（20~59岁）

身体形态指标方面，与2014年相比，2020年成年男性不同工作种类人群的身高和体重平均数均有所上升，并存在显著性差异（p<0.01）。2020年男性农民腰围、臀围平均数均上升，且存在显著性差异（p<0.01），男性城镇非体力劳动者腰围和臀围平均数均下降，且存在显著性差异（p<0.01）。这说明6年时间里，男性成年人的高度和重量均有所增加，而不同工作种类人群的腰围、臀围则呈现不同的变化趋势。

身体机能指标方面，与2014年相比，2020年成年男性不同工作种类人群安静脉搏、收缩压平均数均上升，

且存在显著性差异（$p<0.01$），城镇体力劳动者的舒张压平均数也明显上升（$p<0.01$）。此外，2020年农民和城镇体力劳动者的肺活量平均数与2014年相比有上升，且存在显著性差异（$p<0.01$）。这说明6年时间里成年男性的身体机能有明显变化。

身体素质指标方面，与2014年相比，2020年成年男性不同工作种类人群的背力平均数有所下降，且存在显著性差异（$p<0.01$），城镇体力劳动者的纵跳、坐位体前屈距离显著增加（$p<0.01$），农民和城镇体力劳动者的闭眼单脚站立时长显著增加（$p<0.01$），城镇非体力劳动者的闭眼单脚站立时长则显著下降（$p<0.01$）。在选择反应时平均数方面，城镇非体力劳动者明显增加（$p<0.01$）。这表明在6年时间里男性成年人的腰背力量明显下降，男性城镇体力劳动者的下肢力量、柔韧素质和平衡能力有所提升，男性农民的平衡能力有所提升，而男性城镇非体力劳动者的平衡能力、反应能力有一定的下降（表56）。

表56　2020年、2014年丽水市成年男性体质指标比较

指标	2020年			2014年		
	农民	城镇体力	城镇非体力	农民	城镇体力	城镇非体力
身高（厘米）	170.3**	169.5**	170.8**	167.2	166.8	169.3
体重（千克）	68.9**	72.6**	70.9**	65.2	65.8	68.5
腰围（厘米）	86.8**	84.3	79.0**	83.5	83.6	85.2
臀围（厘米）	97.9**	95.0	90.4**	93.9	94.0	95.7
安静脉搏（次/分）	81.7**	80.2**	78.9**	75.2	75.5	73.9
收缩压（毫米汞柱）	127.8**	134.4**	130.5**	124.5	126.9	126.8
舒张压（毫米汞柱）	77.4	84.9**	80.5	77.3	81.6	79.8
肺活量（毫升）	3454.5**	3473.9**	3429.3	3081.6	3097.8	3437.2
握力（千克）	43.2	42.3	43.5	42.0	42.4	44.1
背力（千克）	61.1**	60.2**	65.0**	79.0	74.0	74.4
纵跳（厘米）	24.6	24.6**	24.7	23.4	21.4	25.5
俯卧撑（个）	17.3	14.0	17.4	20.8	17.7	26.4
坐位体前屈（厘米）	5.9	5.5**	5.1	5.1	3.2	4.5
闭眼单脚站立（秒）	22.3**	23.2**	23.8**	17.8	17.6	31.5
选择反应时（秒）	0.59	0.59	0.59**	0.59	0.60	0.54

注：* 代表 $p<0.05$，** 代表 $p<0.01$；背力、纵跳、俯卧撑三项指标只包括20~39岁成年人的。

身体形态指标方面，与2014年相比，2020年成年女性不同工作种类人群的身高平均数均明显上升（$p<0.01$），城镇体力劳动者（$p<0.05$）和城镇非体力劳动者（$p<0.01$）的体重也明显上升。2020年成年女性不同工作种类人群的腰围平均数均明显下降（$p<0.01$），城镇体力劳动者和城镇非体力劳动者的臀围平均数也明显下降（$p<0.01$）。这说明6年时间里，女性成年人的高度有所增加，而围度则有所下降。

身体机能指标方面，与2014年相比，2020年成年女性不同工作种类人群的安静脉搏平均数呈上升趋势，且存在显著性差异（$p<0.01$）。2020年成年女性不同工作种类人群的收缩压和舒张压平均数均上升，其中城镇体力劳动者和城镇非体力劳动者的收缩压平均数存在显著性差异（$p<0.01$），城镇体力劳动者（$p<0.05$）和城镇非体力劳动者（$p<0.01$）的舒张压平均数也存在显著差异。2020年女性农民和城镇体力劳动者的肺活量平均数均上升，且存在显著性差异（$p<0.01$）。这说明6年时间里成年女性的身体机能有明显变化。

身体素质指标方面，与2014年相比，2020年成年女性不同工作种类人群的握力平均数有所上升，其中城镇体力劳动者和城镇非体力劳动者均存在显著性差异（$p<0.01$），而背力平均数则显著下降（$p<0.01$）。2020年城镇体力劳动者的纵跳平均数显著上升（$p<0.01$），农民和城镇体力劳动者的坐位体前屈平均数显著上升（$p<0.01$），农民和城镇体力劳动者的闭眼单脚站立时长显著上升（$p<0.01$），城镇非体力劳动者选择反应时平均数显著增加（$p<0.01$）。这说明6年时间里成年女性腰背力量有所下降，女性城镇体力劳动者的上肢力量素质、下肢力量、柔韧素质和平衡能力均有提升，女性农民的柔韧素质和平衡能力提升，而女性城镇非体力劳

动者的上肢力量有所提升但反应能力有所下降（表57）。

表57 2020年、2014年丽水市成年女性体质指标比较

指标	2020年			2014年		
	农民	城镇体力	城镇非体力	农民	城镇体力	城镇非体力
身高（厘米）	158.5**	157.4**	159.3**	155.4	155.1	157.6
体重（千克）	55.6	57.2*	57.3**	56.2	56.0	55.0
腰围（厘米）	77.3**	75.3**	70.2**	81.3	81.0	78.1
臀围（厘米）	92.9	91.0**	86.4**	93.2	92.8	91.8
安静脉搏（次/分）	82.7**	81.3**	80.7**	76.5	77.3	76.3
收缩压（毫米汞柱）	121.2	125.8**	123.1**	120.6	119.8	116.0
舒张压（毫米汞柱）	73.7	77.5*	76.4**	73.5	75.9	73.0
肺活量（毫升）	2401.5**	2269.7**	2304.2	2106.4	2023.2	2314.7
握力（千克）	26.1	25.8**	26.9**	25.9	24.8	25.9
背力（千克）	61.1**	60.2**	65.0**	79.0	74.0	74.4
纵跳（厘米）	24.6	24.6**	24.7	23.4	21.4	25.5
1分钟仰卧起坐（个）	24.6	24.6	26.3	20.8	17.7	26.4
坐位体前屈（厘米）	9.8**	10.9**	9.2	6.4	5.7	8.9
闭眼单脚站立（秒）	24.9**	22.8**	23.3	17.5	14.3	26.0
选择反应时（秒）	0.64	0.64	0.64**	0.64	0.64	0.58

注：* 代表 $p<0.05$，** 代表 $p<0.01$；背力、纵跳、1分钟仰卧起坐三项指标只包括20~39岁成年人的。

（三）老年人（60~69岁）

身体形态指标方面，与2014年相比，2020年男性老年人身高和体重平均数有所上升，其中乡村男性老年人的身高和体重存在显著性差异（$p<0.01$），城镇男性老年人的体重存在显著性差异（$p<0.05$）。2020年乡村男性老年人的腰围和臀围平均数明显上升（$p<0.01$）；而城镇男性老年人的有所下降，但不存在显著性差异。这说明6年时间里，男性老年人的高度、重量均有所增加，而在围度上，乡村男性老年人明显增加，而城镇男性老年人则有减小的趋势。

身体机能指标方面，与2014年相比，2020年男性老年人安静脉搏平均数有所上升，其中乡村男性老年人的安静脉搏平均数存在显著性差异（$p<0.01$）。同时，2020年男性老年人的收缩压和舒张压平均数有所上升，城镇老年人的收缩压和舒张压平均数均存在显著性差异（$p<0.01$），乡村老年人的舒张压平均数存在显著差异（$p<0.05$）。此外，乡村和城镇老年人肺活量平均数均显著增加（$p<0.01$）。这说明6年时间里，男性老年人的身体机能均有一定的变化。

身体素质指标方面，与2014年相比，2020年乡村男性老年人的坐位体前屈和闭眼单脚站平均数均有所上升，且存在显著性差异（$p<0.01$）；而2020年城镇男性老年人的握力、坐位体前屈、闭眼单脚站立、选择反应时平均数有所上升（$p<0.01$）。这说明6年时间里男性老年人的柔韧素质和平衡能力有所上升，城镇男性老年人的力量素质有所上升，但城镇男性老年人的反应能力有所下降（表58）。

表58 2020年、2014年丽水市老年男性体质指标比较

指标	2020年		2014年	
	乡村	城镇	乡村	城镇
身高（厘米）	165.6**	165.1	162.9	163.7
体重（千克）	65.4**	66.9*	59.5	63.5
腰围（厘米）	88.5**	84.4	81.9	86.2
臀围（厘米）	96.5**	93.1	91.5	93.9
安静脉搏（次/分）	79.6**	77.4	73.4	74.7

指标	2020年		2014年	
	乡村	城镇	乡村	城镇
收缩压（毫米汞柱）	138.1	140.4**	134.0	132.8
舒张压（毫米汞柱）	82.1*	83.9**	78.5	79.1
肺活量（毫升）	2347.6**	2490.6**	2109.8	2242.8
握力（千克）	34.4	38.2**	32.7	35.0
坐位体前屈（厘米）	3.5**	3.6**	-0.3	-1.8
闭眼单脚站立（秒）	15.9**	13.0**	6.1	6.2
选择反应时（秒）	0.71	0.75*	0.72	0.71

注：* 代表 $p < 0.05$，** 代表 $p < 0.01$。

身体形态指标方面，与2014年相比，2020年女性老年人身高平均数有所上升，并存在显著性差异（$p < 0.01$）；乡村老年女性的体重平均数显著上升（$p < 0.01$）；城镇女性老年人的腰围平均数有所下降，且存在显著性差异（$p < 0.01$）。这说明6年时间里，女性老年人高度增加，女性乡村老年人的重量增加，女性城镇老年人的围度有所下降。

身体机能指标方面，与2014年相比，2020年乡村（$p < 0.01$）和城镇（$p < 0.05$）女性老年人的安静脉搏平均数有所上升，且均存在显著性差异。2020年女性老年人的收缩压和舒张压平均数均上升，乡村老年人的收缩压和舒张压平均数均存在显著性差异（$p < 0.01$），城镇老年人的收缩压平均数存在显著性差异（$p < 0.05$）。此外，2020年女性老年人的肺活量平均数显著增加（$p < 0.05$）。

身体素质指标方面，与2014年相比，2020年女性老年人握力、坐位体前屈和闭眼单脚站平均数均上升，且存在显著性差异（$p < 0.01$）。与2014年相比，2020年乡村女性老年人的选择反应时平均数显著降低（$p < 0.01$）。这说明6年来女性老年人的力量素质、柔韧素质和平衡能力均有所提升，乡村女老年人的反应能力有一定的提高（表59）。

表59　2020年、2014年丽水市老年女性体质指标比较

指标	2020年		2014年	
	乡村	城镇	乡村	城镇
身高（厘米）	155.0**	154.8**	151.6	152.6
体重（千克）	59.4**	57.5	55.2	57.9
腰围（厘米）	87.2	83.0**	84.9	88.3
臀围（厘米）	94.7	93.1	94.0	94.6
安静脉搏（次/分）	79.9**	77.9*	75.0	75.3
收缩压（毫米汞柱）	141.0**	140.0*	131.5	134.1
舒张压（毫米汞柱）	80.4**	79.8	74.1	77.1
肺活量（毫升）	1680.5*	1722.7*	1554.8	1594.8
握力（千克）	23.4**	24.2**	21.2	21.1
坐位体前屈（厘米）	9.2**	12.5**	2.0	6.7
闭眼单脚站立（秒）	17.6**	12.7**	5.3	5.0
选择反应时（秒）	0.73**	0.83	0.79	0.81

五、小结

2020年，丽水市国民体质监测4302人，整体达到合格及以上的比例（合格率）为93.5%，比2014年上升9.4个百分点。

男女幼儿身高、体重、胸围平均数基本随年龄增长而增大；胸围指数平均数基本随年龄增长而下降，表明围度增长速度小于身高增长速度；坐高指数平均数随年龄增长而降低，表明躯干增长速度小于下肢增长速

度。男女幼儿身体形态存在性别和城乡差异，男幼儿的身高、体重、BMI和胸围平均数均大于女幼儿，体脂率平均数小于女幼儿。大部分形态指标平均数均表现为城镇幼儿大于乡村幼儿。各年龄组乡村幼儿的安静心率平均数低于城镇幼儿。男女幼儿速度、灵敏、力量素质和平衡能力随年龄增长而提高，男幼儿速度、灵敏和力量素质好于女幼儿，女幼儿柔韧素质好于男幼儿；城镇幼儿下肢力量素质、速度素质、平衡能力、柔韧素质好于乡村幼儿，乡村幼儿的上肢力量素质好于城镇幼儿。

成年人身高平均数随年龄增长而减小，成年男性体重、BMI、腰围平均数随年龄增长而波动变化，成年女性的则基本随年龄增长而增大，成年人臀围平均数均随年龄增长呈波动变化，成年人腰臀比平均数随年龄增加而增大，除体脂率外的各项形态指标平均数，男性均大于同龄女性。男性体脂率平均数随年龄增长呈波动变化，女性体脂率平均数基本随年龄增长而增大，且女性体脂率平均数均大于男性。成年人的身体机能随年龄增长呈下降趋势，主要表现为成年男女的收缩压平均数均升高，成年男性的舒张压平均数升高，成年女性的舒张压平均数随年龄增加而先降后增，以及成年男女肺活量平均数下降。身体机能有明显的性别差异，男性收缩压、舒张压和肺活量平均数大于同龄女性。成年人的身体素质基本趋势为随年龄增长而下降，各项指标因年龄、性别、工作种类表现出不同的变化特征。成年人下肢力量、肌肉耐力、平衡能力和反应能力随年龄增长而下降；上肢力量、腰背力量和柔韧素质随年龄增长呈波动变化。身体素质有明显的性别差异，男性力量素质和反应能力好于女性，女性柔韧素质好于男性。不同工作种类人群的身体素质表现不同，男性成年人中，上肢力量三类人群差异较小，农民柔韧素质最好。

老年人身高、体重和臀围平均数基本随年龄增长而减小，腰围和体脂率平均数随年龄增长先增大后降低。身高、体重、腰围、臀围平均数均表现为男性老年人大于女性老年人，体脂率平均数表现为女性老年人大于男性老年人。城乡比较，老年人BMI、腰围、臀围和腰臀比平均数均表现为乡村大于或等于城镇。身体机能指标，男女性老年人安静脉搏平均数随年龄增长而波动变化，收缩压平均数基本随年龄增长而增大，舒张压平均数呈现先增大后减小的趋势，肺活量和2分钟原地高抬腿平均数则随年龄增加而降低。安静脉搏和2分钟原地高抬腿平均数均表现为女性老年人高于男性老年人，而舒张压和肺活量平均数均表现为男性老年人大于女性老年人。城乡比较，2分钟原地高抬腿平均数为城镇老年人大于乡村老年人。老年人身体素质均随年龄增加而下降，男性老年人力量素质和反应能力好于女性老年人，女性老年人柔韧素质好于男性老年人。城镇老年人力量素质、柔韧素质好于乡村老年人，乡村老年人平衡能力和反应能力好于城镇老年人。

六、建议

（1）继续加强健康生活方式的宣传和引导。与2014年相比，丽水市国民体质监测整体合格率上升9.4个百分点，呈现良好的发展态势。在此基础上，应持续增强民众在日常活动中从事体育锻炼的意识，在体育产业发展过程中加大健身场地、配套运动休闲设施等建设力度，提供多样化、高水平的体育产品，满足人民群众日益增长的运动健身需求。

（2）发挥体育社会组织团体的优势，积极组织体育活动及赛事。2019年，丽水市举办各级各类体育赛事活动百余项，实现月月有赛事，周周有活动。为高质量落实全民健身计划，需进一步健全体育社会团体与组织网络体系、开展丰富多样的体育活动及赛事，全面提升丽水市民的身体素质和健康水平。

（3）依托丽水市的生态优势，大力发展户外运动项目。依托绿道，以马拉松特色品牌赛事为城市符号，同时构建水域游泳、骑行等区域联动赛事体系。同时，还需推动体育与其他行业的融合发展，以体育康复、体育旅游、体育养生等特色服务产业，拓展全民健身发展路径，满足群众多元化的体育需求。

（4）推进城乡体育活动均等化，发展乡村特色体育。2020年体质监测数据显示，农村男性腰围、臀围增大，提示农村男性可能存在肥胖风险。乡村人群的运动健康问题是今后需要重点关注的，可以积极推动"一乡一品""一村一特色"的体育活动开展，如龙泉市依托龙泉宝剑文化，适宜发展传统武术赛事文化，以乡村当地的独有文化、民族特色，融合特色风光，发展适宜的体育项目，提高乡村体育参与度，均衡发展城乡人民体质健康。

（执笔人：王萍）